血液传奇

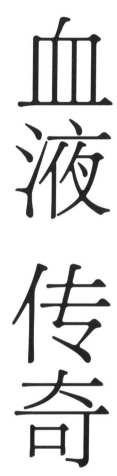

〔美〕祖恩·塞特纳 —— 著

胡小锐 —— 译

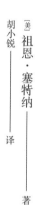

By
Dhun H. Sethna

THE WINE-DARK SEA WITHIN

A Turbulent History *of* Blood

中信出版集团 | 北京

图书在版编目（CIP）数据

血液传奇 / （美）祖恩·塞特纳著；胡小锐译. --
北京：中信出版社，2023.5
书名原文：The Wine-Dark Sea Within: A
Turbulent History of Blood
ISBN 978–7–5217–5523–7

I. ①血… II. ①祖… ②胡… III. ①血液循环－医
学史 IV. ① R331.3

中国国家版本馆 CIP 数据核字（2023）第 048600 号

血液传奇

著者： ［美］祖恩·塞特纳
译者： 胡小锐
出版发行：中信出版集团股份有限公司
　　　　　（北京市朝阳区东三环北路 27 号嘉铭中心　邮编　100020）

承印者： 宝蕾元仁浩（天津）印刷有限公司

开本：880mm×1230mm 1/32　　印张：11　　　字数：220 千字
版次：2023 年 5 月第 1 版　　　印次：2023 年 5 月第 1 次印刷
京权图字：01–2023–0598　　　书号：ISBN 978–7–5217–5523–7
定价：69.00 元

献给与我相濡以沫的艾薇

我敬畏我的身体，与之不可分割。

——

亨利·戴维·梭罗

目 录

推荐序   致敬那不朽的循环   李清晨   _ V

引言   _ IX

第一篇 / **身体里的深酒色海洋** / 001

第 1 章 **东方文化遗产** _ 003

第 2 章 **我们身体里的海洋** _ 008

第 3 章 **眼见为实** _ 011

第 4 章 **生命因它而来** _ 017

第 5 章 **身体里的火焰** _ 027

第 6 章 **难窥真容** _ 031

第 7 章 **血管汇聚而成的结** _ 036

第二篇 / **血流的涟漪** _ 045

    第 8 章　不一样的鼓声　_ 047

    第 9 章　医学王子　_ 051

    第 10 章　着手研究　_ 058

第三篇 / **重新认识心脏** / 067

    第 11 章　美丽新世界　_ 069

    第 12 章　真正的人体研究　_ 079

    第 13 章　被传承拒之门外的人　_ 092

    第 14 章　威尼斯的医疗商人　_ 102

第四篇 / **空气和血液** / 109

    第 15 章　被追捕的异端　_ 111

    第 16 章　灵光乍现　_ 122

    第 17 章　阿拉伯骑士　_ 128

    第 18 章　谁是第一人？　_ 133

    第 19 章　波涛汹涌的海洋　_ 138

第五篇 / **循环生理学** / 145

第 20 章　荣耀前奏曲 _ 147

第 21 章　绝佳时机 _ 159

第 22 章　环路合拢 _ 171

第 23 章　占得先机 _ 179

第六篇 / **激情燃烧的世界** / 185

第 24 章　傲慢与偏见 _ 187

第 25 章　与法国的联系 _ 204

第 26 章　仇怨 _ 218

第 27 章　循环论支持者联盟 _ 227

第 28 章　再次决裂 _ 230

第七篇 / **"考虑一下空气"** / 241

第 29 章　空气的有益成分 _ 243

第 30 章　牛津化学家 _ 257

第 31 章　硝石，硝石，无处不在 _ 262

第 32 章　**燃素**　_ 267

第 33 章　**空气协奏曲**　_ 276

第 34 章　**最后一幕**　_ 285

结语／297

第 35 章　**我们这个时代**　_ 298

致谢　_ 305

扩展阅读　_ 307

参考文献　_ 309

THE WINE-DARK SEA WITHIN

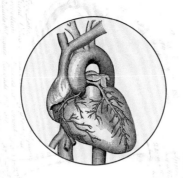

A Turbulent History of Blood

世界各地的古代文明对血管和心脏的早期认知

- 约前1.8万年，奥瑞纳文明壁画中，出现了已知绘画中最早的心脏
- 约前1550年，古埃及《埃伯斯纸草文稿》提及人体有像运河一样的管道，中心是心脏，心脏充满血液
- 约前700年，古印度《阿闼婆吠陀》将心比作有9个门（疑为人体主要血管）的莲花
- 1—2世纪，古印度《阇罗迦本集》《妙闻集》称人体有两种管道输送血液、生命气息、乳糜、尿液和精液；心是意识的中心，输送气息、智慧和生命灵气
- 约前300年，古中国《黄帝内经》：心主身之血脉

古希腊时期的血管和心脏认知历程
前250—约前500年

	阿尔克迈翁			阿那克西美尼		
	西方血管解剖学之父			↓ 师承		
前400—前500年	塞内西斯	希波克拉底	柏拉图	第欧根尼	恩培多克勒	
		↓ 师承				
前300—前400年		亚里士多德	普拉萨哥拉斯			
			↓ 师承			
前250—前300年			希罗菲卢斯	埃拉西斯特拉图斯		

- 阿尔克迈翁：血液在体内像潮涨潮落一样流动
- 希波克拉底：四体液说
- 第欧根尼：血管是输送神秘的生命物质"普纽玛"的管道，空气在体内经过压缩变成了血肉和器官
- 塞内西斯：血管始于眉毛，沿着身体向下延伸，在胸部交叉
- 恩培多克勒提出了双重呼吸系统的概念，将血液运动和空气运动联系到一起，但没有把血液的推进与心脏的运动联系起来
- 普拉萨哥拉斯：静脉中有血液，连接右心腔；动脉中空，只有"普纽玛"，连接左心腔
- 柏拉图：心脏由血管汇聚而成，是智力以及维持生命所需的热驻留的地方
- 亚里士多德：心脏有三个腔，热使血液在心脏中"发酵"，生命是一种呼吸或燃烧过程
- 希罗菲卢斯从解剖结构区分动脉和静脉，正确地指出血液存在于所有的血管中
- 埃拉西斯特拉图斯：心脏是两个独立的血管系统的起源，左心腔里只有"普纽玛"，右心腔里只有血液，只有"普纽玛"是通过动脉传输的，所有的血液都被限制在静脉里

古罗马时期的血管和心脏认知历程
主要在约2世纪中叶之后

- 盖伦将血管分成两种截然不同的并行系统，他的学说是古代西方医学和生理学的基础：
  - 肝脏的静脉负责输送肝脏中产生的富营养血液

· 心脏只有两个腔室，室间隔上有供血液通行的小孔

文艺复兴时期前后的 血管和心脏认知历程 （约14—16世纪）

- 13世纪，阿拉伯医学家伊本·纳菲斯观测到心室间隔不可穿透，并指出肺部有另一条血液和空气通道
- 意大利画家、自然科学家、工程师达·芬奇绘制了人类和牛的心脏及血管系统解剖结构图例，正确地将心脏分为四个腔室，指出动脉和静脉都源于心脏
- 比利时医学家、近代人体解剖学创始人维萨里证伪了盖伦提出的心室间隔孔设想，他的著作《人体的构造》对心脏、肺和血管系统的描述非常详细、准确
- 西班牙神学家塞尔韦图斯认为血管中只有一种血液，所有血管通过动脉和静脉的末端彼此连通；他在著作《基督教的复兴》中纠正了盖伦的错误，指出血液不可能通过心室间隔渗透，认定空气和血液在肺部发生相互作用
- 意大利解剖学家、外科医生科隆博正确地记录了射血发生在收缩期，在著作《解剖学》中做出了关于肺循环的精确论述
- 意大利植物学家塞萨尔皮诺在著作《植物论》中描述了肺部的血液流动，也观察到了静脉和动脉结扎后的现象，他认为心脏是体内所有血液的来源

哈维时代的 血管和心脏认知历程 （16—17世纪）

- 意大利解剖学家法布里修斯重新发现并详细描述静脉瓣膜
- 英国医生哈维正确地提出血液循环理论，认为心脏像肌肉一样运动，它的基本功能是推动血液做循环运动；肺的功能是呼吸，与心脏的运动相互独立；他的著作《心血运动论》给医学的生理学基础带来了颠覆性巨变
- 意大利生物学家、显微解剖学和胚胎学鼻祖马尔比基最早描述蛙肺的毛细血管，补全了哈维的血液循环
- 荷兰莱顿大学医学教授西尔维乌斯、瓦拉乌斯和意大利医学界领军人物塞韦里诺等支持哈维的血液循环理论，帮助它在世界各地生根发展、逐渐被接受
- 法国哲学家、物理学家、数学家、生理学家笛卡儿在《方法论》一书中高度认可哈维的理论，认同血液在身体各处循环，但认为心脏像熔炉一样依靠自身的热提供能量，使血液膨胀

化学家探寻 血液循环的目的 （17—18世纪）

- 英国化学家、物理学家波义耳证实了动物生命和火焰燃烧都需要空气，猜测动物呼吸的空气除了冷却和接收肺部的"废物"外还有其他作用
- 英国皇家学会首任实验负责人、物理学家、发明家胡克证明了呼吸的意义在于为身体提供新鲜空气，呼吸的基本功能是让空气与血液混合，只在肺部进行
- 英国医生洛厄发现了呼吸的本质和作用、哈维血液循环的真正目的，证实血液像哈维证明的那样大量涌入心脏
- 英国化学家、生理学家梅奥综合了波义耳、胡克和洛厄的发现，把呼吸、热、血液循环和心肌运动一起纳入呼吸和燃烧的总体框架，确定空气中有某种生命所必需的东西通过呼吸进入动物的血液，为氧气的发现奠定了基础

- 在英国化学家、物理学奖卡文迪许，英国化学家、哲学家普里斯特利，法国化学家拉瓦锡的努力下，人类终于发现并成功分离、制备氧气

致敬那不朽的循环

发现血液循环很有可能是医学史上第一重要的事件，除非意识的产生这一奥秘也能被阐明，否则我愿意将"医学史上第一重要"这一桂冠始终为发现血液循环保留。

我想一定有无数人赞同我的观点，当涉及医学史方面的写作时，威廉·哈维发现血液循环的故事始终吸引了写作者最大的热情，就是一个明证。《血液传奇》是一部写给普通读者的综述性作品，用22万字的篇幅再现了那段群星闪耀、波澜壮阔的科学拓荒史。它在时间上的跨度非常大，上起公元前5世纪的古希腊自然哲学家阿尔克迈翁，下至18世纪的著名化学家拉瓦锡，也就是说，为了彻底解开血液在人体内如何运行的奥秘，人类耗费了2 000多年的时光。

在这漫长的2 000多年的岁月里，一代又一代学者在自然和好奇心的引领下一点儿一点儿地揭开了血液循环的神秘面纱，在为揭示血液循环规律做出过贡献的历代学者中，威廉·哈维毫无疑问是成就最为辉煌的一位。

我们可以说，如果没有威廉·哈维这样的集大成者，医学乃至整个生命科学的进步都不知道要被延误多少年。

在哈维于 1628 年正式发表血液循环学说之前，有关心脏和大血管的解剖结构均已经被前人发现了，也就是说，与先前的探索者相比，哈维并没有发现新的、重大的解剖学结构，可为什么他能够揭示血液循环真正的奥秘，成为破解这千年谜题的最核心人物呢？

这可能就需要读者们自己去《血液传奇》中寻找答案了。

在后世的人看来，血液循环是多么寻常的生理学规律，它甚至寻常到有些显而易见了，可以证明这一规律的证据是如此充分，若非如此，还能如何？为什么古人竟会在这个简单的规律面前兜兜转转了上千年，还没触摸到真相呢？

现代人读《血液传奇》这类作品的最大障碍就是难以对古人的困境感同身受。想要真正理解古代先贤的困境，我们就要在开始阅读前首先清零自己的知识，从而最大程度地沉浸到古人的认知环境中去，唯其如此才能理解在一片黑暗中寻找光明的路径有多么艰难。你不能带着已知的答案去重走这段漫漫长路，也不能在书中遇到问题便替古人抢答。

在那样一个迷信愚昧、危机四伏的年代里，任何有违传统的观点都有可能引来杀身之祸，在哈维之前，已经有布鲁诺和塞尔韦图斯先后惨遭火刑的前车之鉴了。今天的人们可能会难以理解，在有些时空里，寻找真相居然可能是严重的犯罪。

书中最精彩的部分，我认为是哈维及其支持者与那些反对者的论战。围绕着血液循环发生的论战可能是医学史上第一次波及面甚广的争论，美国作家哈尔·海尔曼曾写过一本书《医学领域的名家之争》，其中第一章的内容就是哈维与其他解剖学家关于血液循环的争论。该书的作者在前言中写道："哈维面对保守派强权势力所表现出的勇气，使他当之无愧地成为我们了解发生在医学界里名家之争的起点。"

在理性的人看来，科学论战的双方都应该据理力争，他们展现的应该是绅士般理性的交锋。实际上，哈维的对手中虽然有像笛卡儿这样伟大的人物，但也有相当一部分是卑鄙的鼠辈，他们立场先行，完全无视证据，为了误导围观者，甚至不惜使用作弊的手段，直接用解剖刀在心脏上制造原本不存在的孔洞。

这种因迷信权威而导致的对客观事物进行错误主观描述的现象，在后来的医学发展中也常常上演。时至今日，也许我们已经不大容易理解，为什么这些亲自做过解剖的学者，仍然照本宣科地重复既往的错误？

按照古斯塔夫·勒庞在《乌合之众》中的说法，群体歪曲自己目睹的事物的例子不胜枚举，因为集体观察是错误率最高的，它往往只是某个人的幻觉，通过传染，暗示别人。就像心脏中隔上由右心进入左心的无数个小孔，最初就极可能只是盖伦的幻觉。为了建立一个可以解释一切生理现象的体系，盖伦需要这样的幻觉。

于是，这样的幻觉代代相传，直至千余年之后，还有人为了维护这个幻觉使用下三烂的手段。

万幸的是，理性的力量逐渐占据了上风，在哈维去世之前血液循环学说就已经逐步被医学界接受了，只是对这一学说的完善，乃至整个医学生理学领域的科学研究才刚刚开始。

哈维的杰出贡献在于他不仅为生物学和医学提供了崭新的科

学认识，更是为生物学、医学研究开创了新的方法。他把实验方法引入了医学，做出了用实验方法解决医学问题的榜样，真正开启了一个实验医学的大时代。

后人认为他完成了近代医学的一次伟大革命，这是关于人体生命的概念框架的根本变革，哈维之后的生物学和医学已经再不是原来的样子了。因此，后人认为，1628 年哈维发现血液循环是医学生理学成为实验科学的里程碑。

赫胥黎说："已知的事物是有限的，未知的事物是无穷的；我们站立在茫茫无边、神秘莫测的知识海洋的一个小岛上，继续开拓是我们每一代人的职责。"

这宇宙间的知识是无穷无尽的，但进一寸有进一寸的欢喜，读完这样一本书，我仿佛一下子穿越了千年岁月，就连肉身的寿命都被延长了。对我们这些普通人来说，天赋决定了我们不大可能像那些伟大的科学家一样为同胞带来新的知识，就让我们通过《血液传奇》这本书，追随着往圣先贤的脚步，去体验一番开拓新知疆域的激情吧。

李清晨

外科医生，《心外传奇》作者

2023 年 3 月

　　本书是为血液循环这个概念所作的传记。血液循环似乎是一个普普通通，甚至显而易见的概念。众所周知，心脏泵送血液和氧气，使之通过动脉输送至全身，然后通过静脉带回"废物"，但这个广为人知的概念一共历时 2 000 多年才最终形成。它不仅革新了生命科学，同时还开创了现代医学。就重要性而言，它可以与奠定了生物科学基础的《亚里士多德全集》和达尔文的自然选择学说并立。和前两个思想一样，心脏循环的发展在很大程度上是个人努力取得的成果，从构想、启动到最终成形都是这个人凭一己之力完成的。他就是英国医生威廉·哈维。1628 年，他把自己的发现写成了一本薄薄的书——《心血运动论》。通过这项研究，哈维不仅经历了医学史上绝无仅有的大冒险，还在这个过程中亲身体验了人类的不安全感和脆弱。他的影响经久不衰，无处不在。

　　正如我们现在所了解的那样，血液循环是一个双系统，分为体循环（身体内的环形路线）和肺循环（肺部的环形路线）。这两条环形路线之所以被称为循环，是因为它们开始、结束于同一点。本书的一个主题就是对这两个循环进行历史解读。实际上，心脏也相当于两颗心的组合，它们和谐共存，执行两个不同的任务。右心室推动血液进入肺部，左心室将血液输送给其他器官和四肢。人们发现维持生命的血液循环运动与生命体的呼吸，以及维持恒定体温密切相关，于是将这三个过程放在一起，构成新生理学的核心。因此，本书还会涉及动物体热理论和早期呼吸生理学的发展过程。

血液循环的发现是生命科学史上的一个颠覆性事件。它开创了新的定量思维方式，催生了疾病管理领域的进一步创新。如果没有这些创新，我们现有的药物是不可能问世的。哈维借用水泵和管道，从水力学角度描述血液循环，这为心血管生理学的量化力学研究奠定了基础，引导我们用现代定量方式思考血液流速、血管阻力、血压、脉搏波等方面的问题，思考它们在不同病理生理条件下的数量变化，以及血液流速和压力异常对身体器官的影响。如果血液在循环，那么我们需要回答一些新的问题。血液为什么需要不断循环？血液循环时会携带哪些物质？为什么血液循环时会携带这些物质？它是通过什么方式、在哪里开始携带这些物质的？它是如何、在哪里，又是为什么和这些物质分离的？这些问题的答案展示了一幅易于理解的人类机体活动示意图，并为现代医学实践奠定了生理学基础。

随后，疾病机理得到了修订和扩充。在 19 世纪中期以前，人们一直认为体内"体液"不平衡是导致疾病的唯一原因。在那之后，人们发现，血液在全身循环意味着疾病有可能是由血液循环输送至全身所有组织这一过程中携带的外来有害物质所导致。人们推断，一些疾病可能是由于动脉管路（包括心脏和脑动脉）发生阻塞，从而导致重要器官的血液循环"不足"而引起的。最终，这个推断使我们了解了心脏病和脑卒中（中风）是如何发生的。现在，这两种疾病仍然是人类致残和致死的两大原因。

人们发现，因为血液在循环，所以在一个部位进入血液的物质，或者吸入的物质，会被输送至身体任何一个部位。今天的一些治疗方法，例如静脉注射（如化疗）或皮下注射（如胰岛素注射），甚至治疗过敏的鼻腔喷雾剂，都是依据人类的这个发现才想出来的。常规的干预措施，如心导管检查和动脉内支架植入，以及通过静脉植入起搏器和除颤器的电极，都需要血液像哈维所描述的那样通过血管单向流入或流出心腔。一些挽救生命的支持系统，如透析设备和为心脏直视手术创造条件的心肺机，本质上是血液循环概念向体外循环延伸的产物。在极端急性疾病中拯救生命或用作心脏移植替代方案的心脏辅助装置（人造心脏）也依赖于血液的循环模式。此外，我们对心力衰竭的理解达到了现有的水平，是哈维的突破性发现所促成的一个令人信服的结果。对 65 岁以上患者来说，心力衰竭这个诊断结果意味着将要花费大笔费用。现代疗法不仅将心脏视为衰竭的血泵，还要解决循环化学异常导致心肌衰弱的问题。

科学发现是一个复杂现象。美国科学哲学家托马斯·库恩对此进行了精准的描述。[1] 库恩认为，这个过程始于人们发现事物与正常预期不一致，他们随之对这种异常现象进行广泛探索。只有在新知识本身变得清晰明了之后，这个进程才会结束。此时，人们会重新界定事物的正常状态以适应这种学习，库恩称之为"范式转换"（paradigm shift）的情况就这样发生了。波兰哲学家、物理学家卢德维克·弗莱克补充说，在被"思想集体"（thought-collective）同化和认可的过程中，范式"悄悄地去除它的个人特质，摆脱它原先的心理和历史背景，逐渐适应整个系统的认知图式"[2]。在这个过程中，系统本身被重新定义。

循环的概念就是这样一种范式转换。在哈维的血液循环概念所涉及的领域，当时占主导地位的盖伦模型已经无可争议地盛行了 15 个世纪，不可能被重新定义，只能被取代。罗马医生盖伦认为血液在血管中来回流动，就像潮汐一样。他猜想两个不同的器官（肝脏和心脏），通过静脉和动脉两个独立的血管系统，将血液提供给身体的各个部位。哈维的革命性发现用新的事实推翻了这些陈旧观念。

库恩-弗莱克模型还包含一个内在的概念：科学发现是一个不连续的过程，在占优势的社会文化结构、态度和世界观的影响下，它必然导致一系列"不可通约"的观点。血液循环被发现时，心血管生理学就处于这种不连续的分水岭式的重要时期，每一个时刻都背负着之前思想的包袱，不断向前推进。因此，发现是一个需要时间的创造性过程。它指向某个事物，同时也源自某个事物，后者可能在一段时间内发挥一些好的作用，但最终会被丢在身后。

科学发现的过程还具有另外一个特点：类比的推动作用。有的类比会阻碍通向真理的道路，有的类比则会使通向真理的道路成为可能。从早期开始，思想家就喜欢用类比来描述自然界的现实。从盖伦到波义耳，所有人的叙述中都充斥着各种类比，包括将血液流动比作荷马所说"深酒色海洋"的潮起潮落，亚里士多德将脉管系统比作灌溉渠，将生命比作呼吸或燃烧，等等。盖伦受相互吸引的磁铁和铁的启发，提出身体内有"天然吸引力"。西西里的恩培多克勒利用埃及漏壶（水钟）的工作原理，阐述了他的心肺生理学的新理论；亚历山大的埃拉西斯特拉图斯也根据自然界厌恶真空的现象阐述了自己的理论。笛卡儿将心腔里的"发酵"过程比作木柴燃烧。最后，哈维深受亚里士多德的循环哲学影响，而德科的机械消防泵使哈维确信心脏具有类似机械泵的功能。

哈维在同时进行两项颠覆性的研究：心脏收缩机理和血液循环。哈维将心脏看作机械泵并正确地分析它的运动，认为心脏就像血泵，每次收缩时会将血液喷射到血管中，这是他的这套理论的核心创新。在哈维之前，人们普遍接受的心脏发挥功能的过程是由亚里士多德提出的，亚里士多德认为大脑散发热量使血液在心脏中"发酵"，导致心脏扩张，血液从心脏溢出并进入主动脉，就像"牛奶煮沸溢出"。

这一发现在 17 世纪的科学革命时期达到巅峰。那是一个"因失望而充满希望，因绝望而越发坚韧"的时代。哈维思想的进一步发展，将英国科学界一大批最伟大的人物和一些最古怪的人物联系到一起，包括：约翰·洛克、克里斯托弗·雷恩、罗伯特·胡克、亨利·卡文迪许、约瑟夫·普里斯特利以及他们的同行；苏格兰人约瑟夫·布莱克；英裔爱尔兰人、"怀疑派化学家"罗伯特·波义耳等牛津化学家，以及法裔欧洲人勒内·笛卡儿和安托万·拉瓦锡。他们携手消除了生理学领域持续了 2 000 年的误解。这些工作是他们站在更早的已经被遗忘的爱奥尼亚、雅典和亚历山大的知识革命先驱的肩膀上完成的，诸如克罗顿的阿尔克迈翁、阿波罗尼亚的第欧根尼、科斯岛的希波克拉底和普拉萨哥拉斯、西西里的恩培多克勒、亚历山大的希罗菲卢斯（又译赫罗菲拉斯）和埃拉西斯特拉图斯、罗马的盖伦，他们为理解身体内的自然世界完成了一些开创性的工作。柏拉图和亚里士多德也起到了重要作用。所有这些，都毫无例外地始于荷马——始于"深酒色海洋"潮起潮落的运动。

本书分为 7 个篇章，每个篇章都代表血液循环概念形成过程中的一个库恩式里程碑。第一篇的标题是"身体里的深酒色海洋"。因为只有熟悉了先前那些大相径庭的观点之后，才有可能正确理解血液循环这一概念——这是链条中的一个环节，所以本篇首先从中国古代的《黄帝内经》（已知最古老的医学教科书）、古埃及的《埃伯斯纸草文稿》和《艾德温·史密斯（外科）纸草文稿》、古印度的《阿闼婆吠陀》等医学著作中摘录了一些关于血液流动的文字。故事要从古希腊开始讲起，因为是古希腊人率先提出了关于空气、血液、营养、体热、身体代谢废物以及心脏功能的原始理论，并对承载它们的血管通路进行定义。

第二篇的内容是介绍亚历山大和古罗马的学者如何整合这些原始理论并提出空气和血液系统的概念，帮助我们全面了解古人掌握的心血管系统解剖学和生理学知识。亚历山大的医生埃拉西斯特拉图斯运用物理学家斯特拉托刚刚公开的"厌恶真空理论"——自然界厌恶真空，阐明了血液向前流动的独特生理机能。在古罗马行医的希腊医生盖伦将前辈提出的所有原始理论糅合到一起，搭建了一个看起来很合理的心血管生理学理论体系。虽然这套理论并没有事实依据，但在接下来的 1 500 年里，它成为通向人体功能、疾病和治疗的跳板。在我们这个故事中，无论怎么强调盖伦的重要性都不为过。正如亚里士多德和柏拉图的著作分别是科学和哲学的基础一样，盖伦的大量著作也为医学和生理学奠定了基础。到目前为止，盖伦仍然是现存著作最多的古代作者。他的著作多达 22 卷，大约 150 册。

通过独具匠心的巧妙设计，盖伦搭起了一座奇妙而复杂的理论大厦，它似乎可以解释身体所有的生理机能，因此成为被普遍认可的学说。他的著述使用的是希腊语，所以最初的影响仅限于说希腊语的亚历山大、拜占庭以及东罗马帝国残余占据的地区。随着伊斯兰教统治下的阿拉伯半岛掀起了学习希腊语的热潮，盖伦的心脏和血液流动系统理论成为他们的圣典，他本人也被阿拉伯人奉为医生的楷模。在西班牙收复被穆斯林占领的失地后，随着大量阿拉伯医学书被翻译成拉丁语，盖伦的影响力在欧洲西部也越来越大。在意大利重新发现希腊和罗马古典文化的过程中，盖伦的理论进入了文艺复兴时期的主流医学思想。他的著作影响力遍及生理学理论和医学实践的各个方面，一直延续到了19世纪。事实上，他的影响力起到了巨大的阻碍作用，使人们在1 000多年的时间里迟迟不能确立正确的血液循环概念。

但是，盖伦创建的生理学非常复杂！接下来第三篇的内容告诉我们，随着文艺复兴进行，列奥纳多·达·芬奇通过机械模型和实验，探索新的途径，从水力学的角度理解血液流动和心脏瓣膜功能，这也让盖伦系统的陈旧概念露出了破绽。威尼斯的几位解剖学家以及年轻的帕多瓦人安德烈亚斯·维萨里从多个方面公开质疑盖伦的学说。1543年，28岁的维萨里出版了七卷本的《人体的构造》，这部开创性的解剖学著作后来产生了巨大的影响。为了捍卫盖伦的理论，学术界行动起来了。在学术界，每个人都很乐意听到又一位天才被贬低的消息。名誉扫地、受到冷落的维萨里离开了学术界。

弗莱克在拓展库恩模型的过程中，有时把取得科学发现的人比作克里斯托弗·哥伦布。哥伦布寻找印度，却发现了西印度群岛。本书第四篇对肺循环发现过程的描述告诉我们，类似现象在科学上并不罕见。对肺循环的了解是哈维完善体循环概念之前必须准备的证据之一。因为这两个循环是串联的，所以它们会相互融合，变成一个循环。肺循环的发现有解剖学、生理学，甚至神学等多方面的原因。一神论派神学家、医生弥贵尔·塞尔维特认为适合空气和血液完成最广泛接触的部位是肺，并对肺循环的真实状况进行了大致描述，其目的是将上帝的生命灵气注入人的基督教灵魂。大约在同一时间，教皇的医生雷尔多·科隆博根据活体解剖和实验得出的合理结论，对肺循环进行了明确的描述。我们有理由相信，他可能知道中世纪阿拉伯医生伊本·纳菲斯的研究，后者是第一个描述肺循环的人。第四篇详细介绍了这个明显违背盖伦学说的理论所引发的争议和辩论，以及这一发现的优先权引发的那场斗争。

　　整个第五篇介绍的都是威廉·哈维在出版《心血运动论》之前完成的研究。他通过观察活体解剖，为自己准备好了武器。同时，他还通过计划并实施验证性活体结扎实验，确定了动脉和静脉中血液流动的方向，从而证明了血液是通过静脉单向流回心脏的。哈维运用新颖的定量推理方法，推断出了血液的体循环。矛盾的是，他一方面对盖伦提出的已被广泛接受但从未被观察到的心脏隔膜上的小孔嗤之以鼻，另一方面又提出心脏上有不可见的毛细血管。哈维死后不久，马尔比基用伽利略新发明的显微镜证明了毛细血管的存在。至此，哈维的循环理论得到了完善。了解血液循环的人认识到了它的医学潜力，静脉注射疗法和通过输血恢复活力的时代开始了。

　　但是，旧的错误的影响很难根除。哈维的发现成为 17 世纪最棘手的科学难题之一，也是最难得到认可的成果之一。第六篇的内容描述了《心血运动论》出版后爆发的学术风暴。随着盖伦体系和哈维生理学的捍卫者在英国、西班牙、葡萄牙、法国、德国、丹麦、低地国家，以及最终在新大陆拉开战线，人性中最好的和最坏的一面都暴露无遗。勒内·笛卡儿固执地认为心脏不具有血泵的功能，一场对哈维的观点进行的全面而猛烈的抨击在巴黎展开，包括约翰·多恩、塞缪尔·佩皮斯、约翰·伊夫林、莫里哀、拉辛、拉封丹在内的外行也被卷入了这场纷争。

经过一代人的冲突，血液循环理论终于被接受。但是，循环的"目的"仍然无法确定，一个令人头疼的问题还没有答案："循环的唯一明确目的是什么？"此外，哈维根本不知道血液在肺部是如何发生变化的。正如本书最后一篇所介绍的，被统称为"牛津化学家"的波义耳、胡克、洛厄和梅奥的开创性化学研究为回答这两个问题提供了线索。哈维的年轻同事罗伯特·波义耳在其他牛津化学家的帮助下，开始了他关于燃烧和呼吸的权威实验。他们一起开创了对空气成分的研究。随着约瑟夫·布莱克、普里斯特利、卡文迪许及拉瓦锡分离出氧气、氢气和二氧化碳，生理学和化学进入了一个新的时代，确定了哈维发现的血液循环在新陈代谢、体热和生命中的适当位置和作用。

与所有伟大的发现一样，血液循环概念的建立引发了一些非常激烈的科学争论。在这个充满好奇的时代，印刷机将正在进行的创新迅速传播出去，对第一个揭示自然真相的先驱者来说，会有很多物质上的收获。如果说对金钱回报的期望是一种很好的激励，那么对名誉的期望能起到同样的效果。毕竟，贪婪和野心仍然是人类行为的主要推动力，通过表达我们本性中善良的方面和卑劣的方面，向自己和他人展示出来。同样重要的是发现过程中的群体心理。在血液循环的历史上，有大量错误的成果优先权归属和有争议的优先权主张，为这个故事增添了人性的一面。本书讲述的是一个极具人性特点的故事。

第一篇

身体里的深酒色海洋

阿喀琉斯躲开他的朋友们，
坐在灰白的海岸边
凝视着远处的深酒色海洋。

——荷马

古希腊时期的血管和心脏认知历程

- 阿尔克迈翁（Alcmaeon）在约前 5 世纪第一个提出血液在体内像潮涨潮落一样流动

- 希波克拉底（Hippocratēs，约前 460—前 377）提出"四体液说"

- 第欧根尼（Diogenes）在约前 435 年称血管是输送神秘的生命物质"普纽玛"的管道

- 塞内西斯（Syennesis，约前 4 世纪）第一个描述了血管系统

- 恩培多克勒（Empedocles，前 495—约前 435）提出了双重呼吸系统的概念，将血液运动和空气运动联系到一起，但没有把血液的推进与心脏的运动联系起来

- 柏拉图（Plato，前 427—前 347）相信在左心腔里有一团火焰，称心脏由血管汇聚而成，是智力以及维持生命所需的热驻留的地方

- 亚里士多德（Aristotle，前 384—前 322）将脉管系统比作灌溉渠，将生命比作呼吸或燃烧，认为热使血液在心脏中"发酵"

- 普拉萨哥拉斯（Praxagoras，约前 340—？）明确区分所有动脉和静脉

- 希罗菲卢斯（Herophilus）在约前 290 年正确地提出血液存在于所有的血管中

- 埃拉西斯特拉图斯（Erasistratus，约前 3 世纪）认为心脏是两个独立的血管系统的起源，左心腔里只有"普纽玛"，右心腔里只有血液；只有"普纽玛"是通过动脉传输的，所有的血液都被限制在静脉里

第1章

东方文化遗产

任何事都有一个起始点……这个起始点一定和之前发生的某些事情有关。

——玛丽·雪莱

很久很久以前，大约在公元前 1.8 万年，奥瑞纳文明的一名艺术家在西班牙平达尔的一个洞穴的石壁上，用红赭石勾勒出了一头猛犸象的轮廓。她在猛犸象胸部的中间位置画了一个大黑点，表示心脏。这是从绘画中看到的已知最早的心脏。[1] 她一定知道心脏是生命之源，因为旧石器时代的猎人知道，当长矛击中这个位置时，巨大的生物会喷出神秘的红色液体，然后躺到地上，再也醒不过来。显然，似乎有一种力量驱使着一切有生命的东西，包括优雅飞翔的鸟儿、看不见的风、从云端劈出的闪电，还有绵延不绝的波浪。不了解运动，就是不了解自然。因此，或许她也想知道在自己的身体里是否有一片有生命的海，它像潮水一样涨落，赋予她生命活力，并激发所有的思想活动。

从远古时代起，地球上的河流和身体里的血流就经常被相提并论。现存最古老的医学教科书《黄帝内经》（简称《内经》）就谈及人体血液循环的通道：

> 风雨之伤人也，先客于皮肤，传入于孙脉，孙脉满则传入于络脉，络脉满则输于大经脉。经脉流行不止，环周不休。[2]

这部著作大约是公元前 2 650 年由传说中的中国古代部落联盟首领黄帝创作的，据说黄帝从出生的那一刻起就显示出了神的智慧。现在，人们能看到的文本大约源于公元前 300 年。《内经》中描述的心脏和血管的结构，在数字上与宇宙达成了和谐。一年中的 12 个月对应阴阳通行的 12 条大经脉和 12 条小经脉。中国古代哲学认为，阴阳是自然界中相互补充、相互依存的对立力量。4 条主要经脉对应四季，经脉总数为 364 条。心代表阳，控制血液，是生命之本。《内经》原文是"心主身之血脉"。

后来的印度吠陀手稿《阿阅婆吠陀》创作于公元前 700 年左右的印度，将心比作有 9 个门的莲花。学者推测这些"门"代表 4 条肺静脉，上、下腔静脉，主动脉和左、右肺动脉。第 1 卷第 17 节，"掐住身体中的血管"中提到了"血管"里面有血液，其中包括一条通到全身各处的"大血管"。第 10 卷第 2 节，《人的奇妙结构》中暗示着人体里有一种液体，像河流一样朝着不同的方向流动：

> 谁为他处理了在人体内像急流一样上下左右四处流动的微红色、红色和浑浊深色的水？[3]

佛教徒、医生阇罗迦在1世纪编纂的《阇罗迦本集》收集了一些早期的医学知识，在很大程度上反映了自公元前600年起在巴基斯坦旁遮普省塔克西拉市繁荣起来的阿育吠陀阿提耶学派的学说。书中描述了两种管状的"管道"：较小的称为sira，较大的称为dhamani。[4]这些"管道"输送血液、生命气息、乳糜、尿液和精液。不过，他没有根据功能将它们分为动脉、静脉、神经或导管。sira和dhamani的划分纯粹是基于管径：dhamani的壁较厚，而sira的壁较薄。心被认为是意识的中心，是10条dhamani的起始点，向身体各部位输送气息、智慧和生命精气（rasa）。"管道"输送的血液被认为来自肝和脾。《阇罗迦本集》中的一段文字引起了研究血液循环的生理学家的极大兴趣：

> 将血液输送至身体各个部位的脉管始于那个中心（心脏？）——血液滋养了所有动物的生命，没有血液，生命就会枯竭。正是这种营养滋养了子宫里未出生的孩子，血液流经孩子的身体后，又返回母亲的心脏。[5]

大约在《阇罗迦本集》发表之后的100年，贝拿勒斯（后称瓦拉纳西）的妙闻医生编纂了另一本名为《妙闻集》的医学实践大典。[6]书中描述了管状"管道"形成的抽象系统，它包含24条将"乳糜"由心脏输送到全身的dhamani，其中10条向上，10条向下，4条呈水平。700条sira从肚脐发出，就像车轮的轮辐一样，它们输送血液和空气。心脏被比作顶端朝下的莲花花蕾。

埃及医学汇编《埃伯斯纸草文稿》（约公元前1550年）有相

当大的一部分内容是总结那些"管道"像运河一样的灌溉功能。考虑到古埃及经济对尼罗河的依赖，这个类比并不奇怪。某一个章节称"从心脏到四肢有46条管道"，但另一个章节只提到了22条管道。[7]这些"管道"并没有神经、导管、动脉和静脉之分，而且和"metu"这个词互换使用。有的管道将空气输送到心脏和身体的其他部位，其他管道则输送血液、尿液、精子和唾液。《埃伯斯纸草文稿》正确地描述了心脏的解剖位置，而心脏充满血液似乎是一个众所周知的事实。[8]心脏被认为是这些管道的中心："心脏里有通向全身各处的管道……无论触摸哪里他都能感受到心脏，这是因为心脏有管道通到四肢。"[9]

以下文字出自《艾德温·史密斯（外科）纸草文稿》（约公元前1500年）收录的病例1：

> 首先，医生的秘密在于他们掌握了心脏运动和心脏本身的知识。心脏有通向四肢的管道。因此，所有医生、塞赫美特祭司和驱魔人在检查心脏时，都会先用手掌或手指触摸病人的头部、后脑勺、手、肚子、手臂或脚，这是因为四肢有来自心脏的管道。也就是说，它（心脏）通过管道向四肢"发号施令"。[10]

古病理学家以及使用计算机断层扫描（CT）技术检查过埃及木乃伊的放射学家发现，即使是在那些古老的时代，大血管（主动脉）也经常出现斑块、溃疡和钙化等问题，而其他动脉会增厚或呈串珠状，非常脆弱，很容易破裂。要是古人知道动脉管壁的状况关系到人的生死，那该多好，或许他们会因此取得了不起的病理生理发现。[11] 就像我们现代人一样，那时的古埃及人可能也已经明白，长期以来人类的致命因素并非隐藏在不断流逝的时光中，而是铭刻在我们的血管壁上。我们随着动脉衰老而衰老！

第 2 章

我们身体里的海洋

我开始了一次没有地图的旅行。

——赫尔曼·梅尔维尔

在意大利东南部毗邻塔兰托湾的卡拉布里亚区，充满活力的港口城市克罗顿（今克罗托内）一片忙碌景象。[1] 在湍急水流的长期作用下，克罗顿和地中海之间的大希腊地区变成了一个令人惊叹的大熔炉。传说克罗顿的建立归功于一个名叫米赛勒斯的运动员，他在德尔斐神谕的指引下，大约在公元前 720 年来到那里，在海湾旁边建立了殖民地。随着时间推移，这座城市逐渐发展成为一个拥有 5 万~8 万人口的大都市，同时也是宗教信仰和风俗习惯各不相同的商人蜂拥而至的繁荣发达的贸易和旅行中心。以毕达哥拉斯定理（勾股定理）闻名于世的数学家毕达哥拉斯在这里定居，并建立了神秘的"兄弟会"。

公元前 5 世纪，克罗顿建立了一所医学院，拥有包括迪莫塞迪斯在内的名医。迪莫塞迪斯是萨摩斯暴君波利克拉底斯的私人医生，后来迪莫塞迪斯去了苏萨，成为波斯帝国大流士一世和王后阿托莎的宫廷医生。古希腊历史学家希罗多德在谈及克罗顿时说："正是由于迪莫塞迪斯的成功，克罗顿的医生才被认为非常优秀。在全希腊，克罗顿的医生排在第一位，昔兰尼的医生排在第二位。"昔兰尼位于北非地中海沿岸，靠近今天利比亚的舍哈特。

第一个提出血液在体内流动的自然哲学家是克罗顿的阿尔克迈翁，他是迪莫塞迪斯的同代人，但年龄比迪莫塞迪斯小。[2] 荷马曾描述过爱琴海上深酒色海水的涨落，阿尔克迈翁猜想血液也会进行类似的运动——古典主义作家卡洛琳·亚历山大指出，"深酒色"（wine-dark）一词在《伊利亚特》通篇只出现过几次，但这个用法一直沿用到现在。[3] 阿尔克迈翁推测，血液朝着某一个方向缓缓流淌，每隔一段时间，它又会原路返回。在之后的两千年里，阿尔克迈翁开创的血液在相同通道中来回流动的"生理学理论"，在西方世界一直占据着重要地位。[4]

这个潮涨潮落模型虽然很简单，但确实是一个令人惊讶的想法，从来没人有过类似的想法。尽管它是逐渐演变而成的，但它还是阿尔克迈翁个人的观点。就像许多后来的新理论一样，它反映的东西就连当时文化程度最高的人都无法接受或理解，也没有对整个社会的世界观产生直接影响。不过，阿尔克迈翁是第一个探究生命体的秘密，并将外部世界的模式、逻辑与身体内部的生命世界联系到一起的人。

血液运动的目的是维持生命和意识。阿尔克迈翁将清醒与睡眠比作生与死。他认为大脑是生命和意识的中心（在当时，这个想法是具有开创性的重要想法），将睡眠描述为血液从大脑流出，清醒则是由血液反向运动引起的，而死亡则是血液永久性流失殆尽造成的。阿尔克迈翁还首先指出，血液输送的变化在某些情况下会引起生理和病理变化。

这些观点似乎都非常合乎逻辑，因为阿尔克迈翁在解剖动物时（他是最早从事这项工作的古希腊人之一）观察到某些血管（我们现在所知的动脉）几乎是空的。显然，这证实了死亡后血液永久性流失殆尽的猜测。与此同时，他还发现其他血管（我们所知的静脉）里有大量血液。英国学者C. R. S. 哈里斯认为，基于这一细微的观察，阿尔克迈翁可能是在不自觉的情况下将血管分成两大类型的第一人，因此他也许应该被称为"西方血管解剖学之父"。[5]

阿尔克迈翁没有意识到，一些血管中血液比较少是他将这些动物勒死的野蛮做法造成的。勒死动物会导致它们的动脉收缩并挤出血液，但不会挤出静脉里的血液。实际上，肺部最小的动脉（微动脉，也称小动脉）在心脏还跳动时就开始收缩。动物死亡之前，肺里的血液会回流并淤积在右心腔以及所有静脉中，所以解剖时就会看到这些地方有大量血液。死于肺萎陷且心脏同时停止跳动的人就像溺毙的人一样，所有的血管仍充满血液。

事实上，后期古希腊心血管生理学有很多不同之处，无论研究者认为血管中输送的是空气还是血液，或者两者都有，都可以用他们杀死动物供解剖时使用的方法来解释：要看这些动物是被勒死、放血致死还是溺死的。

第 3 章

眼见为实

发现了一个新的可见世界。

——罗伯特·胡克

公平地说，当阿尔克迈翁和他同时代的人试图通过解剖来确定解剖学上的一些事实时，这些先驱者肯定会眼花缭乱，因为他们面前的那些管状结构或粗或细，或中空或实心，还有不同种类的肌肉和体液，而且所有这些都可能沾染鲜血。因为没有现成的解剖指南，所以最早的解剖学家最多只能记录下他们所看到的，然后猜测这些观察结果到底意味着什么。

关于西方医学史上是谁第一个描述了血管系统的问题，人们一无所知。[1] 人们通常倾向于认为塞内西斯是描述血管系统的第一人。公元前约 400 年，他生活在塞浦路斯的某个地方。塞内西斯的原始文本已不复存在，如果不是亚里士多德在一段文字中读到了塞内西斯的一个观察结果，这个名字也不会为人所知。在爱琴海科斯岛上，人们从"古希腊医学之父"希波克拉底收藏的医学文献中发现了一篇古代文献资料的摘要汇编，题目是《论骨头的性质》，文中也引用了塞内西斯的观察结果片段。

塞内西斯称血管始于眉毛，沿着身体向下延伸，在子宫或阴茎中终止。在这个过程中，血管会穿过身体到达另一侧。亚里士多德对塞内西斯的报告进行了归纳：

> 粗血管延伸路线如下：由眼睛沿眉毛，自背面向下，经过肺，至乳房下方，然后一条由右至左延伸，另一条由左至右延伸。由右至左的血管穿过肝脏，到达肾和睾丸；由左至右的血管经脾、肾和睾丸，到达阴茎。[2]

即使有人真的匆匆瞥一眼腹腔，也看不到血管的交叉点，因此他肯定认为交叉点（塞内西斯称之为 *chiasma*）是在胸部，"在乳房下方"。据猜测，这些交叉的血管似乎就是腔静脉和主动脉。心脏并没有被明确地指认出来，但后来的学者推断，塞内西斯很有可能认为心脏就是那个交叉点。众所周知，柏拉图称心脏由"血管汇聚而成"。

也许早期希腊医学中最有影响力的脉管系统是由阿波罗尼亚的第欧根尼定义的（约公元前435年），他称血管是输送神秘的生命物质"普纽玛"①的管道，这种物质后来被称为"灵气"（*spiritus*）。第欧根尼的童年是在阿波罗尼亚-庞蒂卡的海上殖民地

---

① 普纽玛（*pneuma*）：一个古希腊词，意思是气息，在宗教文献中也指精神和灵魂。——编者注

（原名安西亚，现称索佐波尔）度过的，这是古希腊移民沿黑海西岸向南迁移到色雷斯后建立的。但第欧根尼大部分时间里都生活在雅典，他可能在那里开业行医。他可能是希波克拉底的同代人，对希波克拉底的一些著述产生了相当大的影响。他还影响了亚里士多德，后者在自己的《动物志》中概略介绍了第欧根尼的描述，这是我们的主要资料来源。[3] 第一句话"人体内的血管具体如下"让人感到疑惑，因为人体解剖直到几个世纪后才被允许。亚里士多德是亲眼看见一具尸体惨遭虐待，还是亲眼看到了皮开肉绽的伤口？

在《伊利亚特》中的某一节，荷马写道："安提洛科斯猛扑过去，捅裂了索昂的整条血管，这条血管沿背部直通颈部。"安提洛科斯是第一个在战争开始时杀死特洛伊人的古希腊勇士。在第欧根尼描述的系统中，身体背部沿脊椎骨两侧各有一条大血管，从锁骨下面穿过，顺着颈部向上到达大脑，向下穿过全身，到达双腿。这两条血管又分出一些细的血管，延伸到所在一侧的所有身体结构。他把左侧的大血管称作"splenitis"，它与脾、左肾及左腿相通；另一侧的大血管被称为"hepatitis"，它的分支通向肝、右肾和右腿。一对被称作"spermatitis"的血管根据性别不同，从肾脏通向睾丸或子宫。第欧根尼认为"spermatitis"里的血液是热的，呈泡沫状，这会让人想起女神阿佛洛狄忒（Aphrodite）出生时海水中的泡沫，于是他用"aphrodisia"一词表示性行为。他没有把心脏确定为脉管系统的中心。

静脉没有与动脉区分开。两者都是导管（phlebes），输送空气和血液。第欧根尼还描述了一对通向颈部、肝、脾、肾和生殖器的导管，因此，他可能在不自觉的情况下成为另一个记录静脉和动脉双重系统的早期希腊人。他没有使用"arteria"这个词，因为在他那个时代，这个词的意思是气管。现在，我们用来表示气管的词"trachea"是希腊语"*arteria tracheia*"的缩写。很久以后，"arteria"才被用来表示动脉。

亚里士多德和他的导师柏拉图都没有区分动脉和静脉。但是，亚里士多德确实发现了脊柱旁边的两根大血管的管壁厚度有很大不同。他将外面有一层类似膜或皮肤的包围层的"大血管"（腔静脉）与管壁更厚的主动脉区分开来，认为主动脉更像肌腱。他是第一个使用"*aorta*"这个词来表示主动脉的人。他认为在机体的整个生命期间所有血管里都会有脉动。他知道血液只存在于血管之中，因此写道："除了心脏中的少量血液，所有血液都不是单独存在的，而是存在于血管中……所有动物全身各处的血管里都有血液，都在跳动或搏动……只要生命还在持续。"[4]

明确区分所有动脉和静脉的是在科斯岛生活、行医的自然哲学家普拉萨哥拉斯（出生于约公元前340年）。科斯岛以葡萄酒和丝绸而闻名，后来还派出了一支队伍，前往特洛伊为古希腊人战斗。[5]随后，古希腊医生阿斯克勒庇俄斯从特洛伊来到这里，带来了治疗疾病的技术，也从一个受人喜爱的凡人被提升到了神的地位。公元前450年—前350年，希波克拉底建立的医学院繁荣发展，使科斯岛在整个爱琴海地区享有盛名。

普拉萨哥拉斯是第一个根据血管壁的相对厚度，在解剖结构上把动脉和静脉区分为两个独立系统的人。他认为静脉中有血液，但动脉中空（内有普纽玛）而没有血液——这无疑是早期血管生理学中最严重的错误。原因在于，他解剖的动物是被勒死的，阿尔克迈翁也正是用这个方法杀死准备解剖的动物的。普拉萨哥拉斯进一步将所有连接左心腔的血管（及其分支）定义为动脉，将连接右心腔的血管定义为静脉。他指出，亚里士多德认为所有血管都具有的特征——脉动，仅限于动脉。这是正确的，进一步明确了动脉和静脉的区别。他用一个通常被理解成"心悸"的词来表示脉动。普拉萨哥拉斯认为心脏是一个独特的器官，这在第欧根尼的基础上又前进了一步。

普拉萨哥拉斯也是最早发现神经的人之一。他认为神经与动脉构成同一网络，动脉刚从心脏出来时是粗大的中空管道，随后分成越来越细的血管，最后中间的空腔完全消失。此时，它们就变成了神经。另一方面，亚里士多德指出："随着血管不断延伸，它们会逐渐变细，直到最后细得无法容纳血液。"亚里士多德不认为神经是血管的末端。普拉萨哥拉斯猜测，既然变成神经的是含有普纽玛的动脉，那么神经携带的普纽玛一定会引起肌肉运动。他认为肌肉的"痉挛"和"震颤"是一种异常表现，表明输送普纽玛的动脉正在发生不规则的脉动。

古希腊血管解剖学这部大剧的最后一幕是在亚历山大大帝留下的世界舞台上完成的。公元前 290 年前后，因为缺少资金，天才解剖学家希罗菲卢斯从位于伊斯坦布尔海峡亚洲沿岸的祖籍地凯尔西顿（今土耳其卡迪科伊）移居埃及的亚历山大。[6] 在亚里士多德去世两年后出生的他，成为普拉萨哥拉斯的门徒。

列奥纳多·达·芬奇曾经说过："不能超越老师的学生不是好学生。"在这方面，希罗菲卢斯堪称榜样。他计算出动脉管壁的平均厚度是静脉管壁的 6 倍，从而在解剖结构上将两者明确区分开。[7] 普拉萨哥拉斯将出自左心腔和右心腔的血管（及其分支）

分别称为"动脉"和"静脉"，但希罗菲卢斯不赞同这种做法。他正确地认识到，从解剖结构看，从右心腔进入肺的大血管是动脉而不是静脉，所以他把它命名为"动脉性静脉"。后来的解剖学家采用同样的方法，为左心腔与肺之间、管壁像静脉一样薄的血管起了一个别扭的名字："静脉性动脉"。以弗所的希腊医生鲁弗斯在 1 世纪曾援引这一事实：

> 希罗菲卢斯将从心脏通到肺部的粗大血管命名为"动脉性静脉"，因为肺部的情况与其他地方正好相反，那里的静脉很有力，本质上很像动脉，而动脉很弱，很像静脉。[8]

希罗菲卢斯的这种区分和命名方法得到了年龄比他小的亚历山大同事埃拉西斯特拉图斯的支持，随后罗马医生盖伦采用了这种方法，用拉丁词"*vena arterialis*"或"*vena arteriosa*"来表示我们现在所说的肺动脉，用"*arteria venalis*"表示肺静脉。盖伦从生理学的角度陈述了将血管分成这两种截然不同的并行系统的理由。他认为，发源于肝脏的静脉负责输送肝脏中产生的富营养血液，发源于心脏的动脉负责输送血液和"生命灵气"——普纽玛。

第 4 章

生命因它而来

至于进入鼻子的气息，

它会进入心和肺，

给全身以（生命）。

——《埃伯斯纸草文稿》

大约在公元前 550 年，自然哲学家①阿那克西美尼说："我们的灵魂是一种气，它支撑着我们，所以灵气和空气遍布整个世界。"[1] 这句话阐明了空气的普遍性。他提出，包括人类在内的所有生物，活着时都要共享普遍存在的"世界普纽玛"，或者说"世界灵气"，它隐藏于生命、感觉和意识的载体——血液之中。他认为灵气使呼吸的行为变得有意义，因为呼吸的动作把一些至关重要的东西吸进了身体，也许就是至高无上的神让第一个人吸入鼻子里的那些东西；生物停止呼吸并死亡后，占用的那部分灵气就会被释放

———————————

① scientist（科学家）一词直到 19 世纪 30 年代才被创造出来。

出来，回归之前所在的"世界灵气"之中。我们可以从罗马皇帝、哲学家马可·奥勒留与人合作完成的《沉思录》中了解这些知识。

　　阿那克西美尼是阿尔克迈翁的前辈，在小亚细亚的米利都（今属土耳其）工作，他是最早认为外部宇宙是由一种单一、永久、普遍存在的基本物质衍生而来的古希腊人之一。他把这种基本物质称作"气"（aer），并认为它是一切有生命和无生命的东西的唯一来源——本原。这是一种形式上的还原主义，体现了在自然界中寻找统一的原始需求。[2] 荷马曾用"aer"指代一种黑色的雾；就像特洛伊王子帕里斯在与希腊国王墨涅拉俄斯的一场不平等的战斗中所实现的那样，英雄们被神隐身于"aer"之中。有一个词与它相近——aither，指的是神居住的空气稀薄、阳光明媚的天空，至高之神宙斯据称就"居住在其中"。在明亮的"aither"中，奥林匹斯神可以像闪电一样自由快速地移动，然后在"aer"中飘然而下，来到特洛伊平原的上方。

　　阿波罗尼亚的第欧根尼是阿那克西美尼的学生，也主张物质一元论。[3] 他认为空气是宇宙中的基本存在，因为所有生物都必须呼吸空气才能生存。空气可感知又无形，无处不在，渗透进包括人的身体和灵魂在内的一切事物。神就在空气中！其他所有物质都源于空气。第欧根尼的观点与阿那克西美尼的有共通之处，他写道，一开始，宇宙间只有空气，空气可以压缩，也可以无限膨胀。地是由空气压缩而成的一个扁平的圆盘，再经过进一步的压缩和稀薄，它又变成了别的东西。空气变得稀薄时，就成了火；空气压缩时，就变成了风；再压缩，就形成了云；继续压缩，就会变成水，然后变成土，最后变成石头。身体内部同样如此，空气变成了血肉和器官。作为最原始的力量，空气是思想的媒介，是宇宙和生物中一切智慧和生命的唯一源泉。

　　普纽玛被一些学者称为"有用的虚构事物"，有一个古老的系谱。[4]第欧根尼认为普纽玛是永恒不变的空气，其本身是生命、自发运动乃至感觉和意识中类似于气息的载体。它在柏拉图的对话体著作《蒂迈欧篇》中被多次提及。在后来的斯多葛学派哲学中，普纽玛成为一个虚幻缥缈的概念，近乎被赋予了心灵寓意。公元前250年前后，斯多葛学派哲学家——索利的克吕西普把它变成了一个正式的概念。他认为普纽玛是逻各斯的载体。所谓逻各斯，就是神圣理性，不仅活跃，而且有组织能力。生活在马可·奥勒留和康茂德统治时期的罗马医生克劳迪亚斯·盖伦称普纽玛是"灵魂为动物的所有感觉和自发动作准备的第一件工具"。如果器官可以被看作有机体的固体成分，"体液"是液体成分，普纽玛就是气体成分。

　　一些勤于思考的人已经在头脑中形成了从空气到气息，从气息到生活的语义递进。亚里士多德认为，第欧根尼是第一个注意到呼吸这个生物化学现象的古希腊人（在古希腊生理学中，表示生物化学过程的"呼吸"和表示生物物理过程的"呼吸"是同一个词）。他认为，在生命存续期间，普纽玛在血管中随血液一起来回流动。血液中混合的空气数量是不定的：空气多，血液就会变轻，带来健康和快乐。勇气和美德及其对立面的产生过程相同（表示勇气的"courage""corage""coraggio"源自希腊语cor，意思是"心"）。如果血液中混合的空气较少，血液黏稠度就会增加，导致血液凝结并带来疼痛和疾病。

　　普纽玛阻塞血管会引发可能致命的疾病，这是文艺复兴之后仍一直流行的医学观点：普纽玛通过"黏液质"（phlegm），使血液冷却、过热或者沸腾，进而导致疾病；此外，黏液质有可能导致血液变得黏稠，与炎症性疾病有关。1463 年，佛罗伦萨的科西莫公爵的爱子乔凡尼·德·美第奇被诊断死于突然发作的"黏液质脸色"，原因是喝了太多冷水——饮水过多会导致黏液质超标并致命！当然，也常有人说他是中毒了，但这个家伙的轻率之举完全可以为他的突然死亡提供充分合理的解释。

公元前 450 年前后，西西里人恩培多克勒推测皮肤上有小孔，这标志着呼吸生理学取得了重大进展。恩培多克勒是同时代最活跃、现存资料最充实的自然哲学家。大约在马拉松战役那年，他出生在一个显赫富有的家庭，后来他在西西里西南海岸的阿克拉加斯安家，这是多利安人在公元前 580 年前后建立的一个大殖民地。

恩培多克勒既是哲学家、先知、诗人，又是"江湖骗子"（希波克拉底学派著述《古代医学》的作者曾指责他是骗子），关于他的传说与我们知道的恩培多克勒的人格有很大关系。[5] 年轻时，在转入哲学和医学领域之前，他是一名积极参与当地政治活动的热心民主人士。据说，他常身着紫色长袍，系着金色的腰带，卷曲的长发上戴着祭司的桂冠，身边簇拥着几名年轻性感的男仆。他曾唤醒一名患僵住症、30 天来"没有脉搏也没有呼吸"的女性，还曾利用音乐让一名躁狂者平静了下来。他的学生高尔吉亚也亲眼见证了他的异乎寻常的"神奇壮举"——应该就是催眠。他不是一个寡言少语的人；拉丁传记作家第欧根尼·拉尔修（约 3 世纪）记录了恩培多克勒对他自己的看法：

> 我来到繁华的城镇，受到了所有人的尊重。成千上万的

人跟在我的身后，问我通往成功的道路在哪里，有的人渴望得到神谕，还有的人饱受病痛的折磨，希望了解如何治疗各种疾病。[6]

显然，这与我们了解的情况大不相同！法国哲学家欧内斯特·勒南称恩培多克勒是牛顿和卡缪斯特罗的混合体，但大多数时候他更像冒险家、术士卡缪斯特罗，而不是牛顿。

不过，不管恩培多克勒的生活有多少不确定性，有一件事至今还引人关注：他纵身跳入欧洲最高的火山埃特纳火山口，终结了他的一生。这是一场意外，还是他希望通过这个轻率之举来证明他是神？我们永远不会知道答案。但是，他在埃特纳火山口的纵身一跳，让维多利亚时代的诗人马修·阿诺德心潮澎湃，于是这一不明智的举动被写进了现代诗歌，从此永世流传。[7]

恩培多克勒对生理学最具独创性的贡献是他提出了双重呼吸系统的概念：一个是经嘴和鼻孔通过肺完成呼吸，另一个是通过他假想中皮肤上的小孔完成呼吸。他认为，这些小孔是"通向外部空气的通道，比身体（血液）的颗粒小，但比空气的颗粒大"（引自亚里士多德），因此空气可以通过，但血液不能通过。空气可以进入嘴和鼻孔，然后通过皮肤上的小孔排出，反之亦然。因此，呼吸就是空气在整个身体和周围环境之间的来回运动。接着，他灵机一动，将这种来回往复的双重呼吸与阿尔克迈翁借鉴荷马笔下"深酒色海洋"所提出的血液像潮起潮落一样的运动结合起来，为古希腊的"心脏-呼吸生理学"奠定了一个核心框架。[8]这是最早将血液运动与空气运动联系到一起的、有记载的完整系统。

他写道，当稀薄的血液涌向"中心"（大概是指心脏）时，皮肤血管的末端就空了，因此空气就会填补血液流向身体内部时留下的空隙。当恢复活力的血液从中心回流到外周时，空气被挤出。因此，血液和气息在同一条血管中来回运动，方向取决于推动血液的气流的方向。呼吸的目的是冷却身体的天然热量。

恩培多克勒用六音步诗行宣告他的新生理学问世（这些诗句同样因为亚里士多德而流传至今），蹩脚的诗句并没有破坏它的生理学意义！

> 因此，所有吸入和呼出的空气
>
> 都会通过管道……它们穿过血肉
>
> 向身体表面延伸……
>
> 它们在那里的开口
>
> 空气可以自由通过，但血液无法通行。
>
> 当血液从表面回退到身体内部时，
>
> 狂暴的空气汹涌而入，
>
> 当血液的潮水席卷而来时
>
> 空气再一次被驱逐。[9]

他并没有说明血液是如何到达器官和组织的——到底是通过外周的吸引力还是"中心"的脉动，也没有说明血液是如何返回的。

空气和血液的运动是一个各环节相互关联的过程。恩培多克勒没有将血液的推进与心脏的运动联系起来，尽管他可能做出过一些推测，认为呼吸过程的吸气和呼气可能是由心跳引起的。他认为胸腔扩张与心脏扩张是同时进行的，两者共同作用，从外面吸进空气来冷却身体。同样地，胸部和心脏同时收缩，通过挤压排出烟雾般的残留废物。他没有描述心脏和血管的解剖结构，更不用说它们之间的物理联系了。他也没有明确区分动脉和静脉。

恩培多克勒利用漏壶这个普通家用器具，做了一个巧妙的类比，以支持他的生理学。漏壶是一种半球形青铜容器，体积不大，平底，壶身呈弧形，壶颈很长，圆形壶嘴很小，用一只手指就可以堵住。平坦的壶底就像滤锅一样，上面留有小孔。它的作用原理有点儿像移液管。抓住壶颈，直立推入水中，水就会透过壶底的小孔，把壶装满。然后，用拇指堵住壶嘴，把漏壶竖直提出水面。只要壶嘴不漏气，水就不会从小孔流出来。

这个演示过程令人难忘，它要说明的问题和蕴含的意义清晰明了。尽管漏壶上有孔，但只要壶嘴被封住，在空气压力的作用下，水就不会流出来。恩培多克勒写道，身体里的血液就相当于漏壶里的水。当血液从皮肤流回身体内部时，空气就像通过漏壶的小孔一样，从皮肤上的小孔被吸入皮肤；当血液流回皮肤时，空气就被排到身体外。血液退去时，一种有形但不可见的物质，即普纽玛，就会取而代之。[10]

漏壶实验的意义远超出心肺生理学的范围。这个实验证明所有"空的"空间都填满了东西，自然界中根本不存在真空；水和空气不可能同时出现在同一个地方；此外，物质可以肉眼无法看到的精细形式存在，但这种形式可以占据空间，甚至产生相当大的力量。这是人类第一次揭示难以察觉的物质宇宙的存在，事实证明它对古希腊科学具有决定性的意义。从那以后的 1 000 年里，肉眼不可见的东西在科学领域变得越来越重要，其重要性在我们这个时代也有增无减。

在之后的几个世纪，恩培多克勒所猜想的皮肤上的小孔一直是主流模型。身体里的血液和空气混合在一起，直接通过这些小孔，这在中世纪是身体和灵魂关系的缩影。对伊丽莎白时代的人来说，在人与人之间流动的空气里面可能有各种各样的灵气。诗人歌颂空气混合着心上人的光和灵气，通过皮肤上的小孔进入爱人脆弱的心灵。神学家担心恶魔的力量会通过这些小孔进入人的身体。哈维理智地进行了反击。他问道："即使空气能穿过皮肤，但是它如何才能如此自由又迅速地穿过全身的皮肤、肉体和衣服，进入身体内部呢？鲸、海豚、大型鱼类以及海底的各种鱼类，怎样才能透过那么多的水吸入空气呢？"[11] 他确定皮肤上有无法穿透的表层。

第欧根尼认为普纽玛是大气中不变的"世界灵气"，但柏拉图认为心脏本身是普纽玛的"制造者"，它利用空气合成的这种灵气首先被输送到大脑，然后被输送到身体的其他部位。它通过血液将生命信息从大脑中不朽的灵魂传递给四肢和器官。

像恩培多克勒一样，柏拉图猜测通过皮肤上的小孔进入身体的空气会取代鼻子和嘴呼出的空气，接着，鼻子呼出的空气又通过"回旋推力"，将周围的新鲜空气通过皮肤小孔推入血管。[12] 因此，吸气和呼气时，空气的往复运动会推动血液沿相反的方向来回运动。柏拉图在提出他的生理学理论时，决定不考虑呼吸过程中明显存在的有所取舍的问题，因为人可以随心所欲地屏住呼吸，但不能阻止可以通过脉搏感受到的血液流动。他还忽略了呼吸和动脉脉搏之间不同步的问题。

在构想出空气的"回旋推力"之后，柏拉图决定找出其中的机理。他解释说，血液中蕴藏的体热很自然地想在大气中寻找同样的热。[13] 因为真空无法存在，当被加热的普纽玛通过皮肤小孔或鼻孔排出体外时，外部的冷空气会被"回旋推力"推进另一个入口。排出的空气被冷却，进入体内的空气被加热，温度变化促使空气产生回旋推力，推动血液随之流动。柏拉图的学生亚里士多德在《论呼吸》中说："我们连续不停地做着这件事——吸气、呼气。"

在亚里士多德看来，普纽玛和呼吸的主要作用是保存体热。热是一切生理过程的动力。生命和灵魂都依赖于保存一定程度的体温，将体热储存在心脏之中。当心脏中的热增加时，心脏本身就会扩张，肺也随之扩张，就像风箱一样。冷空气随着每次呼吸进入肺部，然后传输到心脏，扑灭心脏中过多的火焰。空气"能完成冷却这项工作，是因为它本来就稀薄，并且很轻，能迅速穿透身体的所有部位并使之冷却"。[14]

可以想象，亚里士多德可能是把"呼吸"运动想象成了一种单一的运动，即心脏因自身热增多而扩张，同时引起肺部扩张，因此冷空气被同时吸入这两个器官。他认为呼吸是心脏发起的，心脏是主要的呼吸器官。从中世纪到伊丽莎白时代，人们一直认为心脏开放且有孔，是呼吸器官。在戏剧《安东尼与克莉奥佩特拉》中，莎士比亚将心脏比作风箱。他借菲罗之口，说安东尼的心"失掉了一切常态/变成了风箱和扇子/冷却吉卜赛人的欲望"。[15] 值得一提的是，因为威廉·哈维，我们不再认为心脏是呼吸器官。

亚里士多德不清楚冷空气是直接流入心脏，还是只进入肺并间接冷却旁边的心脏。但是他已经非常清楚呼吸所起的作用了。他认为固有热（innate heat）是左心腔里一团真正的火焰，需要燃料（食物），但更重要的是，为了防止燃料耗尽，它需要调节和冷却，而这是通过呼吸的冷却效果实现的。

亚里士多德也不清楚空气是如何在肺和心脏之间流通的。他认为肺是一个可充气的囊，里面有复杂的气道和血管，它们之间有"空"的空间。从第一个分叉开始，大气管逐步分成了无数条越来越细的小气管，最后分出的小气管末端开口。每一个分支的旁边（或许是从分叉处开始，一直到末端开口）都有一条末端开口的静脉与之相对应。也许空气从气管末端的开口进入相邻静脉的开口，然后被输送到心脏。肺里的空气接触体热并被加热后，通过嘴和鼻子排出体外。呼出的空气一定比吸入的空气热。证据是显而易见的：只要张开嘴对着手呼气，就会感受到呼出的热气。

科斯岛的普拉萨哥拉斯比亚里士多德更进了一大步。他没有从心脏的运动和热量推导肺的运动，而是正确地假设肺和胸腔天生具有独立的扩张和收缩能力。他解释说，呼吸是一个复杂而连续的过程，包括 4 个阶段，而心脏没有参与其中任何一个阶段。

第5章

身体里的火焰

> 显然，热这种元素本身就具有一种生命力，而且这种生命力遍及整个世界。
>
> ——马尔库斯·图利乌斯·西塞罗

说完呼吸，我们接着说说生命。[1] 古时候，人们认为"气"和"火"是构成生命的两大元素。公元前 520 年前后，以弗所的伊奥尼亚哲学家赫拉克利特第一个宣布"生命之火"是一种内在的生命物质，驻留在心脏之中。它是活着的动物、人的生命力和自发运动的源泉。一旦火焰熄灭，身体就会死亡，没有生命的尸体和周围环境的温度相同。

在科斯岛希波克拉底学派中，《论心脏》一文的作者认可了心脏中有一团燃烧的火焰这个观点。[2] 柏拉图和亚里士多德都相信在左心腔里有一团火焰。可以说，灵魂是在心脏中被点亮的。亚里士多德写道："灵魂以某种炽烈的本性存在。"让人困惑的是，希波克拉底学派的一些医生认为大脑是灵魂的所在地，这引发了长时间的争论，并一直持续到文艺复兴时期。托马斯·阿奎那说："虽然有些人的报复欲望不强烈，因为他的血液在心脏周围燃烧，但他也很容易被激怒。"[3] 中世纪的解剖学家蒙迪诺·德·卢齐认为："与其他同样大小的动物相比，（人类）拥有更多的热，其目的是将其提升到更高的层次。"他推断，左心室的厚壁可以将热保存在该心室内。蒙迪诺的老师塔代奥·阿尔德罗蒂断定"心脏是热的根源所在"。帕多瓦大学医学教授庞培·凯莫在1626年（比哈维的著作早两年）发表的论文充分体现了当时的观点，文章说："固有热……是气与火的混合物，常年处于运动状态。"[4]

　　早期的希腊人认为"固有热"是生命固有的，与生命本身无法区分。很难解释他们为什么觉得这样一个假设势在必行。[5] 但很明显，体热这个概念有很强的一般性，使各种各样难以统一的生物功能得以统一。热是自发运动的原因，甚至是血液的"环形"运动以及心脏运动的原因。而运动又会产生热，并由动脉输送全身。所有早期的固有热理论都有一个明显的局限性，那就是不能区分热量和温度，即不能区分热的量和强度。

　　对第欧根尼来说，把生命理解成行为的一个不可或缺的条件是生物体必须吸入有一定温度的空气。他写道："一切有生命的事物的灵魂，也就是空气，都是一样的，它比我们所处的外部环境温暖，但比太阳上的环境寒冷。"[6] 恩培多克勒强调体内的"火"是血液最重要的特性；睡眠是血液的热适度冷却导致的，血液的热被耗竭就会导致死亡。他从"血液就是生命"的民间传说得出了一个反主流的观点：固有热驻留在血液而不是心脏中。他发现从身体流出的血液会变冷并凝结。他认为，空气和血液不断的涨落运动导致体内血液始终保持流体状态。

希波克拉底学派的《论神圣的疾病》一书的作者认为，普纽玛是吸入体内的空气产生的衍生物，它首先会唤醒大脑中的意识，然后与血液一起流到身体的其他部位并激活这些部位。希波克拉底学派的《论心脏》一文指出，普纽玛是心理功能的载体，但它不是来自呼吸，而是来自在心脏中火焰的作用下膨胀和蒸发的血液。固有热不断产生和恢复经过加工的普纽玛的活力，而普纽玛是灵魂的载体。呼吸起冷却作用，与心脏正好相反。第欧根尼认为固有热在无性繁殖的胚胎中就已经存在了，在出生之后的第一次呼吸后被提升到了灵魂的更高形式（感觉和意识），而柏拉图和亚里士多德推测固有热是出生之后才获得的，是摄取的食物和体内加工的普纽玛相互作用的产物。

但是，亚里士多德并不是从始至终都很清楚生命热的本质。至少在《论动物的繁殖》的某一个章节，他明确地指出，维持生命的是一种无法解释的固有热，它既不是火焰，也不是热这种元素，"动物体内的热不是火，也并非来自火"。[7]他给出的证据是，死亡后，冷冰冰的尸体保留了它的组成元素，所有部位的形状也没有变化。

另一方面，希波克拉底学派的著作《古代医学》的作者认为热是人体最弱的动力。后来，科斯岛的普拉萨哥拉斯虽然愿意把体热看作一项重要的整体功能，却否认这是身体固有的。（他还否定了内在的普纽玛。）他认为体热是营养物质转化为血液的结果，并且取决于食物的成分。热量要么来自食物的温度，要么来自食物中与热有关的某种性质或本质。他断言：人如其食，而且这句话现在仍然适用！如果饮食中的热量不适合个人的天性和体质，消化不良就会随之而来，导致疾病。[8]

第欧根尼是第一个探索体热差异的希腊人，亚里士多德则拓展了他的成果。亚里士多德认为，固有热确定了人类支配和从属的规则，以及关于羞耻和荣誉的普遍信念。男性骄傲的原因是支配人类成长的体热。两性之间的体热差别非常明显，亚里士多德认为女性是男性的低温版本。从女性低温、虚弱到男性高温、强壮的转变形成了一个人类价值的递升梯度，尽管由相同的元素组成，但男性被视为优于女性。帕特农神庙的檐壁上描绘的裸体男性体形饱满，神态安详，令人尊敬，明显地表现了对女性瘦弱身体的不屑一顾。与体温较低、缺乏活力的女性身体相比，体温较高的男性身体更强壮、反应更灵敏。希腊妇女常年待在家里，因为昏暗阴凉的室内环境比暴露在地中海阳光之下的户外环境更契合她们的生理机能。

固有热还被看成决定了繁殖方式的因素：动物的体温越高，繁殖后代的状态就越完美。体温高的动物产崽，体温低的则产卵。在子宫里受热充分的胚胎变成雄性，初期热量不足的胚胎变成雌性。

生命热量决定出生，也决定死亡。在这种理论中，暴死被认为是固有热迅速消失导致的，而自然死亡则是热量随着时间推移逐渐耗尽、全身温度降低的结果。亚里士多德指出，所有人都能看到，在生命早期的活跃阶段，产生的热量多于消耗的热量。然后，随着身体变得成熟，消耗的热量变得更多，热量储备随着年龄增长而逐渐减少，直到耗尽，生命就终结了。

第6章

难窥真容

> 现在，我们继续讨论血液的问题。动物都有血，而且血液是动物体内最普遍、最不可或缺的组成部分。
>
> ——亚里士多德

就像亚里士多德说的那样，讨论完体热，我们接着讨论血液。自史前以来，血液对生命的重要性就已为人所知，对古希腊人来说，血液与生命的概念是分不开的。它有一种积极的、内在的、使人恢复活力的力量，可以应用于魔法、仪式以及与神有关的事宜。可怕的死亡女神珀耳塞福涅把亡者怨气冲天的影子带到冥府奥德修斯的面前，让他们喝了奥德修斯献祭的血，这些幽灵才暂时恢复了生命和意识。奥林匹斯的众神是不朽的，他们没有血，他们血管里流淌的是灵液（*ichor*）。在他们的心目中，"生命灵气"也是如此。古希腊人认为，血液中存在着微妙的精华，用感官察觉不到，但对维持生命和身体功能至关重要。这一传统在现代人对血流中激素和酶等重要分子的认识中得以延续，激素和酶的作用就是调节体内稳态。

古希腊医学理论认为，气和火是血液中维持生命的两种元素。肉是以血液作为养分形成的，而母乳和精液是血液的衍生品。第欧根尼强调气的作用，恩培多克勒则认为血液是最重要的基质，它将自然状态的无定形的大气加工成普纽玛。血液是普纽玛和固有热的唯一载体，是心脏内部及其周围充盈的有灵魂的生命物质，而心脏位于身体内部，是血液流动的中心，也是呼吸的必经之路。

在柏拉图和亚里士多德的生理学中，血液滋养着肌肉和器官。事实上，从远古时代到中世纪，血液一直被比作酒。这在基督教中是不言而喻的。柏拉图认为，血液是由消化产物形成的。消化产物一经分解就被引导进入血管。摄入的大量食物会分解成各种各样的物质，因此可以预料混到一起后会呈现出各种颜色。然而，血液一定是红色的，这是因为它的主要成分是火，而且由火提供持续支撑（火是四种基本元素之一）。

心脏是血液的"源泉"。柏拉图写道："心脏，由血管汇聚而成，是四肢中流淌的血液的源头，受到了严密的保护。"[1] 重要的是，他认为心脏是灵魂中精神元素的所在地。也就是说，心脏是血液的源头，与营养或循环无关，而是作为灵魂中理性部分的所在地，从那里通过血液向四肢和其他身体部位发送信息。没有血液流动的部位就没有知觉，也无法运动。柏拉图不清楚这些血管是否会将信息从感觉器官传递到心脏，并将信息从心脏传递到肌肉以便开始运动（此时，神经还没有被发现）。

亚里士多德认为，食物在胃里"调制"变成蒸气，然后上升到达心脏，在那里合成为血液，通过血管输送至全身。营养从血液中流出，进入身体的各个部位，在低温下凝结，形成肌肉或类似的东西。血液中的土质成分几乎不含水分，因此变得很硬。随着血液蒸发，它们变成了指甲、角和蹄。亚里士多德熟悉两种血——一种血液呈鲜红色、血质纯净、"更干净"，另一种血液颜色发暗、血质不那么干净。血液像固有热一样，其外表会因为物种、性别、同一生物体的部位，以及年龄的不同而不同——年轻时稀薄，数量较多；年老时浓稠，颜色发暗，数量减少。

希波克拉底学派的许多著作都不同程度地描述了输送血液和普纽玛的脉管系统。很容易看出，大多数的描述都是在有意模仿，甚至是夸大第欧根尼在假设身体中间有一对肝－脾（*hepatitis-splenitis*）血管这个基础上提出的血管系统。

希波克拉底学派的著作《论各器官在人体内的位置》强调了血液的运动，包括血管相互连通的渠道，还提到了"环形"：

> 这些血管相互连通，血液从一条血管流入另一条血管。我不知道在哪里可以找到起点，因为一个环形既没有起点，也没有终点。不过，动脉是从心脏开始的，血液通过这些血管分布到全身各处，给身体带来温度和生命。它们是人性的起源，像河流一样（流）经身体，为人体提供生命力。心脏和血管不断运动。我们可以把血液的流动比作河流的流动，经过无数段通道回溯到它的源头。[2]

一些学者断言，这段令人惊讶的文字描述的其实就是我们今天所说的循环。得出这样的结论是危险的。1694 年，英国神学家威廉·沃顿在他的《古今学术的反思》一书中引用了这段话。他公正地评价说，尽管希波克拉底"确实认为是一种持续不断的习惯性运动让血液在体内流动……他不知道这种持续不断的习惯性运动是什么，因此认为它只是一种假设"。当然，希波克拉底学派的医生没有意识到这是一种单向循环。许多人认为，当血管被切断时，两个断口都有血液喷射出来，而且方向相反，这一事实彻底推翻了单向循环观点，因为这个观察结果表明血液在同一条血管中朝两个方向流动，不可能循环运动。

阿尔克迈翁根据他对尸体中"空"动脉的观察，提出普纽玛可能存在于某些血管之中。他是最早提出这一观点的人之一。第欧根尼、恩培多克勒、柏拉图和亚里士多德都没有具体说明血液和普纽玛是通过哪些血管输送至全身的，而是推测所有血管中都有这两种物质，但他们可以确定右心腔和静脉里一直有血液。

普拉萨哥拉斯是第一个发现理论上需要两种血管来输送血液和普纽玛这两种必需品的人。很自然地，他认为这两种血管的起源不同。他说，静脉起源于肝脏，只含有血液，而血液是肝脏利用消化产物制造的。从肝脏出来的静脉与右心腔（现在被称作右心房）相连。另一方面，动脉起源于左心腔（现在称左心室），里面只有普纽玛，因此普纽玛被赋予更重要的地位。他的这个做法重复了一个严重的错误。

亚历山大的希罗菲卢斯在他的生理学研究中正确地提出，血液存在于所有的血管中，因为动脉和静脉对营养有同样的"渴望"。静脉只含有血液，而动脉的作用更为重要，因为它们同时携带血液和普纽玛。这是他的理论与普拉萨哥拉斯生理学的一个重要区别。然而，由于跳动是一种动脉的固有特性，而静脉并非如此，因此他认为人体组织从动脉吸收更多营养，这是因为动脉可以输出更多的营养。[3]

另一方面，比希罗菲卢斯年轻的同代人、亚历山大的埃拉西斯特拉图斯接受了普拉萨哥拉斯学说，认为只有普纽玛是通过动脉传输的，所有的血液都被限制在静脉里。左心腔里只有普纽玛，右心腔里只有血液。但与普拉萨哥拉斯不同，埃拉西斯特拉图斯并没有将肝脏视为独立静脉系统的源头。相反，他认为心脏是两个独立的血管系统的起源：里面有空气的动脉起源于左心腔，而静脉大概是通过两条腔静脉从右心腔将血液输送出来，右心耳被认为是它们的终点。他认为右心腔还向肺提供营养，肝脏仍然被认为是造血器官。

第 7 章

血管汇聚而成的结

人的心里藏着秘密

三缄其口，秘而不宣。

——夏洛蒂·勃朗特

最后，我们来看看古希腊心血管生理学中的心脏。在西方医学文献中，对心脏最早的描述是希波克拉底学派保存不完整的《论心脏》一文。根据目的论学说和文献学上的证据，它很可能是在几个世纪后才被加进《希波克拉底全集》的，也许就在亚历山大学派出现之前，也有一些学者认为可能加入时间要更早。作者可能是希波克拉底的侄子波利伯斯。这份文档支持认为固有热驻留在智力所在的左心腔的学说。尽管它只保留了 12 段，但文中描述了一些极准确的解剖观察，并且第一次提到了心脏瓣膜，因此很值得研究。文档开头写道：

（心脏的）形状像金字塔，呈深红色。它的肌肉很强劲，

不是因为它像肌腱，而是因为它的厚度……它有两个腔，彼
此分开，但是被包裹在同一层包膜里，一个在这边，另一个
在那边，形状大不相同。[1]

　　乍一看，这与现代对心脏的描述非常相似。首先，《格氏解剖
学》指出："心脏是肌肉构成的器官，中空，近似圆锥形。"但是希
波克拉底学派认为，肌肉是肉的一种，与身体其他部位不同的是肌
肉更结实，也更难分解，但没有收缩这种内在特性。古希腊医生很
少讨论"肌肉"，最多只是顺便提及，他们经常说的是肉和肌腱。
古希腊医生认为肌肉是质地紧密的肉，因此心脏能够更好地容纳固
有热。希波克拉底学派的文本称，两个心室都有开口，而且有出口
阀保护，还准确地描述了出口阀起到的类似单向门的作用。他们称
左心室里没有血液，只有空气，这是因为他们发现被勒死的动物的
左心室比较空，而与此同时右心腔和所有的血管（包括动脉和静
脉）都充满了血液。

　　亚里士多德仔细观察了鸡的胚胎，发现第一个可见的器官是
心脏。到了第三天，它看起来就像一个跳动的小点。亚里士多德看
到血管从这个器官中冒出来，因此他断定心脏是血管的源头。它的
跳动非常明显，与它最初包含的没有一点儿动静的无色液体形成了
鲜明的对比，几乎没有人会认为那些液体是真正的血液。和柏拉图
一样，亚里士多德相信灵魂驻留在心脏之中。
　　亚里士多德确信血液先在心脏中出现，因此推断血液一定是
在心脏中制造出来的。这个观察结果意义重大，因为它驳斥了血液
在肝脏或大脑中形成的说法，尽管这些说法被更多人接受。亚里士

多德认为，大脑就像肺一样起到冷却作用，它可以调节源于心脏的热。

亚里士多德认为，脉管系统就像一棵有两根树干的树，从心脏这个共同的根中生长出来，起到灌溉渠的作用。他说，人有两条大血管（主动脉和腔静脉）是为了保持双侧对称。血液通过这两条平行的血管，从心脏流向身体的各个部位。柏拉图在《蒂迈欧篇》中也提到了一种在血液的潮起潮落中输送营养的"灌溉系统"。

把血管比作灌溉系统很有启发性，可这也是亚里士多德和他的后继者无法认识到血液在循环的原因。在灌溉系统中，沟渠中流动的水全部被作物消耗掉。同样地，作为纯营养物输送到组织的血液会被全部消耗掉。除了以类似潮起潮落的方式朝相反方向运动的废渣外，不可能还有其他的东西流回来，因此在这种理论中血液没有循环的必要。

亚里士多德是第一个明确指出心脏是人体主要器官的希腊人。[2]第欧根尼和恩培多克勒根本没有描述过心脏。柏拉图因为心脏的解剖结构非常复杂、主要的血管彼此交错而困惑不已，他宣称心脏是"血管汇聚而成的结"。但亚里士多德认为，心脏既是血液的容器（"蓄水池"），也是大血管的驿站。虽然血管是容器，但心脏是第一个也是最主要的容器。亚里士多德没有让动物流血而死，而是采用了使动物断食后将其勒死的方法，这只会导致心脏右侧（连接静脉的）心腔充血。那么，谁又能责怪他把充满血的右心房和充满血的右心室误认为是一个心腔呢？他清楚地分辨出了左侧的心房和心室。

因此，他说心脏有三个腔。这个严重错误对后来的生理学研究产生了可怕的影响。他至少在三篇不同的著述中重复了这些言论，但在这三个腔与大血管之间的关系，以及三个腔中的血液量这两个问题上，他的观点前后不一致。他在《动物志》中写道："心脏中最大的腔是右手边最上方的那个腔，左手边的最小，位于两者之间的那个腔，其大小也居于两者之间……主动脉与中间的那个腔相连。"

到底有几个腔并不重要，重要的是，心脏中间有一个中空的腔，可以容纳刚形成的血液。亚里士多德所称的"中间的那个腔"本身应该是有生命的。[3] 至于心脏的功能，他知道这个器官终生都在"跳动"，还知道心脏里充满血液。他明确地指出非常小的动物的心脏很难区分各心腔。他没有把心脏想象成泵，也没有提到心脏瓣膜。

文艺复兴时期的意大利解剖学家安德烈亚斯·维萨里认为，在心腔数量问题上犯的这个错误，原因在于亚里士多德错误地将某一个腔"分成"了两个腔。他认为亚里士多德被"左心室的膜"（二尖瓣前叶）所误导，以为左心室由两个腔组成。但是，盖伦认为亚里士多德错误地将右心室分成了两个单独的心腔。后来的医生猜测亚里士多德所说的中央心腔位于两个心室之间的隔膜内，这种结构很可能是亚里士多德本人在某一次描述心脏的三个腔室时提出的。

亚里士多德的另一个重大错误是，他试图用固有热来解释心脏的功能机制。这位逍遥学派的大师认为，当左心腔里的火过多时，左心腔就会扩张。就像过热的牛奶沸腾溢出一样，被中央心腔内的火焰慢慢加热的湿润血液会导致该心腔扩张，血液"沸腾"后就会进入大动脉（主动脉）。血液受热起泡沫导致的这种扩张，被认为是心脏的主要作用。因此，血液"喷射"发生在扩张期（舒张期），随后的收缩是一个被动过程。我们可以假设沸腾的血液打开了心脏瓣膜，让血液流出，不过，亚里士多德并没有提到心脏瓣膜。这个错误（认为血液喷射发生在心脏扩张期）一直延续了19个世纪，最后被科隆博和哈维纠正。

亚里士多德认为，动脉跳动是心脏扩张时溢出的血液充盈动脉导致的。在这个爆发过程之后，心脏就会因为附近肺里面的冷空气而缓和下来。冷却导致心脏内残留的血液密度增加，因此心脏萎陷（收缩），热空气被呼出。他没有说是什么力导致血液在血管中运动的。他不知道究竟是普纽玛形成了推动血液向前的动力，还是血液直接从心脏"流"到血管中。

埃拉西斯特拉图斯在亚历山大完成的生理学研究同样认为左心腔里只有普纽玛，右心腔里只有血液。心脏被比作铜匠的风箱，正是心脏给血液和普纽玛提供了前进的动力，心脏扩张时并不会发生亚里士多德用"沸腾的牛奶"比喻的血液被动"溢出"的现象。因此，维持生命必需的普纽玛是通过主动脉和其他动脉输送的。右心室的血液逆行进入右心房，再进入腔静脉，然后通过静脉输送到全身。部分血液通过"动脉性静脉"（肺动脉）从右心腔输送到肺。

但是，既然观察到心脏瓣膜只允许血液向前流动，那么右心腔中的血液是如何回流至右心房和腔静脉的呢？这个问题一直没有可以证实的答案。[4] 直到17世纪，哈维才用血液循环的统一理论取代了埃拉西斯特拉图斯（和盖伦）的生理学。

阿尔克迈翁是第一个将意识、智力、情感甚至灵魂归功于大脑而非心脏的人，他的这个想法可能源自毕达哥拉斯。第欧根尼也很清楚大脑是智力和感觉所属的位置。另一方面，尼达斯学派认为心脏是智力所在，而包括恩培多克勒在内的西西里人则认为体热和智力存在于心脏附近的血液中："（心脏）被跳动的血液海洋滋养着，具体地说，就是我们所说的思想所在的位置，因为心脏周围的血液就是思想。"[5]普拉萨哥拉斯同意这一观点，尽管他认为心脏没有天然热。

这两种说法在希波克拉底学派的学说中都享有重要地位。[6]科斯岛的图书馆里收藏着一些医生写的书，他们认为生命的本原是大脑，而不是心脏。大脑主控的概念指向一个古希腊人熟悉的垂直结构，那就是由君主和臣民组成的简单二分等级制度。首先，这些作者描述了头部的血管。然而，从解剖学意义上讲，这些作者并没有提出血管的物理起源是在头部。其中《论神圣的疾病》这本书认为大脑与来自全身各处的血管相接。书中设想的体内脉管结构与第欧根尼提出的"肝-脾血管"结构非常相似。在希波克拉底学派的著作《论人的本性》中，作者也从大脑中的血管开始谈起。他没有提及心脏，而是说始于头部的一对大血管从中间穿过胸部，到达身体的另一侧，这使人不由得想起了塞内西斯。书中提出的设想增加了外周血管彼此相通的可能性。所有的血管都被称为"*phlebe*"（静脉），证明希波克拉底学派的作者没有将动脉和静脉区分开。

受西西里的朋友腓利斯提翁的影响，柏拉图认为心脏是智力以及维持生命所需的热驻留的地方，也是灵魂精神元素的栖息之所。亚里士多德也认为心脏是所有物质和精神能力（包括思想、情感和所有心理过程）的中心，这个概念在"heartache"（伤心）和

"heartfelt"（衷心）等日常用语，"勇敢"的同义词"lionhearted"，以及"warm hearted"（热心）、"cold hearted"（冷漠）、"iron hearted"（铁石心肠）等短语中得到体现。他把"心智"分为三种官能——知觉、记忆和对前世的回忆，并认为它们都驻留在心脏里。

亚里士多德认为心脏是导致运动的原因，甚至是性别的最终决定因素！他对所有这些方面都进行专门描述，尽管有些混乱，但对有些方面的描述非常详尽、全面。虽然亚里士多德确实认为心脏比大脑更重要，但他也认为心脏在发挥几乎所有身体功能时都依赖于大脑。他断言这两个器官加在一起，对生命具有至高无上的控制力；大脑可以冷却心脏。在后期的亚历山大学派中，希罗菲卢斯和埃拉西斯特拉图斯都回归了大脑主控说，强调大脑作为感觉和意志器官的核心作用。希罗菲卢斯迈出了一大步：证明神经起源于大脑，还将神经分为运动神经和感觉神经。

因此，在公元前 3 世纪末，关于智力和灵魂的位置问题（源于心脏还是大脑）演化出两种观念，并将医生分成两大阵营，这种状况一直持续到 16 世纪的宗教改革运动之后。正如希瑟·韦伯教授所指出的，参与这场辩论的学者不仅考虑了当时的生理学概念，可能更主要的还是用这些概念隐射政治国家，考虑的是统治一个身体或者一个国家意味着什么，或者说应该意味着什么的问题。自古以来，负责管理支配的身体部位被用来表现教会和国家的管理支配地位，"the crown'd head"（戴着王冠的头）、"the vigilant eye"（警觉的眼睛）、"counsellor heart"（运筹帷幄的心）等隐喻就证明了这一点。[7]哲学和神学对这个问题的阐述涉及对灵魂多元性及其位置，以及对灵魂具有统一性且来源单一这个观点的重新思考。托马斯·阿奎那认为，一切都与运动有关，运动决定灵魂。他将灵魂与有自发运动表现的唯一器官，也就是心脏联系起来。他设想的"循环"指的是心脏本身的运动，而不是血液或任何其他实体进出心脏的运动。

在文艺复兴时期的欧洲，都灵医生乔瓦尼·阿根特里奥固化了这样一个信念：许多情感的产生都源于驻留在心脏中的热进出心脏的快速运动。他说："我们看到，心灵的弱点，包括害怕、畏惧、愤怒、喜悦、悲伤、高热寒战以及灵魂和身体的其他常见激情，都是这些热的力量和（它在心脏里的）运动导致的。"[8] 1618年，汉尼巴尔·阿尔贝蒂尼表示赞同：在愤怒、喜悦、悲伤、焦虑和担心时，"四处运动的灵魂……受热，当热量传入心脏时，就会发生心悸"。[9] 他说这番话的时间比哈维出版那部开创性著作仅仅早10年。

伟大的女巫、野兽女神喀耳刻对红发奥德修斯说："你的身体里有一颗无法用魔法改变的心。"这句话暗示古希腊人的头脑中即将出现我们称之为科学的智慧。如果科学的发展阶段是一个渐进的过程，各种熟悉的概念和观察结果被单独或以组合的方式，添加到逐渐增长的知识储备中，那么这种模式的各个方面在早期希腊人的思想中已经存在了。研究人类生存、人类身体，以及人类身体内的空气、血液、固有热和输送这些物质的所有管道等自然现象时，他们得出了一些合理的可能结论，但这些结论受到了他们的过往经历以及研究的偶然性的限制。

受《荷马史诗》中"深酒色海洋"潮起潮落的启发，他们设想有一种能赋予生命的液体在管道中流动。此外，他们了解普纽玛和血液之间存在某种联系，因此设想了帮助空气和血液流动的系统。他们区分了动脉与静脉，确定了血管的解剖结构。这些早期希腊人认为心脏是一个重要的器官，并正确地描述了心脏瓣膜的功能。当时他们关于血、普纽玛和体热的观点与今天流行的观点一样科学，因为产生这些观点的方法、采信这些观点的理由，都与现在带来科学知识的那些方法和理由并无二致。

在某种程度上，古希腊人发明了系统化知识，为他们创立知识型社会奠定了基础。通过《亚里士多德全集》以及亚历山大学派创立的空气和血液系统可以看到，世界上突然间出现了一种新事物：在可以评估、质疑和扩展原则的基础上建立起来的系统化智慧。雅典人称之为"知识"（*episteme*），后人称之为"科学"。他们向科学寻求人类所能获得的关于危险未来的知识。在荷马时代，人们相信这类信息可以从死者身上获得。在喀耳刻的鼓动下，奥德修斯来到了世界边缘——迷雾笼罩的冥府，去占卜自己的命运。后来，以希腊人的方式思考世界成为科学方法。因此，除了受古希腊思想影响的那些民族之外，西方世界在之后的岁月里几乎没有科学的容身之地，也就不足为奇了。

第二篇

血流的涟漪

我们必须收集事实和发生这些
事实的事物。

——亚里士多德

古罗马时期的血管和心脏认知历程

• 埃拉西斯特拉图斯在"厌恶真空"理论启发下提出假设，影响了之后 4 个世纪

• 盖伦（Galen/Galenus，约 129—约 200）影响了之后 15 个世纪，将血管分成两种截然不同的并行系统，认为发源于肝脏的静脉负责输送肝脏中产生的富营养血液，发源于心脏的动脉负责输送血液和"生命灵气"——普纽玛；认为心脏有两个腔室

第8章

不一样的鼓声

如果你想飞黄腾达，我的孩子，那就系好鞋带，去埃及的亚历山大。

——古希腊谚语

约公元前 280 年，埃拉西斯特拉图斯出生在希奥斯岛的一个医生家庭，童年是在叙利亚安蒂奥克的宫廷医学环境中度过的。他的母亲是一名医生的姐姐，父亲克莱姆布拉图斯是塞琉古斯一世（亦称"征服者"）的医生。埃拉西斯特拉图斯是比他年轻的克吕西普的学生，但在这之前，他可能和比他年长的同代人希罗菲卢斯一样，已经在科斯岛长寿老人普拉萨哥拉斯的门下学习了一段时间。还有人说，他与逍遥学派的哲学家泰奥弗拉斯托斯一起在雅典工作，后者接替亚里士多德成为莱森学园的园长。

埃拉西斯特拉图斯是最早认识到 4 个心脏瓣膜的作用是协调血液朝一个方向流动的人之一。他还提出了动脉和静脉的非常细的末端之间有外周连通（他称之为"吻合"）的假设——假设毛细血管的存在是他的病理生理学理论成立的必备条件。吻合在自然条件下闭合。但他认为，生病时静脉中血液过多（多血症），血管膨胀到最大程度后，吻合打开，血液从静脉溢出，逆行进入充满普纽玛的动脉，导致脉搏不规则、发热和出血（这就是所谓的多血症疾病理论）。我们不清楚，他是否认为普纽玛会从动脉溢出并流入静脉。

在埃拉西斯特拉图斯的生理学理论中，左心腔和动脉里只有普纽玛，而右心腔和静脉里只有血液。他的批评者对此表示怀疑。动脉中只有普纽玛，这是不可能的。切开活体生物的血管，包括所有动脉，血液就会喷溅出来——任何人都能看到这个现象（显然，埃拉西斯特拉图斯并不享有普拉萨哥拉斯那样的学术威望，普拉萨哥拉斯曾成功地提出同样的观点）。埃拉西斯特拉图斯利用斯特拉托不久前提出的物理原理——"厌恶真空"现象，摆脱了这个困境。

斯特拉托是一个唯物主义者。他先于德谟克利特提出了原子理论，认为所有物质都是由微小的粒子组成的，粒子之间有微小的真空（空无一物的空间）。他做过一个演示实验：将管子垂直浸入一碗水中，抽掉管子中的部分空气，水就会被吸进管子。水的颗粒会填充管子里的真空。这个被称为"厌恶真空"的原理规定，如果一些物质被从封闭的系统中移除，就必然有其他物质取代它。自然界中不可能存在真空。常言道："自然界拒绝真空。"根据人们已经解释过的关系寻找与另一个知识分支中类似过程的相似性，通过类比来理解科学中的某个过程，这种做法在当时并不罕见。医生埃拉西斯特拉图斯从物理学家斯特拉托那里借来了"乘虚而入"的概念。即使是有生命的身体内的空白空间，也必然会被填满。

埃拉西斯特拉图斯说，切开一条动脉，里面的普纽玛就会在瞬间全部逸出，整个动脉系统立刻就形成了一片巨大的真空。静脉中的血液受到吸力，就会通过周围的吻合，逆向进入动脉，迅速填补这片真空。从动脉切口喷出的是静脉血。血液从动脉中喷射出来，是因为动脉中的普纽玛全部排出后，整个动脉系统就会填满从静脉蜂拥而至的血液。埃拉西斯特拉图斯还驳斥了另一个认为动脉中既有普纽玛也有血液的流行观点。他认为，只有在异常情况下，比如在动脉切开后或生病期间，动脉中才可能有血液。

埃拉西斯特拉图斯还利用"厌恶真空"原理来解释食欲、消化，以及胆汁和尿液的分泌过程。最重要的是，他借助这个概念，巧妙地解释了血液（或普纽玛）如何通过"类似灌溉渠"的管道网络从心脏转移到组织。这是物理学和生物学的一次令人振奋的融合，显然走在了时代的前面。

他的假设很简单。随着不断使用和年龄增长，身体里的组织被磨损，因此产生了空的空间。既然自然界不允许有真空，那么空的空间必然会被某种东西取而代之。这个任务是血管内的血液或普纽玛颗粒完成的。埃拉西斯特拉图斯认为，微小的末端血管的管壁上有非常小的孔，普纽玛或血液的颗粒可以及时通过这些小孔，瞬时填满最近的组织中的空间，从而在空隙形成的同时将它们填满。他一直没有说明的是，这一切到底是组织中的真空产生的负性力（吸力）造成的，还是血液或普纽玛本身连续不断的前推力造成的。

在任何情况下，血液或普纽玛颗粒转移到组织中，又会产生新的真空，不过这些真空是在血液或普纽玛刚刚转移出去的血管里形成的。它们只能通过血液或普纽玛颗粒向前迁移来填补，而且必须在前面那些颗粒通过末端血管小孔后立即完成填补过程。因此，当血液或普纽玛的颗粒逐个迁移出血管，以补充受损的组织时，血管中的血液和普纽玛颗粒在临近血管中产生的无数真空的作用下，也会逐个向前移动。血液就这样流向大脑、肝脏、脾脏、肺、脊髓和其他器官，以更新组成各个器官的物质。同时，这些血液还会滋养身体内的所有组成部分。

以力学原理为基础，对生物过程做出统一的解释，这是迄今为止最大胆的尝试。血液连续不断地向前运动，不仅得到了明确的认可，而且得到了科学的解释，这在生物学思想史上尚属首次。"厌恶真空"理论还被用来解释空气通过鼻子和嘴进入肺部，然后进入左心腔的运动。胸部的扩张产生了一片真空，导致大气中的空气被吸入肺部，然后在心脏舒张期产生的真空的作用下，通过"静脉性动脉"（肺静脉）进入心脏。因此，"静脉性动脉"只将空气从肺部输送到左心腔。

这个过程看似合乎逻辑，其实是完全错误的。但在亚历山大学派权威的支持下，埃拉西斯特拉图斯在"厌恶真空"理论启发下提出的这套有独创性的生理学理论在之后的 400 年里一直占据着一席之地。

第 9 章

医学王子

你认为人类的大脑是在寻找真理吗？我不相信！人与虚伪相处得如鱼得水。

——伯纳德·勒波维尔·德丰特奈尔

克劳迪亚斯·盖伦努斯（常称盖伦，约 129—约 200）应该作为"医学王子"被后人铭记。[1] 如果说希波克拉底是神，盖伦就是他的先知。盖伦的父亲尼康是一名富有的建筑师，盖伦的出生地帕加马有一座著名的阿斯克勒庇俄斯神庙，受这两个因素的影响，他在数学、逻辑、语言和哲学方面接受了最好的自由教育，接触过他那个时代的所有重要哲学体系，如柏拉图、亚里士多德、斯多葛和伊壁鸠鲁哲学。成年后，他继续倡导以恰当的方式将哲学应用于医学。有传言说，他的父亲对独子盖伦关于未来的所有梦想都寄予了绝对的信任，并因为其中一个梦想，在他 17 岁的时候，把医学加入他的课程体系。萨提罗斯就是一位合适的老师，因为他是一位医学哲学家，也是一位解剖学专家，写过一本学术性的教科书。萨提罗斯来到帕加马，和罗马建筑师鲁菲诺住在一起。年轻的盖伦被托付到了他的门下。从此，盖伦放弃了享乐，不再理会世俗事务。

但是，帕加马位于罗马帝国东部边缘，对一个雄心勃勃的年轻人来说，这个地方太小了。盖伦的父亲突然去世，给他留下了一大笔遗产，于是他踏上了求学的征程。十几年后，盖伦回到家乡，成为角斗士的医生。这份工作使他在处理伤口、骨折和手术方面积累了丰富经验。在这个欣欣向荣的行业完成了"5轮7个月任期"后，33岁的盖伦前往罗马寻找机会（当时正是古罗马的鼎盛时期），在那里当了50年的医生。

据盖伦所说，他因为医学上的杰出成就和娴熟的解剖及活体解剖技能而迅速走红。他被任命为哲学家、皇帝马可·奥勒留的医生，后来又成为康茂德和塞普蒂米乌斯·塞维鲁的医生，并因为在治疗重要人物时表现出来的高超医术而受到表彰。逍遥学派哲学家欧德摩斯是最早接受他治疗的知名病人之一，罗马元老院议员、前执政官弗拉维乌斯·波伊图斯也是。波伊图斯出生于叙利亚·巴勒斯坦那（现以色列境内）。盖伦将许多书献给了波伊图斯。盖伦在罗马忙碌的职业生涯早期，波伊图斯显然是对盖伦影响最大的人。讽刺作家卢西恩和地理学家帕萨尼亚斯对盖伦很照顾，哲学家格劳孔的妻子和儿子也成为盖伦的病人。

"他从小渴望永生。"毕竟，这是盖伦无可争辩的诉求。但是，盖伦几乎没有任何与伟大有关的品质。他脾气暴躁，并认为这一性格是从他母亲那里遗传来的。他一直没有结婚，也许要归因于暴躁的性格。盖伦非常看重道德品质，但他自己并不严守道德，在很多方面，他都未能实现自己的理想。更糟糕的是，他似乎完全没有意识到自己的缺点。他很少听取别人的意见，面对争议时只是简单地忽略它，不喜欢吹毛求疵。但他看人的眼光很准。

盖伦在常识和实践方面很有天赋，懂得如何与有影响力的人交朋友。他毫不讳言地承认，如果不是"上午拜访权贵，晚上与他们共进晚餐"，他是不可能成功的。每逢竞争，他必然会将之演变为个人谩骂，而且总是不情愿地接受学术上的竞争，因此他终身不受爱戴，死后也无人哀悼。他的科学遗产是几十篇论文，但他没有衣钵传人。在那个时代，罗马就像一个灯光璀璨的舞台，有品质的人登上这个舞台，会以各种方式留下记录，但是盖伦的一生留给人们的记录大部分都是他的自述。尽管如此，盖伦的医学成就非凡，他自己也知道这一点。他的成果没有得到同时代的专业人士的认可，但后人给予他极大的补偿。[2]

有机会改变思想史进程的人总是凤毛麟角。在西方所有古代科学作者中，除了亚里士多德、柏拉图和天文学家托勒密，没有人比盖伦的影响力更大。亚里士多德和柏拉图的著作分别是科学和哲学的基础，而盖伦留下的大量著作则为医学和生理学奠定了基础。如果不考虑由一个学派而不是某个人编纂的《希波克拉底全集》，那么盖伦的著作在所有现存古代医学著作中所占比例为5/6。在将近1 500年的时间里，盖伦一直是人体研究的主要权威。从罗马沦陷到维多利亚时代，一个人要想成为一名理性又博学的医生，在很大程度上需要从盖伦的著作中汲取知识。当时的人体研究其实就是对盖伦的研究，而不是对身体本身的研究，被奉若神明的盖伦成为医学进步的最大障碍。诗人但丁把盖伦和其他正直的异教徒放在通往地狱的安全的前厅里，乔叟则将他和希波克拉底并称为医生的楷模。

盖伦的著作影响深远，涵盖了生理学理论和医学实践的各个方面，其影响一直延续到19世纪。从爱丁堡到孟买，从巴黎到巴格达，盖伦学说的教条占据了至高无上的地位。1846年编写并出版的一个他的著述经高度删减后的英文版本，仍然是权威的教学文本。同一年，维尔茨堡大学医学院的口试要求学生对考官随机挑选的盖伦的文章进行评论。从那时起，就不时有学者主张回归盖伦学派的实践。在西班牙的某些农村地区，乡村医生如今仍然被尊称为"un galeno"①。在印度新德里的穆斯林聚居区，流动的街头治疗师在行医时仍然使用盖伦对脉搏的分类法。

和亚里士多德一样，盖伦是一个不加区分的目的论者。[3]大自然不做徒劳无益的事。他认为器官的所有活动都有其目的（目的因）。

他认为，所有器官都表现出三个相互关联的特征：第一个特征是对某一特定行为的倾向性，它会导致第二个特征，即行为本身，而第二个特征又会导致最后一个特征，即该行为的效果。此外，所有器官都具有三种自然能力：吸引、吸收和排出。器官吸引的东西会被吸收，而没有用处或有毒的东西会被排出体外。器官具有吸引这种天然能力，这是盖伦提出的一个非常巧妙的假设。就像埃拉西斯特拉图斯提出的更科学的"厌恶真空"理论一样，盖伦似乎通过"吸引"这个概念提出了一个宏大而神秘的统一理论，不仅可以解释血液流动，还可以解释消化、营养、呼吸，以及身体功能

---

① 盖伦在英文中被称为"Galen"，这里的称呼显然来自他的名字。——编者注

和生理学的几乎所有其他方面。

他把吸引这种自然能力定义为两个物体或一个物体不同部分之间纯粹因为性质相合而产生的吸引力，就像磁铁和铁之间的吸引力。这种自然能力使所有器官或组织只能吸引那些与自己性质最相合的元素，而且数量合适。例如，肾脏吸引尿液，这种自然引力取代了重力或其他可能起到相反作用的力。所有器官都可以通过吸引力从血液中吸收营养，产生与自身组织相同的物质，以满足生长和维持的需要。

普纽玛是动物生命的必需品，也是盖伦生理学和医学的基础。[4]吸入的空气被肺里充满气泡、轻飘飘的肌肉"消化"。就像树木通过根系吸收营养一样，心脏也会"吸引"肺里处理过的空气，使其通过肺静脉进入左心室。在这里，空气对心室里的火焰产生冷却作用，并与血液混合。在心脏中的固有热作用下，一种叫作"活气"的混合物产生了，即"生命灵气"。他没有解释普纽玛和血液在左心腔中发生的相互作用的性质，但这可能与蒸汽等体液有关。精炼后的血液也是心脏内火焰的合适燃料。生命灵气通过主动脉和搏动的各级动脉分散到充满活力的血液中，以维持动物的生命。因此，所有动脉里都有血液和普纽玛。发源于肝脏的静脉中只有血液，负责输送肝脏中产生的营养物质，即"自然灵气"。血液在血管中潮起潮落。

进入大脑的生命灵气经过进一步处理形成"动气"（精神灵气，亦称"动物灵气"），它传递灵魂的高级功能，并通过神经将感觉和自发冲动传导到身体。盖伦不清楚动气和活气（精神灵气和生命灵气）到底是两种不同的灵气，还是分属大脑和心脏的同一种普纽玛。生命灵气的另一个来源是可以通过恩培多克勒所设想的皮肤小孔直接进入动脉的空气。动脉发源于心脏，里面的血液既是固有热，又是生命灵气（活气）。两者都是靠在呼吸过程中由鼻孔和全身皮肤小孔进入体内的外部空气维持的。

人类和动物生命的主要表现形式是体温。盖伦认为，身体里的固有热源自胚胎利用胎盘吸收的普纽玛自行产生的热量。产生热量的能力在出生后并没有减弱。心脏是体内火焰的主要来源，"是赋予动物生机的炉膛和固有热的来源"。他发现心脏和火炉在结构上非常相似：心脏就像火炉一样，有瓣膜保护供血液和空气进出心腔的开口。输送加热后的血液的动脉就像罗马家庭中央供暖系统的管道。和炉壁一样，心脏的壁不参与燃烧过程。

实验证明了这一燃烧过程。让活体动物暴露跳动的心脏，用冰袋或冰水冷却，心脏就会停止跳动。（今天的医生在进行心脏直视手术时，就是利用这一发现，让连接心肺机的病人的心脏停止跳动。）如果再给心脏升温，使它继续跳动，心脏就不会受到明显的损害。盖伦确信，冷却一定对抗、中和了心脏的固有热，导致心脏停止跳动。

热是身体最易激发的特性。盖伦认为，只需一个小小的异常动作，就能让它在心脏中燃起火焰。理解了"火"这个概念，应该就能理解体内温度的概念，这似乎是一个很自然的过程。盖伦发现火焰和体热几乎完全相同。食物是身体的燃料，热量来自食物，尤其是高脂肪食物。身体的火消耗食物，如同火焰消耗油。油让体外的火燃烧，而食物中的脂肪会让体内的火燃烧。这两种现象不仅都是燃料维持的，都利用了空气，还会以燃烧废物的形式排出烟和灰。固有热需要空气，以免闷熄，还需要空气帮助降温，以免耗尽所有的燃料，导致身体因温度过高而受到伤害。因此，空气既能给身体降温，又能维持体热。如果热量和空气的供应突然耗尽（如猝死）或有毒废气最终导致火焰熄灭（如多器官衰竭），生命过程就会结束。

第 10 章

着手研究

期望往往落空，而且有把握的期望更是容易落空。

——威廉·莎士比亚

"如果有人想观察大自然的杰作，他不应该相信解剖学书籍，应该相信自己的眼睛。"在盖伦自己看来，他是一个经常求助于经验的医生。他根据经验，对血液流动给出了一个非常有说服力、合情合理的解释。问题是，其中大部分都没有事实依据。[1]

就像现代人一样，盖伦清楚心脏有四个腔室。但是和埃拉西斯特拉图斯一样，他只把两个跳动的心室看作真正的心脏。他认为结构单薄、看起来像肌腱的心房是腔静脉和肺静脉的末端，是血液的"蓄水池"。胸腔被打开后，可以看到两个心室自主、同步、持续地跳动，不受大脑的影响。虽然有神经通到了心脏被瓣膜包围的底部，但盖伦发现，心脏的搏动能力是在心脏本体的内部产生的。心脏是从身体上移除后仍能持续跳动很长一段时间的唯一器官。从这个意义上说，它不同于在个体控制下自发运动的所有其他肌肉。

盖伦驳斥了埃拉西斯特拉图斯认为动脉和左心室中只有普纽玛的学说，他通过活体解剖明确地证明了所有血管（不仅仅是静脉）中都有血液。即使用非常细的刺扎穿一个跳动的心脏或任意一根动脉，血液也会立即喷涌而出。由此可见，生物的两个心室里都有血液。在活体动物腹部的透明膜（肠系膜）中可以看到动脉，其中明显有血液流动。在水下切开用止血带封扎的一段血管，只有血液流出，根本看不到普纽玛逸出时产生的气泡。

这一发现意义重大，因为它颠覆了 300 年来一直占主导地位的埃拉西斯特拉图斯学派的设想。所有理论仍然有一个缺点：无法检查活着的人的身体运作过程。不同于亚里士多德提出的理论，盖伦提出了一个多极模型。亚里士多德认为心脏是生命的本原，是身体里最重要的器官。具体来说，盖伦的理论没有赋予心脏任何特殊的地位，而是认为心脏与大脑、肝脏、生殖腺一样，只是主要器官之一，这些器官各司其职，都承担了一些重要任务。亚里士多德和盖伦都是备受信任的权威，他们之间的矛盾不可避免地导致中世纪和文艺复兴时期同时存在两种不同的生理学体系。与此同时，在他们的启发下，学者们提出了一些极具创造性的设想，试图调和这两种说法。

盖伦承认有两种解剖结构截然不同的血管系统。正如跳动的心脏被称为"cardia"，每条跳动的血管也被称为"arteria"（动脉）。[2] 和普拉萨哥拉斯一样，盖伦把所有搏动的血管都定义为动脉，不管它是起源于心脏左侧还是右侧的腔室。从右心腔通到肺部那条搏动的粗血管功能和其他动脉一样，他称之为"动脉性静脉"，现在称为肺动脉。同理，连接左心腔和肺的不搏动的血管是静脉，他把它们称为"静脉性动脉",现在我们称之为肺静脉。

如果有两个完全独立的血管系统,而且所有的血管里面都有血液,那么只能有一种合理的解释——它们传输的是两种不同的血液。这两种血液颜色和质地截然不同,一种是深红色,另一种是鲜红色的。它们的功能一定也不同。盖伦认为,在右心腔和静脉中看到的黏稠深红色血液负责滋养身体的不同部位。在左心腔和动脉中看到的另一种血液稀薄、纯净、颜色鲜艳,与精神有关,是活力的源泉,负责传输普纽玛和维系生命所必需的热量。

与亚里士多德不同的是(亚里士多德认真细致、令人信服地证明了所有血管都起源于心脏),盖伦宣称,这两个血管系统里面的血液各不相同,血管的源头也不相同。静脉出自肝脏,肝脏是该系统的主宰,也是血液形成的主要器官,而不是心脏的"仆人"。动脉则出自心脏。血液在静脉和动脉中流淌,像荷马笔下的海水一样有起有落,最后被组织消耗殆尽。既然认为血液流动起自两个不同的源头,就不可能想到血液循环这个概念。

盖伦对心脏的解剖学原理确实有一个大致(但错误的)的认识。他认为每个心室都有两个口,上面有牢固的瓣膜。心脏扩张会拉长连接部,使瓣膜朝心脏方向打开,允许血液通过。瓣膜的作用是让血液单向流动。他猜测富含养分的新鲜血液源源不断地从肝脏流出,通过静脉流向全身各处。因为血液的总量并不是保持不变的,所以循环并不是必需条件。他没有意识到这两个血管系统中的血流方向其实是相反的——动脉中的血液是从心脏流出,而静脉中的血液是流向心脏,这导致非基督教徒和早期基督教徒没有认识到血液真的是在不停地循环流动。我们有理由认为这阻碍了科学的进步。

少量富含养分的血液从肝脏向上进入右心腔，然后通过肺动脉进入肺部。因为这些血液的作用是提供营养，所以它会被肺全部消耗掉。但是盖伦认为，确实有一些血液会流过肺中动脉和静脉末端的接合部——血液在肺部形成真正意义上的涓涓细流，并通过肺部完成养分的转运。[3] 他没有说明这些血液细流是否进入了左心腔。因此，右心腔的作用就是为肺部提供营养。不管怎么说，这个设想是有道理的。通过鳃呼吸和进食的鱼没有肺，因此没必要保留右心室，而鱼也确实没有右心室。

盖伦证明动脉中有血液而没有空气之后，他面临的难题是解释血液如何进入动脉。如果所有的血液都是在肝脏中形成的，而且只在自成系统的静脉中"潮起潮落"，那么这些血液（尤其是从左心腔流出的充满活力的血液）怎么可能进入独立的动脉系统呢？

面对这个难题，盖伦提出了一个巧妙的解释。心脏的两个腔室（心室）有类似于膈的间隔。经过大量研究，他注意到，右心腔的两条流入血管（腔静脉）加到一起，似乎比连接肺的那条流出血管（肺动脉）粗，后者的唯一功能是将营养输送到肺。从它们的相对尺寸来看，似乎流入右心腔的血液明显多于流出的血液。"多出来的"血液去了哪里？哪里是它们的藏身之所呢？另一方面，左心腔的情况显然正好相反。在那里，来自肺部的流入血管（肺静脉）的粗度之和似乎小于将血液输送到全身的那条流出血管（主动脉）。此外，他认为肺静脉里没有血液，而搏动的左心腔里装满了即将流向主动脉的血液。这些血液是从哪里来的？

答案在某种程度上是不言而喻的。右心腔中"多出来的"血液只能通过心腔间隔进入左心腔并补充养分。因此，左右心腔之间的间隔上一定有小孔，允许更细腻的血液从右心腔"渗"到左心腔。这是盖伦生理学的一个必要的，也是关键的特征——从右心室流出的血液有一大部分通过间隔上假想的小孔流入左心室。静脉血就是这样进入动脉系统的！ [4] 盖伦就这样完成了大整合，这也是他最大的错误。

他解释道：

> 在心脏内部，最细腻的血液从右心室流入左心室，这是因为两个心室之间的间隔上有小孔。这些小孔（在纵深方向上）有很大一部分是可以看到的，它们就像一个个窝，开口很大，里面越来越小，但是我们不可能看到它们的底部，因为它们实在是太小了，而且动物死亡后，全身所有部位都会冷却、收缩。[5]

毕竟，人们当时已经知道，胎儿的血液通常就是这样从间隔上一个可以看到的小孔中通过的。但我们现在知道，胎儿血液通常是穿过两个心房之间的间隔流通的。由于不可能在活着的人身上直接进行观察，因此认为胎儿的这个生理现象在成年后仍然会普遍存在于心室中的想法不无道理。盖伦推断，这是血液从静脉系统进入心脏动脉侧，然后进入动脉的唯一可能途径。间隔起了滤除杂质的作用，滤出的血液与普纽玛、固有热在左心腔内经过加工，变成了生命灵气。

静脉系统中的深色血液就这样进入左心腔，并在那里补充活力，变成精细的鲜红色血液，同时也为心脏里的生命火焰准备好了合适的燃料。尽管在尸检时看不出室间隔上有小孔，但它的存在具有逻辑必然性。盖伦推测，这些小孔在人或动物活着时是打开的，并且在发挥作用，但是在人或动物死后，就一定会因为间隔肌肉收缩而无法看到。因此，在尸体上找不到这些小孔。

盖伦还推测在动脉和静脉的末端之间有看不见的外周连接，称为血管吻合（*synanastomoses*，埃拉西斯特拉图斯称之为 *anastomoses*）。如果切开动物的大动脉使其失血过多而死，解剖时就会发现静脉和动脉系统全部是空的，这证明它们之间一定存在着外周连接。解剖时经常可以看到静脉旁边就有动脉，也说明两者最终是相通的。但是，他认为血管吻合不多，还认为在健康的时候不会有大量血液流过这些吻合。

盖伦不清楚肺部动脉和静脉的看不见的末端到底会发生什么。也许纤细的气管（支气管）末端与纤细的静脉末端是相连的。也许支气管和静脉的最小分支的末端都伸到了肺部肌肉的微小间隙中，并在那里建立联系。这表明盖伦认为细支气管与静脉末端之间有直接或间接的联系。一些学者提出，盖伦可能认为肺部静脉的末端是分叉的，一个分叉与动脉末端相连，另一个分叉与细支气管相连。

盖伦还提出了另一个观点：连接肺和左心腔的肺静脉中有两股沿相反方向流动的气体。他认为心脏这个"熔炉"产生的黑色废物从左心室进入肺部，以便排出，而来自肺部的凉爽新鲜的普纽玛同样通过肺静脉，沿相反的方向进入左心腔，为固有热提供燃料；肺静脉里没有血液。埃拉西斯特拉图斯认为二尖瓣是单向门，只有普纽玛这一种气体是从肺部单向流入心脏的。值得注意的是，这两种生理学理论都错误地假设肺静脉中没有血液。

我们很难用明晰的语言概括盖伦的普纽玛理论。[6]正如之前提到的，盖伦推测肝脏产生的血液有一部分进入右心腔，然后通过间隔上的孔进入左心腔，与心脏中的火和活气相遇。但是血液并不是普纽玛的载体，普纽玛不是通过血流输送的，而是受盖伦设想的吸引力这种天然能力的作用，从血液中穿过并被输送到周围组织的。

动脉里的普纽玛的作用是冷却和保持身体各部分的固有热，就像在肺部处理过的新鲜空气可以冷却心脏的固有热一样。生物呼吸和脉搏的原因是一样的：保持体热，从而保持生命本身。普纽玛的温度很低，因此可以防止身体过热。就像封闭容器中与外部冷空气隔绝的火焰会熄灭一样，如果没有普纽玛的冷却作用，固有热就会熄灭。

心脏强有力的舒张和被动收缩与呼吸非常相似。但是，盖伦并不认为心脏是一个强有力的器官，他认为有节奏的心跳是由心腔的特殊能力"活力灵"产生，然后从心脏扩散到动脉的。心脏和动脉的搏动都是呼吸运动，恩培多克勒设想的皮肤小孔对动脉搏动起作用。在《论身体各部分的功能》这部重要论著中，盖伦把心脏归为呼吸的范畴，他认为它像风箱一样，通过肺静脉把空气吸入左心腔。动脉以类似方式，通过皮肤小孔吸入空气。

血管松弛产生的吸力是确保血液始终朝前流动的强度更大的负性力。根据斯特拉托的"自然界厌恶真空"这条物理定律，连续几段动脉的舒张吸力会产生连续的微小真空，它们会将临近动脉中的元素吸引过来填充空白。于是，血液中较轻的部分就会向前移动，而较重的部分会受到吸引这种天然能力的作用。

追根溯源，所有科学最终都始于理想化的概念，而盖伦在选择这些概念时取得了惊人的成功。[7]他提出的心室间隔上有微孔等概念使他的设想能够自圆其说。他的大多数想法都受到当时的希腊传统的启发，尽管一些有竞争关系的学派在具体问题上提出了不一样的观点。他令人信服地证明了动脉中不仅有普纽玛，还有血液，这是他在生理学上做出的最重要的贡献。他同样武断地认定肺静脉里没有血液，这是他最具毁灭性影响的观点之一。尽管他利用动物（包括巴巴里猕猴）进行了无数次尸体解剖和活体解剖，但是他提出的心血管生理学理论还是来自他的想象，这是因为他对希波克拉底、亚里士多德和埃拉西斯特拉图斯的生理学理论（所有这些理论都是推测）进行过深入研究。毕竟，亚里士多德对心脏的结构和功能的解释也不准确，他认为心脏是智力的中心，大脑会分泌"粘液质"以冷却心脏，而在呼吸方面他没有任何新的发现。

尽管盖伦在知识全面性上不亚于亚里士多德，但是在批判性方面他肯定稍逊一筹，因此，尽管盖伦流芳百世，但他在身体功能这个方面并没有提出新的见解。他提出的那些概念，包括假想的室间隔微孔和吸引力这种神秘的天然能力，血液潮起潮落式的运动，血管的两个起始点（所有血管源自两个不同的器官，即心脏和肝脏；血液在肝脏中不断生成，在外周耗尽），再加上埃拉西斯特拉图斯错误地认为肺静脉只将空气从肺输送到心脏，以及盖伦同样错误地认为肺静脉中有双向流动的空气和深黑色废气，所有这些理论加以综合，成为导致人们迟迟不能建立血液循环正确概念的巨大障碍。盖伦的理论看上去很完美，遗憾的是，它导致的困难比解决的困难多，自相矛盾的事实比它能解释的事实多。直到1 500多年后，这个谜才得以破解。

第三篇

重新认识心脏

如果一个人提出的理论所涉及的事实、时间或应用不能产生新的变化，不能证明人们深信不疑的知识其实是一种无知，也不能证明人们最初的判断与经验相悖，这就不会是一个特别优秀的理论。

——泰伦斯

文艺复兴时期的血管和心脏认知历程（一）

- 达·芬奇（Leonardo da Vinci，1452—1519）绘制了人类和牛的心脏及血管系统解剖结构图例，正确地将心脏分为四个腔室，指出动脉和静脉都源于心脏

- 维萨里（Andreas Vesalius，1514—1564）从多个方面公开质疑盖伦的学说，比如证伪了盖伦提出的心室间隔孔设想，他的著作《人体的构造》对心脏、肺和血管系统的描述非常详细、准确

第 11 章

美丽新世界

> 对那些把权威当作事实，而不是把事实当作权威的人来说，事情确实很难。
>
> ——杰拉尔德·梅西

在《创世记》描述的整个故事中，米开朗琪罗只画出了第一个人的创造过程。这是故事情节发展到最后的高潮，但对他来说，这是对人类天赐潜力的简单陈述，是故事开头非常独特的第一幕。西斯廷教堂的亚当和埃尔金大理石雕中的年轻人一样极具魅力，不同的是，前者表现出一种自成一体的均衡性和完整性，有一种由内而外的慵懒的美。这是后世继承自文艺复兴的最伟大的遗产：他们自信地断言人类是上帝的孩子、伴侣和化身，尽管会受到堕落的阻碍，这仍是人类的永恒命运。

新时代的开启分为两个方面：一方面是对古代的重新发现，另一方面是"现代精神"的到来，随之而来的是现实主义及其对经验和自然的呼唤。画家拉斐尔代表对古代的回归，博学多才的列奥纳多·达·芬奇则代表现代精神，以及对自然的层出不穷的神奇表现、灵妙手段和精巧操作的回归。他们以逝去的世界为原型，蚀刻、塑造生命本身的转变，充分表现了古希腊的兽性、古罗马的血腥欲望、中世纪的幻想以及当代的波吉亚家族的罪恶。

也许达·芬奇是最能体现他那个时代精神的百科全书式的科学家。[1] 在那个年代，生理学和医学的合理性是由解剖学基础支撑的，而本书之所以提到他，是因为他在笔记本中记录的人类和牛的心脏，以及血管系统解剖结构和相关病理知识。达·芬奇绘制的图例远胜于文艺复兴前后的任何图例，维萨里和哈维如果有这么出色的图例，肯定会如虎添翼。

达·芬奇的出身和不幸都与他的父亲（佛罗伦萨的公证人、地主）和一名叫作卡特里娜的乡下女孩的"婚姻"有关。在当时，这种门不当户不对的"婚姻"会受到社会的责难。作为一个没有母爱的私生子，达·芬奇被同父异母的兄弟抛弃，还被执政团指控为同性恋。长大后，他仍然没有真正意义的姓氏，也没有自己确认的祖国，因此遭到遗弃和误解。他年轻时的肖像没有留存下来，但所有证据都表明他的性格敏锐坚强，足以弥补出身带来的劣势。有一段时间，达·芬奇勉力工作以维持生计，但他更愿意接触大自然，而不是和人类打交道。从一开始，他就是一名艺术家、画家、绘图员和工程师。他痴迷于事物的外表，对它们的轮廓、外观和材质感兴趣。也许科学家的特质是由艺术家的特质发展而来的：这位天才画家在绘画时，会把他对动力学和自然过程的困惑记录下来，有时就直接写在画作的旁边。

达·芬奇是那个时代知识最渊博的人，涉猎过几乎所有的科学。他对心脏的研究源于他希望表现人体的表层解剖结构，逐层揭示和理解皮肤下的肌肉和肌肉下的骨头。然后，他的好奇心从可以看到的表面延伸到了下层结构。任何单一的动机都无法消耗掉他的全部精力，因此他的兴趣十分广泛，他的研究也涉及多个不同的领域。

他对数学和天文学很感兴趣，写了 100 页关于运动的手稿，还写了几百页关于热、重量、声音、颜色、水力和磁性的手稿。在泰奥弗拉斯托斯的伟大著作的帮助下，他转向自然史，提出了在林奈之前的最好的植物分类法。他把人与兽的四肢放到一起进行研究，开创了比较解剖学。同时代没有人比他更了解材料的强度和建筑模式，没有人像他那样深入研究空气和水的力量及其流动时的特性，以及鸟的翅膀和马的腾跃。小时候，他在佛罗伦萨的街头市场买了一些关在笼子里的鸟，然后放飞，目的就是研究它们的飞行。他帮助创立了化学这门科学，理解了化石的一般性质和含义，完成了各种各样的发明，比如线膛炮、蒸汽轮船、潜艇和飞行器，还对人类的眼睛以及光和视觉现象有浓厚的兴趣。他根据阴影理论创作了《岩间圣母》；通过对光的分析，创作了神秘的《蒙娜丽莎》；根据他的关于运动的著述，渲染出了《安吉里之战》的残暴；通过情感的诡辩，表现了《最后的晚餐》这出大戏。

后来的作家在这些成就中看到了一种对现代机制的期待。对达·芬奇来说，这些都是过度疲劳的大脑抛下的梦。有两样东西从童年起就触动了他的心灵，让他永远无法忘记，其他任何东西不可能留下那么深刻的印象：一样是女人的微笑，以及在她们脸上构成各种表情的光与影；另一样就是水的流动。他一生都在致力于表现流水的庄严效果，例如在《持康乃馨的圣母》中，水从遥远的岩石间奔流而出；在《湖畔圣母》中，一道小小的瀑布注入静谧的湖水之中；在《蒙娜丽莎》中，悄然流淌的流水织就了一张网。

达·芬奇通过类比对事物进行了概括。正如古人所说，人是一个缩影，一个小世界。人的身体和世界一样，都是由4种元素组成的。地球有岩石，人的身体里有骨头。此外，人体里还有一汪血液，肺在血液里舒张、收缩，就像海水涨落一样。正如海洋让无穷无尽的水脉遍布整个地球，身体里也有一条条血管从那一汪血液中延伸而出，它们的分支遍及身体所有部位。只不过稳定的地球没有运动所需的肌肉。就像生命和精神使身体成为一个有生命的有机体一样，世界也是如此，如果没有生命，就不会有任何东西诞生。

1513年，达·芬奇描述了心脏的结构。除了文字描述，他还使用了截至当时效果最好的绘图。[2] 他是第一个展示器官和四肢横截面（就像现代的计算机断层扫描图像一样）的人。因为习惯了镜像书写，所以在他的笔记中，左右结构经常是颠倒的。

达·芬奇笔记本上的图画和描述证明他是通过解剖动物（主要是牛）来研究心脏和血管的，但根据他自己的说法，他一生中解剖过30具尸体。他强调心脏位于身体中央，在大脑和睾丸的中点。他认为，加上脾脏，心脏的位置就有点儿向左偏斜，正好与位于右侧的肝脏取得平衡。在另外一些图画中，他大致画出了心腔与大血管的相对位置。从图中可以清楚地看出，上腔静脉和下腔静脉都进入了右心房，他称右心房为"心脏凸出的部位"。这些图正确地标出了肺的"动脉性静脉"和"静脉性动脉"，以及始于左心室的主动脉。他通过多种观众的视角，画出了心脏的外表面（正面、侧面、背面和横截面），展现了心腔的构成和投影，还画出了静脉和动脉开口及各自的瓣膜。其中一幅图画出了心脏表面的冠状动脉。

最初，达·芬奇认为盖伦提出的"静脉始于肝脏"的说法是正确的，他甚至画出静脉系统的整体结构图，并将它命名为"静脉树"。图中画了一个人，着色的静脉始于他的肝脏。但根据自己的观察（他发现自己的观察与波斯人阿维森纳的著述，以及意大利中世纪解剖学家蒙迪诺·卢齐的著述不谋而合），他最终否定了这个观点。在几页潦草记下的笔记中，他指出动脉和静脉都源于心脏，并把心脏称为所有血管的根基，因为血管在它连接心脏的部位是最粗的。他认为动脉和静脉都是输送营养和热量的管道，但是因为权威的盖伦学派对静脉的重视程度更高，所以他对动脉的关注少得多。

他把颈部血管称作易导致中风的血管［carotid（颈动脉）在希腊语中的意思是"使昏迷"］，因为"压迫脖子两侧的 4 根血管，人就会立刻倒在地上，昏迷过去，就像死了一样，而且不会自行苏醒。这样昏睡了几十秒钟之后，无论是否给予帮助，他都再也无法苏醒过来了"。[3]

盖伦及其之前的希腊人，以及维萨里及其之后的意大利解剖学家，都认为心脏有两个腔室，但达·芬奇正确地将心脏分为四个腔室，并把上面两个腔室称作"外"心室或"附加部分"（additamenti，这是中世纪的蒙迪诺使用的术语），把下面两个称作"内"心室——真正的心室。盖伦和阿拉伯人都认为心房位于心脏之外（因此是"外"心室），是大静脉（腔静脉）的扩张的末端。达·芬奇认为，心房是大自然设计的可扩展口袋，目的是缓冲血液被强行挤出心室时产生的冲击，类似于铺设在战舰舷墙上以减弱敌人炮弹冲击的羊毛束。他认为心腔之间的间隔是一种坚固结构，并画出了它的侧视图和横截面图。他承认找不到盖伦说的间隔孔，不过出于对权威的高度尊重，他不否认它们的功能性存在。但在一幅图中，达·芬奇在心房间隔上标注了一个开放的先天性开口（现在称为卵圆孔）。他注释着："我发现了……一个孔形通道。我写这条备注的目的是看看其他心脏的心房上是否也有这种结构。"

达·芬奇证实心肌主体中有纵向、横向和斜向纤维结构，并进一步确认心脏内部有一些固有肌肉——心室中的肌小梁和心房中的梳状肌。他认为心脏的乳头肌分为两部分，分别连接着肌腱状的腱索，而腱索与瓣膜的尖端相连，将心脏瓣膜固定在合适的位置。他绘制了一些精美的乳头肌和腱索图，图中这些肌肉都被固定在心房和心室之间的二尖瓣和三尖瓣上。在一些图中，他粗略地表现了一条始于间隔并与右心腔乳头肌相连的带状肌肉——他称之为链状肌（现在被称为隔缘肉柱，又称节制索）。在他看来，链状肌的作用就是防止心脏过度扩张。

他认为乳头肌也可以防止心脏过度扩张，但他没有意识到它们其实是心肌主体的组成部分，它们是同步收缩和放松的。相反，他认为当心脏扩张时，乳头肌不受其影响，而是主动收缩，拉回瓣膜，打开心房和心室之间的门。当心室随后收缩时，心室中的血液会推动瓣尖合拢，关闭那些门。当心房收缩时，血液被推动，通过瓣膜开口进入心室，同时心室会扩张。

达·芬奇发现，心脏及其瓣膜的运动是所有身体运动中最令人费解的。他的绘图、实验和思考表明，为了查明这个深奥问题的最终真相，他付出了不懈的努力，投入了大量的时间和知识来观察相关的物理定律。他认识到心脏是一块重要且强劲有力的肌肉，但他更倾向于将其定义为由粗大肌肉构成的"血管"，心脏自身的动脉和静脉为它提供活力和营养。心脏的运动是自发的，不受神经功能的影响，源于心肌本身，并沿心脏的纵轴方向进行。有一段时间，他甚至提出这种搏动源于左心室的乳头肌。

他把一种叫作"spillo"的工具（在意大利的托斯卡纳区，人们利用这种工具从酒桶里取酒）插入垂死的猪的心脏，以研究心脏的运动。心脏运动时，这件工具也会运动。当心脏放松、扩张时，它的手柄会向下移动；当心脏收缩时，手柄会反向移动。他通过实验逐步得出了一个结论。他第一次证实心脏收缩时手柄的距离会缩短，放松时手柄的距离会伸长，而所有传统理论都持相反的观点。不幸的是，达·芬奇没有意识到他的这个观察结果的巨大意义。他发现，当心脏停止运动时，"spillo"的手柄会停留在两个极端位置的正中央。他（错误地）认为这表明动物死亡后，心脏会停止跳动，并保持一种介于收缩和放松之间的状态。

达·芬奇在大血管里注入蜂蜡，以研究心脏瓣膜的真实形态。通过观察、分析切掉瓣膜后的心脏，他认为心脏的功能就是完成一种肌肉活动。他断定，与单纯通过心脏收缩的作用关闭心脏开口相比，有了瓣膜和它们的乳头肌之后，心脏开口关闭得更快、更彻底。他建立了一个水力模型，观察流体通过瓣膜尖时的情况。达·芬奇认为，瓣膜尖有一定程度的渗漏是正常的。

达·芬奇是最早使用古希腊数学，尤其是刚刚被重新发现的阿基米德的数学，来表现自然和生物学的人之一。他做了一些模型实验，以了解血液是如何从主动脉口流过的。他一直对水力学（他所说的"水的问题"）感兴趣，而且把自己的数学思考扩展到血液流动的问题。他利用三角形的特性分析有三个尖瓣的主动脉瓣和肺动脉瓣，并利用半圆形凹面的特性分析位于主动脉瓣上方的主动脉根部。他在图形旁边的注释中写道："半圆形凹面可以使迅猛的血流折返到三角形*ABC*的中心，也就是它与瓣膜尖瓣末端相接的那个位置。"

达·芬奇用蜡做了一个心室及心室血管模型，又用石膏做了一个模型，最后又做了一个玻璃模型。通过玻璃模型，他可以观察心室收缩而把血液注入主动脉和肺动脉时产生的涡流。他用喷水管做类比，并用绘图的形式把观察结果记录下来。血液进入主动脉时会冲击管壁，在管壁最顶端分成上行和下行两股。下行部分形成一条螺旋线，再次朝下方的主动脉根部流去，到达半月形主动脉瓣表面，使主动脉瓣拉长并关闭。这股血流随后逆行向上，形成回流涡后停下来。

达·芬奇断定血液进入主动脉的速度与血管口径成比例变化，与管道中的水流相似。心脏搏动喷射的血液会产生一种波，在所有动脉中传播，把耳朵贴在太阳穴上就能听到。主动脉半月瓣在血液进入主动脉时打开，在血液回退时关闭。

达·芬奇是第一个理解热和摩擦之间关系的人，他把自己的新发现应用到心脏的活动上，以绕过盖伦提出的神秘的固有热概念。流动和回流的血液会发生摩擦，而摩擦会产生热量。他写道：

> 发烧病人的脉搏告诉我们，心脏运动得越快，热量增加得就越多，这表明热是心脏运动产生的……因此，这种快速的流动和回流使血液受热后变得更加精细，同时使温度升高。

如果不是肺部像风箱一样，通过扩张吸入新鲜空气……并使它冷却，血液会变得非常热。[4]

心室里的回旋运动驱动血液流动，而流动时与心脏壁的摩擦又会使血液受热。达·芬奇在笔记本上草草写道："显然，热是心脏运动产生的，因为心脏运动得越快，热量增加得越多。"[5]在他看来，心脏活动的本质是产生热，而不是输送血液。心跳越快，血液翻腾时发生的摩擦就越大，产生的热量也就越多。这就解释了众所周知的发烧和心率加快之间的联系。

心室收缩时，一些血液在瓣膜完全关闭前流回心房。这一发现对达·芬奇来说至关重要。事实上，他断言，血液在心脏上下腔室之间的流动和回流有助于加热血液，使其充满活力。热量赋予万物生命，就像母鸡的温暖赋予小鸡生命，太阳的热量赋予植物生命、使其开花一样。

达·芬奇知道老年人的血管会增厚和弯曲。他在解剖一位名叫伊尔·韦基奥的老人的尸体时观察到了动脉硬化和动脉狭窄的现象，"在他去世前几个小时，他告诉我他已经100岁了，除了虚弱，他没有感觉到身体衰竭。就这样，他坐在佛罗伦萨新圣玛丽亚医院的病床上，没有做出任何挣扎，就离开了人世"。达·芬奇对这个在他面前悄然逝去的老人进行了尸检，"以了解他为什么死得如此安详"。

正是在伊尔·韦基奥的验尸报告中，达·芬奇生动地报告了现在被称为"动脉硬化"的病情。最引人注目的是他对动脉钙化的描述："我在胸腔锁骨下的血管中发现了石头。它们有栗子那么大，颜色和形状都像松露。"他还注意到,在某些地方,血管壁厚得足以阻碍血液流动:"(血管壁上)有一层厚厚的覆盖物,阻碍了血液的流通。"他还提到了冠状动脉阻塞,这在病理学史上可能尚属首次。达·芬奇断定,伊尔·韦基奥死亡的原因是"滋养心脏的动脉中的血液和养分不足"。

在生理学领域,达·芬奇支持盖伦的观点。他认同血液"潮涨潮落"运动论,认为在右心室里潮涨潮落的血液有一部分通过室间隔(他称之为心脏的"筛网")进入左心室,被精炼成了生命灵气,使身体产生自然热。和盖伦一样,他认为生命灵气从左心室进入大脑,并在那里转化为动物灵气。

但是他的努力最终都化为乌有了。在东奔西走了 19 年后,达·芬奇在弗朗索瓦一世的保护下长眠于克劳城堡,只留下了不到 20 幅画,没有留下一件完整的雕像、一台完整的机器或一部完整著作。达·芬奇的观察结果和实验报告写满了 13 卷的手稿,他所有的笔记本加起来有 5 000 页的文字和插图,但是在未来 200 多年里对所有科学领域的发展几乎都没有产生任何影响。大量的绘画和笔记被束之高阁。它们先是被寄存在米兰的安布罗修图书馆,后来又被送到温莎皇家图书馆,直到最后人们才发现,这些作品是他那个时代最伟大思想的证明。

第 12 章

真正的人体研究

> 因此，我们培养了书呆子，而不是独立思考的人。因此，便有了唯书是从的一群人。书，在他们眼中，既非天造地设的产物，也非人心营构的结果。
>
> ——拉尔夫·瓦尔多·爱默生

1543 年本来有可能是稀松平常的一年。对世界各地的许多人来说，它并没有什么特殊的意义。但对基督教世界来说，这一年意义重大。1543 年，天文学家哥白尼的《天体运行论》出版。同一年，杰伊·奥普瑞努斯的印刷机在巴塞尔为世人送来了 7 卷对开本的《人体的构造》，作者安德列亚斯·维萨里是年轻的超级明星、活力四射的解剖学家，同时也是充满激情的人文主义者。

这两部伟大的著作相隔一周出现，也许并不完全是巧合。维萨里出生于莱茵河畔韦瑟尔镇的一个医生家庭。《人体的构造》出版时，他才 29 岁，是一名有远大抱负的解剖学老师，这本书中使用的都是在解剖台上获得的一手材料。另一方面，哥白尼是一名时日无多的遁世者。作为波兰弗劳恩堡（今弗龙堡）大教堂的教士，他生活在一种神秘的近乎与世隔绝的环境中，没有受到世俗情感的影响。凭借裙带关系（他的叔叔是一名主教，帮助他获得了终身职位），他过上了一种平静而愉快的生活。他那幽静的书斋里装饰着一些拉丁语格言，其中一句仿佛暮鼓晨钟，让他聆听到了纯洁生命的呼声：幸福莫过于居家（*Domi manere convenit felicibus*）。在埋首案头辛辛苦苦地计算了 30 年后，他一直犹豫不定，不知道是否应该阐明他的那个伟大假设——地球是一个"流浪者"，而"太阳就像坐在王座上一样，统治着围绕它运转的恒星家族"。胆战心惊的编辑用更温和的语言撰写了一个误导性的前言，替代了哥白尼自己写的前言，这大大降低了这本书的直接冲击力。

维萨里和哥白尼都具有强烈的开拓精神，他们放弃了几百年来维系基督教世界观的那些传统的希望。他们的著作在内容上都不具有"革命性"。虽然他们的成就确实带来了一些重要变化，但并不像人们通常认为的那样是毁灭性的冲击。维萨里并没有十分成功地摆脱盖伦生理学理论的局限性，同样地，哥白尼也没有成功地摆脱完美天穹的规整天文系统的影响。但他们都以自己的方式，在科学态度而不是科学发明方面完成一种变革，深刻地影响了后面几代人，不仅激发了一系列的活动，而且取得了进展。随着时间推移，1543 年成为以科学转型和对比为特色的新时代（现在被称为科学革命）拉开帷幕的一个标志性时间点。

在 1514 年的最后一个夜晚向 1515 年的第一个清晨过渡之时，安德烈亚斯·维萨里出生于布鲁塞尔，时机选择之精准，史上罕见！[1] 维萨里的一生与鹿特丹的伊拉斯谟部分重叠。伊拉斯谟"生下了宗教改革运动的蛋"，路德①孵化了这枚蛋，亨利八世为了个人利益操纵了这次运动，而查理五世则费尽心机，希望扼杀这次运动。

维萨里来自一个贵族家庭。为追求永恒之物，他放弃了这个家庭。资料显示，他的父系血统可以追溯至他的高祖父彼得·范·维萨里，祖上先后有三代男性成员历任腓特烈三世、大胆的查理（勃艮第公爵）、马克西米利安、"美男子"腓力四世以及查理五世的皇家御医。但他祖父一直没有和他的祖母结婚，因为非婚生子女的身份，他的父亲沦落到奥地利玛格丽特女大公的宫廷，担任皇家药剂师。小时候，维萨里住在比利时的波文达尔，附近有一片林地，经常有罪犯在那里被处以绞刑。维萨里经常在晚上跑到林地里，待上几个小时，利用老鼠和人的尸体自学解剖。他的周围都是被肢解、剥皮的尸体，十分可怕，令人不敢直视。真的，他不会放过任何动物的尸体。

维萨里先在家乡佛兰德斯的鲁汶大学学习，当时的佛兰德斯被称为比利时的雅典。后来，他成为城堡学校的寄宿生。这是一所新的人文主义学院，在那里他学习了亚里士多德的正统学说和自然哲学。该校培养了一批著名的寄宿生，包括意大利哲学家、医生彼得·德·阿巴诺，以及那个时代最杰出的人文主义者德西德里乌斯·伊拉斯谟。19岁时，维萨里移居巴黎，他最终在帕多瓦大学完成了学业。

当时的巴黎是宗教正统的堡垒，1521年，路德的教义在这里遭到彻底的贬斥。就在1529年，法国改革家路易·德·贝尔坎被作

---

① 此处指马丁·路德（Martin Luther），16世纪欧洲宗教改革运动发起人、基督教新教的创立者、德国宗教改革家。——译者注

为异端活活烧死。巴黎大学神学院的理事、天主教徒诺埃尔·贝达甚至认为学习希腊语是一种异端活动。在维萨里的时代，人文主义研究已经在法国取得了进展。弗朗西斯一世即位后，新文艺复兴精神在皇家宫廷里如鲜花一般怒放。列奥纳多·达·芬奇、本韦努托·切利尼和安德烈·德尔·萨托等人都把他视为自己的庇护人。但与法国宫廷不同的是，拥有中世纪学院和传统的巴黎大学对变革迟迟没有表示欢迎。

12 世纪末期，这所法国大学开始教授医学。医学教学的正式记录可以追溯到 1213 年，当时教皇英诺森三世授予大学校长开设自然学（*physica*）课程的权力。医院规模扩大，进行了整修。16世纪，巴黎成为再次关注盖伦这股热潮的中心，也是保守的盖伦医学理论的大本营。在这之前，巴黎很少有解剖学方面的研究活动，现在进入人们视野的几乎都是新出现的盖伦学说的产物，以及通过中世纪亚里士多德经院哲学和阿拉伯权威的视角观察到的结果。1526 年，巴黎大学医学院购买了威尼斯著名的阿尔丁出版社出版的盖伦著作希腊语全集。1528 年，巴黎大学的印刷工人以每月两个版次的速度印制盖伦的文本和译文。巴黎大学的盖伦学家不仅忙于翻译盖伦的解剖学著作，还试图将其作为一个学科，列入一份以解剖学为基础的教学大纲中。

1533 年夏天，年轻的维萨里迈入了这些门槛，他很快就投入钻研盖伦著作、学习解剖技术的活动。他的老师中有几位是著名的传统医生，包括安德纳赫的约翰·金瑟，金瑟是大学的摄政教授[①]、解剖学初级讲师，也是第一批把盖伦的解剖学专著从希腊语

---

① 摄政教授，指具有杰出贡献的教授。——编者注

翻译成拉丁语的人。维萨里的老师还包括医学家、哲学家让·费内尔——学校的初级常任教授，以及雅各布·西尔维于斯（也称雅克·迪布瓦）。西尔维于斯是一个面无笑容、脾气暴躁的偏执狂，50多岁才开始研究医学。他用自己的名字命名了很多身体结构，而且这些名字沿用至今。尽管西尔维于斯粗鲁可鄙，但维萨里认为他是真正技术精湛的解剖学家。

西尔维于斯是亚眠人，上课时照本宣科。他是盖伦的狂热追随者，认为任何不同于盖伦描述的人体结构都是一种退化。他鼓励对病死的人进行尸检，以便找出生病原因，使其他人可以得到更好的治疗。尽管如此，在那个固守书本的堡垒里，真正的解剖和公开的解剖演示还是很少见的，维萨里参加或协助的公开的解剖演示可能不超过三次。

在帕多瓦大学的学业开始后，维萨里沉浸在对盖伦文献的学习中（此时，这些文献已经很容易就能找到了），但他接触人体的经验还是很少的。解剖学技术文献数量繁多，他对此并不熟悉，对当代意大利解剖学家也知之甚少。直到1540年，他才意识到盖伦的许多描述都源于动物。除了获准的解剖，维萨里还独自进行了一些人体研究。他从绞刑架、墓地和恶臭的藏尸所收集罪犯的尸体，组装并仔细研究他们的骨骼和器官。无辜者教堂附近的墓地为这个好奇的年轻人提供了大量资源，那里有罪犯的尸体，有穷人留下的皮包骨头的尸体，还有病死者的瘦削的尸体。他写道："我爬上刑桩，从髋骨上取下股骨。从尸体上取肩胛骨时，胳膊和手也一起被扯了下来……我把它们拿到附近藏了起来……等到合适的时候再把它们一点儿一点儿地拿回家。"[2] 他年轻时在内心深处做的准备，以及他闭口不谈这件事的做法，陪伴他走完了矢志不渝的一生。

可能有人认为维萨里就是解剖学界的路德，因为他在解剖学研究中明确表示不同意古人的观点。当路德在罗马从事那些激动人心的精神反叛活动时，年轻的维萨里正身处荷兰，思想活跃的他深受启发，在解剖学领域采取了与之类似的进步举措——让他的学生看到不一样的人体。但他教授的基本内容仍然是盖伦学说。被称为"路德的斗牛犬"的梅兰希顿当选为"德意志（日耳曼）导师"，并通过在威登堡实施改革，使解剖学完全以上帝为中心之后，维萨里的解剖学与路德新教之间的联系引起了人们的关注。梅兰希顿认为解剖学能让人认识上帝。1552 年，梅兰希顿在纽伦堡写了一首赞美人体的诗，并将这些诗句写在他个人拥有且仔细阅读过的注释版《人体的构造》（维萨里创作的人体解剖学巨著）的扉页上。

在白费一番力气之后，维萨里表现出了超凡的魅力。他亲自动手解剖，而不是把它们交给医生。这位锋芒毕露的天才本身就有几分表演家的气质，他引入了"触摸"和"感受"作为科学发现的辅助手段，无论是在公共解剖的实践中，还是在其视觉表现中，都鼓励亲自参与。这个年轻人非常外向，不是很安分，经常提出一些不是很深奥的有建设性的想法。他有着艺术家的眼睛、双手和想象力，懂得插图的巨大作用，是第一个利用大幅动脉和静脉图来增强讲座效果的人。

这些图深受欢迎，因此维萨里决定公开出版它们。除了自己画的三幅心脏、血管和内脏的草图之外，他还添加了三幅骨架图，它们都是画家提香的学生范·卡尔卡根据实际标本画的。卡尔卡把这些画作为解剖图集出版，但没有添加标题。它们尺寸大得异常，为 19 英寸①×13.5 英寸，每页只有一幅画。后来，这部公开出版的图集被称作《解剖六板》，它的作用和新意是显而易见的。它既不是解释解剖学知识的文献资料，也不是艺术价值足以与之前的丢勒和荷尔拜因的版画、达·芬奇的笔记本相提并论的艺术品，但它确实为生物插图（尤其是骨骼插图）和当时的书画刻印艺术制定了新的标准。³ 阿尔卑斯山北部的马尔堡、奥格斯堡、科隆、法兰克福和巴黎等地几乎立刻出现了质量低下的抄袭之作，其中还能看到散发着书卷气的盖伦传统理论的一些错误。目前已知的只有两份原件保存得比较完整。

　　同一年，为了补充这些"生理学图谱"，维萨里草率地为他的老师金瑟早先出版的完整阐述盖伦解剖学和生理学观点的著作撰写了新的概要。当时，这位杰出的老师仍然在世，但维萨里并没有征得他的同意。当威尼斯著名的甘塔出版社的主编阿戈斯蒂诺·加达尔迪诺委托维萨里为即将出版的拉丁语精编版盖伦全集翻译三部解剖学著作（《神经》《动脉和静脉》《解剖程序》）时，这位年轻的学者一定认为这是莫大的荣幸。对维萨里来说，这是他甘之如饴的一项工作。

　　后来，维萨里将他在帕多瓦大学寄宿学习的那一年视为他的奇迹年，让他在科学界扬名立万的所有主要著作几乎都是在那个时期完成或规划的。在他职业生涯的早期，28 岁的他完成了自己的代表作。那是一部披上了伪装的著作，表面上看非常保守，但实际上支持进化论，书名是《人体的构造》。⁴ 这本书对欧洲解剖学的复

────────────────

① 　1 英寸 = 2.54 厘米。——编者注

第 12 章　真正的人体研究　　085

兴所起的作用，再怎么夸大也不过分。

当维萨里开始创作这部解剖学著作的时候，他还不能被称为这个领域经验丰富的老手。他的解剖经验很有限，也没有资格担任盖伦和大自然之间的仲裁人。他没有发表过任何原创研究，仅做过一些文本注释和校订工作。但是他引起了帕多瓦刑事法院的孔塔里尼的兴趣，这位开明法官决定把被处决的罪犯的尸体交给他研究，所以在短短三年多的创作时间里，维萨里就取得了飞速进步。到1540年维萨里访问博洛尼亚时，他已经利用人类尸体进行了超过26次演示。通过矢志不渝的训导，维萨里改变了解剖学教育的面貌，把它从为期一年的短暂培训变成了一个常设的主修科目。

在开始创作《人体的构造》这本书一段时间之后，维萨里才彻底了解到盖伦描述的"人体"解剖结构中有很大一部分实际上是动物的解剖结构。维萨里通过比较一具关节相连的人类骸骨和猿类的骨骼，确凿无疑地证明了盖伦对骨骼的描述至少不是基于人类的骨骼完成的，他怀疑盖伦从未解剖过人类的身体。这是一个大胆的猜测。认真想想，就会发现这意味着盖伦描述的所有解剖结构都有可能不正确，因此解剖学研究基本上要推倒重来。[5]

但是，正如后来的学者所指出的，由于过于沉迷于盖伦文献，维萨里未能纠正一些明显的错误和矛盾之处，尽管他在自己那本书中写道："关于研究成果的准确性，请相信我，因为帕多瓦大学的学生在我今年的演示中亲自证实了本书涉及的所有成果。"在《人体的构造》扉页的标志性插图中，他把自己和那些从事古代解剖学实践的古人放到了一起。

《人体的构造》的出版在整个欧洲引起了轰动。这是新时代解剖学专著应有的影响。它展现了上帝的神圣，把身体视为造物主智慧和意图的体现。上帝在神奇的人类身体"操作"中留下了他的箴言，供人类思考，而年轻的维萨里毋庸置疑就是此时最权威的系统解剖学大师。

这本书详细介绍了一种新的解剖学研究的基本原理，效果之佳是截至当时任何出版物都无法比拟的。此外，它让解剖学研究重新回到了解剖室。它的现代性源于它强调要把活体视为功能性有机体。它不再是医生寻找适合放血的静脉或探查战伤时可以使用的结构目录。它还抛弃了古拉丁语系国家和中世纪为各个器官列出简单事实（例如大小、形状、构成材料、位置及连接等）的传统习惯。书中展示了277个美轮美奂、精确具体的木刻，配合插图，按照不同的部位和层次，循序渐进地对整个人体进行系统研究。整本书的编写安排非常高明。

书中插图的质量在当时无出其右。它们秉持了真正的人文主义传统，体现了古典的生命观念，颂扬了作为宇宙缩影的人体的内在价值和尊严。就像伟大的诗歌一样，这部作品字里行间渗透着对嫁接在自然研究上的人类自然史的关注。精心设计的文本和插图交叉引用体系（索引）是这本书的现代性的另一个证明，使它在印刷书籍的演变中独树一帜。有人认为，这本书中的一些创新并非维萨里首创，但除了达·芬奇之外，没有人能在所有方面都领先一步。

《人体的构造》还发行了一卷简短的《摘要》。人们通常认为这是主体的姐妹篇，也是引导人们了解主体的一个便捷方式。其实《摘要》名不副实，因为它就是之前的《解剖六板》的后续版本，只不过图的尺寸更大。与《人体的构造》不同的是，《摘要》只是14页对开本，其中有11幅图很可能也是卡尔卡创作的。这是一个成功的缩写本。一经发行，立即被人们视为了解系统解剖学和解剖图谱的简明手册。文字说明部分清晰明了，不偏不倚，文风措辞具有古典特色，但并不排斥建立新的术语体系所必需的新词和新表达。书中没有涉及比较解剖学，也没有引用任何权威说法，所有类比和比较（例如，将心脏的形状与金字塔相比）都被删除了。

《人体的构造》对心脏、肺和血管系统的描述非常详细、准确，这是除了达·芬奇之外从未有过的。很明显，盖伦的过失既包括疏漏，还包括他犯的错误。盖伦对亚里士多德的体系感到失望，因此他建立了一个巧妙的模型。尽管这个模型看起来是一种创新，但它不一定是正确的，这个模型是仅基于动物解剖结果以及对人类重大创伤的有限观察建立的，因此只能称之为合理的模型。

维萨里的独创性在他对心室间隔孔的讨论中表现得最为明显，这是盖伦编造的一个结构，它的作用是过滤来自右心腔的粗颗粒血液，以便在左心腔中将它们精炼成浅色血液。很明显，这样的通道并不存在。维萨里写道，人体（心脏）的隔膜非常厚，尽管两边都有明显的凹坑，但都没有从右心室穿透至左心室。[6]维萨里用细细的鬃毛探测，也没有找到隐蔽的通道。他挖苦地说自己不得不惊诧于"造物主的艺术性"，因为血液通过人类看不到的小孔从右心腔流到了左心腔。

心脏和动脉的运动是彼此相关的问题。维萨里注意到，当心脏收缩，心尖朝着基部回缩时，纵向纤维放松，横向纤维收缩。这会导致心脏内部空间变小。维萨里把一束灯心草捆绑成角锥状，锥尖朝着心脏基部，从心尖的小孔插入心脏。他满意地发现，心脏内部空间确实变小了。

《人体的构造》出版前5年，1538年，维萨里在修改了金瑟的论述后，发表了自己关于动脉脉搏起源的观点。1539年，他在发表的《关于静脉解剖的信》一文中更清楚地表达了同样的观点。在这篇文章中，他根据直接的活体解剖结果，断定心脏的收缩（尽管像亚里士多德所说的那样是被动的）导致"灵气"倾泻而出并进入大动脉。当心脏收缩，大量血液溢出并进入动脉时，动脉就会扩张。1540年，他在博洛尼亚的一次动物活体解剖中展示了这些发现。他将心脏和一条远端动脉暴露出来，然后让学生同时触摸它们，以确定它们之间到底有什么关系。

在这之前，为了研究活体心脏和动脉的脉动，维萨里还改进了他的活体解剖技术。他承认对胸腔进行了更彻底的暴露，这样就能更容易地直接观察到心脏的运动，还可以将心脏与动脉干而非外周动脉进行直接比较。在大面积暴露并采用气管插管的同时，他还结合使用风箱，不时地对肺进行人工充气，以防止"窒息"（这是气管插管和人工通气的首次书面记录）。他指出，胸部被刺穿后，肺就会收缩；在胸部被彻底打开且停止运动后，只要给气管插管，并利用风箱及时给肺部通气，动物就不会死亡。在这种情况下，即使胸腔不动了，几乎已经停止跳动的心脏也能复活。

根据源自古希腊的信条，心脏的扩张和收缩依赖于胸腔的运动，并与之同步。因此，维萨里描述的首次气管插管和人工通气是一个决定性的实验，是对这个信条的致命一击。维萨里观察发现，当肺因为不通气而萎陷、松弛并保持一段时间后，心脏有微弱的"波状涌动和蠕动"，动脉脉搏减弱；以人工方式使肺部重新通气后，脉搏和心脏就会恢复力度和速度。

但盖伦学说的学术压力势不可当。维萨里担任过盖伦著作的编辑，现在他犹疑不定，不知道是否要反对这个积淀上千年的传统。尽管在解剖学上他锐意创新，但在生理学领域，他一直密切关注盖伦，事实上，就整体而言，《人体的构造》很大程度上是在仿效这位大师。他重复了盖伦的许多传统错误，比如认为肝脏是静脉血的中心和来源、血液会有涨落。关于脉搏，他的观点也很传统，而且极其保守。很难想象还能有其他不同的观点，如果有，依据是什么呢？

尽管如此，生理学的问题在他心中占据了非常重要的位置。维萨里在冗长且含混的题献中向查理五世解释道："第三册描述封闭的静脉和动脉网络。静脉负责输送普通血液至肌肉、骨骼及身体其他部位，为它们提供营养，而动脉管控固有热和生命灵气的混合物。"在简短的最后一章中，他照搬了传统学说，指出肺静脉"里面有空气"，它会将其"输送到左心腔的凹陷处，在那里完善这些制造生命灵气的材料"。肺静脉还将左心腔中不合适的深色物质作为其活动的副产品返还肺部。尽管维萨里是一位伟大的解剖学家，但他没有发现肺静脉里有血液。

因为认识到了这个错误，维萨里的学生雷尔多·科隆博宣称他发现了肺循环（下一章将讨论这个问题）。

维萨里并没有真的提出一套全新的生理学理论——与其说他渴望设想出一个不一样的系统，不如说他对现有系统不满意。尽管他证明了盖伦的心室间隔孔设想是错误的，但对于血液如何从右心室进入左心室，他也没有提出任何替代性解释。他需要提出一个全新的设想，弥补盖伦的错误，在各种身体功能之间建立一种自然和谐的关系。在帕多瓦大学的那一年，他时间有限，不可能放下结构描述这项工作，转而从容不迫地研究功能。盖伦的生理学理论中没有连续不断的乐曲，只有偶然出现的曲调、片段、断断续续的和声以及潦草的收束。真理就是那缺失的乐曲，需要维萨里利用事实将所有这些串联到一起，才能演奏出美妙的音乐。

这是维萨里不愿做的。他写道："深入探讨这些以及许多其他问题，对我来说没有任何乐趣。"也许这是他那个世纪的失败。他既没有伽利略那样从错误中提炼真理的激情，也没有开普勒那样的远见卓识。他非常清楚，他的大胆尝试，即使是证明一些与盖伦观点相反的、显而易见的解剖学事实，也会引起相当大的不满。他担心这会带来更人的风险，会危及自己蒸蒸日上的学术生涯。宗教已经参与进来，新思想和新发现绝不能与信念相悖。

神学权威强大而激进。在路德的宗教改革引发恐惧和混乱之后，科学创新者面临着巨大的压力，必须避免与古典教义和天主教会发生直接冲突。教会决定了什么是知识；解剖学作为自然哲学的一部分，仍然是宗教事务。支持盖伦和反对盖伦的斗争同样也是支持和反对天主教会的斗争。教会听到了这位新理论宣扬者试图释放人性的呼喊声。它发现在未来理性将破坏信仰，观点将取代信条，世界将摆脱罗马的掌控，权力将发生更迭。维萨里是信奉天主教的北欧人，最反对维萨里的盖伦捍卫者同时也旗帜鲜明地捍卫教会、反对新教。后来，维萨里受到了严厉的指责，不仅因为他破坏了传统的盖伦学说，还因为他的不敬和信仰缺失。[7]

第 13 章

被传承拒之门外的人

我成了我自己的问题。

——奥古斯丁

在 16 世纪，解剖学是一项危险的事业。它既吸引有才华的人，同时又排斥他们。罗马将怀疑视为犯罪，信仰偏执阻碍了对真理的追求。在揭示或解释任何新事实时，只有精心设计、巧妙安排，才不至于和传统发生冲突。毫无疑问，《人体的构造》一书中深奥、精确的人体知识确实为建立超越盖伦的更精确的解剖学理论提供了必要基础。那些人体材料还可以帮助维萨里纠正盖伦的其他明显错误，他也确实纠正了盖伦理论在骨骼、肝脏、胆管、子宫和心脏隔膜等方面的错误。维萨里证明了在人类骨骼中，男性和女性的肋骨数相同，这违反了人们普遍接受的信条：根据《创世记》的说法，上帝造夏娃，导致男性少了一根肋骨。

朋友劝维萨里不要出版《人体的构造》。他们建议他满足于已有的发现，留待后来人去追寻真理。上帝造人不是为了让人类去质疑他所创造的世界，探索这个世界就是在玩火——焚烧异教徒的柴堆燃起的世俗之火，以及地狱里熊熊燃烧的永恒之火。他的教职将遭到大学教职员工的质疑，甚至他的出版商也将受到大规模抵制的威胁。在反宗教改革运动如火如荼、耶稣会和宗教裁判所的权力和影响力如日中天、多明我会修道士固执地对任何异端邪说嗤之以鼻的情况下，《人体的构造》会毁掉他的人生前景。毕竟，在推崇人文主义和像古希腊一样尊崇古人的时代，半个世纪以前尼科洛·列奥尼切诺指责普林尼犯了错误，这是攻击古代作者的唯一先例。

但是对这个莽撞的年轻人来说，大自然的秘密似乎就在他的掌握之中。世界观必须与他的新突破取得一致！维萨里的冒险精神和科学发现使他过于兴奋，因此他并没有停下来思考要付出什么代价。事实上，他发自内心地认为，如果盖伦看到自己改正了那些错误和补充了疏漏，也会为他感到自豪的。

时间证明他的朋友是对的。并不是所有人都乐于见到初出茅庐的新人正面攻击传统和惯性的行为。维萨里所在的这所大学清楚自己的立场，即使这意味着裹足不前。学术界的本质是不鼓励激进的想法。即使在那时，学术界也倾向于对现有理论进行微调。提出任何新观点都会使教授情绪激动，甚至产生敌意。要维护声誉的老人不能容忍从前的学生对他们指手画脚。

《人体的构造》出版后，纷争爆发了。在心室间隔孔概念遭到质疑后，盖伦的人类心脏和身体工作模型轰然倒塌。

雅各布·西尔维于斯是维萨里在巴黎大学时的老师。现在他已经上了年纪，老谋深算，喜欢操控、利用他人，其行为举止宛若马基雅维利转世。他身高不超过 5 英尺①，粗硕敦实，额头凸出，脸上有感染天花留下的痕迹，目光沉着而凶狠。他的鼻子很大，末端有一个血管瘤，学生们普遍认为这是恶意的象征。他的品性只能用"桥头堡巨魔"来形容。虽然为人圆滑，能说会道，但西尔维于斯性情冷酷，粗鲁又吝啬。在他的学生眼中，他粗鄙小气，配得上他们为他精心设计的墓志铭："西尔维于斯躺在这里，他从不会无偿付出，现在他死了，他甚至因为让你无偿读到这些文字而悲伤。"

也许西尔维乌斯只是觉得，维萨里的新书对盖伦学说造成的损害会让他受池鱼之灾。一段时间以来，针对盖伦的令人不安的指控越来越多。对可能出现的"最后一击"的恐惧是他无法忍受的（更糟糕的是，出手的人可能是自己的学生）。

西尔维于斯认为人性的恶是一个显而易见的事实。只要为恶做好了心理准备，机会就唾手可得，他对他的这个学生迅速做出了野蛮的反应。西尔维于斯用他的笔战斗，称他的学生是一个疯子，但是他更愿意用刀剑去战斗并当场了结这件事。他急急忙忙地请求皇室下令，对那个自命不凡的佛兰德斯人实施制裁。他恶毒地写道：

> 我恳求皇帝陛下给这个土生土长的恶魔，给这个愚昧无知、忘恩负义、傲慢无礼的最邪恶的家伙应有的严厉惩罚，彻底压制他，以免他散播瘟疫的气息，毒害欧洲其他国家。[1]

① 1 英尺 ≈ 0.305 米。——编者注

在帕多瓦大学这个竞争极其残酷的学术机构，积极反对维萨里的还有维萨里的学生雷尔多·科隆博。这个不好对付的年轻人另有企图，同时也有不满的理由——他过早地，也是不明智地暴露了自己希望将维萨里在学校里的职位占为己有的念头。

与此同时，德国著名植物学家、医生莱昂哈德·富克斯非常欣赏《人体的构造》，还出版了它的学生版，"为读者更容易理解受到神的启示的维萨里（的思想）提供了一条途径"。

身处这样好斗的环境，维萨里完全可以不去逞英雄。他不像同时代的帕拉塞尔苏斯那样反抗权威。如果他的发现与以往某些大师的不同，他会说出自己的不同发现，原因很简单：他必须报告自己亲眼所见的东西。盖伦本人不是有过这样的告诫吗？盖伦在《解剖程序》一书中写道："……要认真对待，不仅要从书本上获得关于每块骨头的准确知识，还要用你自己的眼睛仔细观察人类的骨头。"甚至希波克拉底也认为这门学问很难。盖伦承认，一些伟大的解剖学家也会有所遗漏。维萨里曾无数次引用盖伦的话以表示崇敬。[2]

维萨里在帕多瓦大学举行了新的演讲，做过很多演示，其中一些取得了巨大的成功，但也有一些不太成功。他还提出要在公开解剖中检验自己言论的真实性。他不停地自我辩解，有时甚至是为了一些微不足道的小问题，因此那些演示变成了没完没了的道歉。但是他在辩解时，以及在接受科学发现的"严酷性"的过程中，也发表了一些引人关注的言论。他再一次在博洛尼亚演讲，为自己的发现辩解，还毫无隐瞒地指导其他人进行解剖，以验证他的发现，或者让他们得出与自己相同的结论。后来，一位开明的科西莫公爵邀请他到比萨大学担任教授，于是他在那里再次做了一些演示。

　　与同行的嘲笑相比，这种表示支持的举动几乎可以忽略不计。维萨里无法心平气和地接受批评。他的精神生活似乎缺少些什么，他应该患有神游症。最后，他因为自身的性格缺陷而饱尝痛苦。多年来一直支撑着他学习的自豪感，现在使他很容易生气，而对竞争对手的淡漠、恐惧和嫉妒则反应迟钝。他的感官不再客观，他的大脑似乎也在跟他作对。他还有一些发现没有写进《人体的构造》这本书中，这些成果被心灰意冷时的他付之一炬。后来，那位说话结巴、语速缓慢、扁桃体肿大、声音嘶哑的君主（查理五世）给了他一个皇家职位，让他陪同皇帝的大臣们走遍欧洲。维萨里一开始无比辉煌的科学生涯就此终结。

　　从那以后，维萨里就在哈布斯堡皇室当医生。当时皇室正处于鼎盛时期，也是北方文艺复兴时期最后一次上演哥特式奢华。那是一种慵懒舒适的生活，仿佛一潭死水，人们整天庸庸碌碌地消磨时光，无忧无虑。花天酒地招来了疾病的幽灵，维萨里想出了很多有效的方法，缓解皇帝陛下的痛风（也许还有疟疾）。他治愈了锦衣玉食的大臣及高级教士、殖民地官员和文人学士的疾病，这些人曾经像仆从一样围在皇帝的身边，沉迷于贵族的娱乐以及一些违禁活动，沉迷于佛兰德斯人对盛宴、饮酒、狩猎和嫖妓的放纵。

　　随着 16 世纪中叶迫近，维萨里有一种如释重负的感觉，因为很多长期以来形成的令人难以接受的错误做法终于要消亡了。他身处异乡，身边都是说着陌生语言的陌生人。有时候他会因为羞愧和恐惧而忧郁，想到自己可能会因为精神疾病而失去超人一等的想象力和智力，他就万念俱灰。内心的彷徨经常使他的生活面临两难的困境。它既是灵感的来源，又是造成困惑的原因，把他的思想提升到全身绷紧才能承受的高度，然后又把他的聪明才智拉到了矛盾的泥潭之中。他最担心的结果出现了，他变成了一个不可知论者——怀疑一切，甚至连无神论者都算不上。他怀疑自己背叛了年轻时的他，以及他所信仰的上帝。

在这本书出版的大约 10 年后，不幸和欢欣以一种罕见的方式结合到一起，给维萨里带来了希望，他开始着手修订并出版《人体的构造》第二版。他决定主要针对文体和语法做一些改变。出于对哈布斯堡皇室和他们严格的天主教会规的忠诚，他决定删除所有可能被认为违背正统教义的内容。值得注意的是，第一版致谢名单中提到的同时代的人大多被删除了，这也许说明维萨里明显嫉妒其他人取得的后续成就。此外，由于新版本使用的纸张更厚，字体更大，他决定大幅提升它的华丽程度。之前使用的铅字需要重新制作，标题页也要换成新的版面。很多地方需要改进，还有很多地方需要删繁就简。

加布里埃尔·法洛皮奥的来信以及随信寄来的《解剖学观察》让维萨里满面春风。法洛皮奥〔输卵管（Fallopian tube）就是以他的名字命名的〕是维萨里在帕多瓦大学的职位的继任者，曾在费拉拉大学师从维萨里的朋友乔瓦尼·巴蒂斯塔·卡纳诺，后来前往比萨，再后来在帕多瓦大学任职。法洛皮奥的信洋洋洒洒，十分热情。他在信中真诚地表示，自己希望成为"神圣的维萨里"的精神弟子，还说帕多瓦大学的医学家大多还记得他、钦佩他。

维萨里情难自禁。据说，"他把手头的事都抛到一边，开始聚精会神、如饥似渴地阅读那本书"。他在帕多瓦大学里仍然被当作重要人物受到支持！维萨里再次想起了他在那里度过的充实的一年。他认为法洛皮奥是一个志同道合的人，是外面的世界投射过来的欢迎之光。外面的世界有解剖和辩论，而他在这里。横亘在过去和现在之间，使他变成现在这个样子的是一片荒凉、寒冷的荒原。仅靠纸上的文字和图形，无法调和这两个世界。

在心脏和血管系统的问题上，他对盖伦学说的不安越来越明显。维萨里因为自己的不足而愤怒不已。他有好几次从睡梦中惊醒，恍惚间似乎听到了盖伦那位老先生在嘲笑他、刺激他。饱受其苦的他愁容满面，额头上似乎每年都会添加一道新的皱纹，消瘦的身体疲惫不堪，仿佛因为事业无望而发出了最后的呐喊。

把多年的失败抛之脑后，成了维萨里当前关注的压倒一切的任务。他宁愿被新事物打个措手不及，也不愿沉迷于那些陈旧的错误联想。他的笔蘸的是墨水，写出来的东西字字见血：

> 不久以前，我还丝毫不敢对医学之王盖伦的观点置之不理。但是，心脏的间隔和心脏的其他部分一样厚，而且质地致密紧凑。因此，我不知道，即使是最小的颗粒，也要如何才能通过这种材质的间隔，从右心室转移到左心室。[3]

维萨里已经 38 岁了，但还是和小时候一样孤独。往事如潮水般纷至沓来。没记错的话，他的生命曾经就像一碗樱桃，那一颗颗心形的果实都熟透了，裂口流淌出酒红色的汁液，一切是那么美好，恍若梦境。但是现在仿佛进入了漫长的冬夜，时间就像一支静静燃烧的蜡烛，在不知不觉中一分一秒地消耗着他的人生。他最好的岁月就这样浪费了，他获得的那些珍贵的东西最终都会失去。他认为自己就是一名过气的活动家，尽管在反盖伦运动中出过风头，但现在已经不再有影响力了。他也承认自己是一个失败者。《人体的构造》这本书不也逐渐走向失败吗？他的确失败了，但他的失败比那些卑鄙小人的成功更值得称道。

作为一名受冷落的解剖学家和退休学者，维萨里再次感受到了磨蚀他的内心生活的那些东西，它们曾为安德烈亚斯·维萨里这个名字赋予深刻含义。无可否认，他年轻时傲慢自大，胆大妄为，经常因为行事鲁莽而闯祸。他走过错路，误入困境，不仅使自己受到伤害，还曾因为不够老练、缺少理性而在言语上冒犯了别人。这种痛苦虽然无法消除，但还是可以忍受的。他活在自己的影子里，知道如果为了提升自己在学术界的知名度而做出其他选择，事情会发生怎样的变化。骄傲的人陈述观点，谦逊的人证明观点。他多次在博洛尼亚和比萨公开证明，敦促诋毁他的人要么验证他的发现，要么独立得出结论。但他的同事和批评者在用更严苛的标准审视之后，对那些天赋嗤之以鼻。

从始至终，维萨里都是一个不可贿赂的学术自由斗士，这种诚实的品质是每个艺术家和解剖学家都应该坚持的必要前提。在知识上的每一次收获和进步，都是勇敢和对自己苛刻才取得的结果。外在的变化并没有损害内在的坚定。然而，一个人可以改变自己的处境，可以与事物和他人割裂，却无法与自己割裂。尽管维萨里在宫廷里度过了漫长的岁月，但是他希望摆脱的那些痛苦仍然压在他的心头。改变环境只会使他越发悔恨，只会增加错误带来的痛苦，却无法改变他为人处世的方式。现在，法洛皮奥的书成为维萨里一度熟知的那个辉煌世界传来的生动声音，是在宫廷生活这片学术荒漠的另一边燃起的学术辉煌的最后一小团篝火。

1555 年，影响力巨大的查理五世退位并前往西班牙的尤斯特修道院隐居，他是伊拉斯谟和画家丢勒、提香及丁托列托的资助人，此举震惊了整个欧洲。查理五世在那个偏远的乡村度过了年老体衰的晚年生活。在他死前，他给维萨里安排了一份退休金和一份赦免令，以皇家法令的形式为他的家族抹去了私生子的污点。此外，他还授予维萨里伯爵的爵位。

8 年后，维萨里的新资助人费利佩二世——"建造埃斯科里亚尔修道院的那个愚蠢、冷漠的偏执狂"，认定解剖人体是有罪的。费利佩二世出生于西班牙，在他的统治下，伟大的无敌舰队被摧毁，西班牙衰落。他是不幸的唐·卡洛斯的父亲，因为席勒和威尔第而留下了不朽的名声。在他的劝说下，维萨里决定去圣地朝圣，为活体解剖赎罪。

在去耶路撒冷途中，维萨里曾在威尼斯停留，并与他的同事恢复了联系。在此期间，他得知法洛皮奥在前一年突然去世，学校的理事会一直找不到合适的继任者。出于对知识分子的同情，同事经常跟维萨里保持联系。或许就是维萨里在威尼斯逗留期间，他公开表示愿意放弃自己的宫廷头衔，重返学术生活，有意担任哈维的老师法布里修斯曾申请的那个职位。但天公不作美，从耶路撒冷回来的路上，他遭遇了人类史上最严重的风暴之一。可能是因为生病或遭遇了海难，总之，他被送到了希腊赞特岛。这是一个树木茂密、形状宛若鹦鹉的小岛，向北 20 英里①，就是荷马描写过的岩石丛生的伊萨卡岛。在这里，没有人听说过维萨里的名字。

古老的扎金索斯岛是由一个同名的英雄建立的，他是埃涅阿

---

① 1 英里 ≈ 1.61 千米。——编者注

斯的表亲、达达努斯的后裔。英国诗人拜伦就是从这里出发，前往迈索隆吉翁，并走向了生命的终点。就在这里，一个远离人类及其疲惫的生活方式的"偏僻地方的一个肮脏、贫穷的小旅馆里"，一个陌生人在一个奇怪的地方，远离文明，远离他所属的那个世界，度过了他在人世间的最后一个季节。一个流浪的威尼斯金匠碰巧发现了病故的维萨里，他抱起了维萨里，"用自己的双手为他整理好了墓地，埋葬了他的尸体，以免它成为野兽的食物和养分"。维萨里享年 50 岁。

同年，米开朗琪罗去世，莎士比亚和伽利略出生。

第 14 章

威尼斯的医疗商人

解剖学家和生理学家，我发现到处都有你们。

——查尔斯·奥古斯汀·圣伯夫

　　文艺复兴的影响很晚才渗透到"最宁静的威尼斯共和国"的辉煌与孤独之中。[1]的确，乔托曾在帕多瓦为斯克罗维格尼礼拜堂画过壁画，多纳泰罗也在那里为雇佣兵队长加塔梅拉塔塑造了一座巨大的骑马雕像。乌切洛曾去过威尼斯，在圣马可教堂工作，丢勒去过威尼斯两次，达·芬奇曾在乔尔乔涅时代造访这里。雅格布·贝利尼从佛罗伦萨逗留归来，在圣吉米尼亚诺开了自己的画室，教授"佛罗伦萨式"课程。但在乔托去世一个多世纪后，雅格布的私生子乔瓦尼（拉斯金喜欢称他为"男子汉约翰·贝利尼"）才在威尼斯定居。

　　当时，威尼斯是意大利最富有的城市，在西欧与东方的贸易中享有垄断地位，是西欧与东方的重要纽带。船头镀金的大船常年在两地之间往返，只有在最严酷的冬季风暴到来后才会停歇。在里阿尔托岛或者圣马可广场，可以看到来自文明世界各个角落、服饰具有特色的人。整个意大利，没有比这更自由的地方了。后来，这座城市成为富丽堂皇、老于世故以及贵族财富的代名词。在文艺复兴时期的欧洲，"威尼斯的辉煌"是一种过分的奢侈。由总督和政府首脑安排、从圣马可教堂开始的盛大游行，向人们展示一个伟大的国家在取得重大胜利时是多么欢欣鼓舞。

当经济学家说"当代资本主义没有任何发明"时，他们大脑中想到的很可能是威尼斯。的确，威尼斯的一切都处于萌芽状态，包括汇票、信贷、铸币、银行、期货销售、财政、贷款、资本主义和殖民主义。威尼斯人发明了所得税、统计科学、浮动的政府债券、国家对书籍的审查制度以及贫民窟。他们是最早通过引入至今仍受欢迎的赌场和国家彩票而实现固定收入的一批人。一位名叫萨拉蒙的威尼斯医生调制了一种瘟疫精华用于土耳其独立战争，为恐怖主义和生物战进行了一场预演。

随着人文主义来到这座城市，人与现实生活的关系得到了增强，人们开始敬畏实体世界和人体。就在乔瓦尼·贝利尼准备创作其漫长职业生涯的巅峰之作《圣萨卡里亚祭坛画》时，帕多瓦大学的一位解剖学教授于 1502 年在威尼斯出版了一本新书《解剖学》。梅兰希顿称这本书为"薄薄的、适合孩子阅读的小册子"。该书作者是几乎被历史学家遗忘的亚历山德罗·贝内德蒂。他是第一个转向古希腊文化寻找资料，从而将人文主义精神引入威尼斯医学的人。他之所以与希腊人性情相投，是因为他游历过很多地方，在克里特岛和希腊南部的摩里亚半岛（今伯罗奔尼撒半岛）生活了 16 年，并在那里学会了希腊语。

回归古希腊，不再具体参考阿拉伯和中世纪经院派的权威理论，是贝内德蒂的这本新书的特点。作为威尼斯文艺复兴全盛期的产物，这部作品结构安排合理，表述清晰，有很多医疗实践和解剖异常的第一手资料。作为一个人文主义者和希腊文化研究者，他主张希腊文化优于拉丁文化。贝内德蒂剔除了阿拉伯语术语，自觉地使用希腊语术语。在那个时代，他可能算得上是一位伟大的自然哲学家。但这还不够。他是一个真正意义上的文艺复兴人，精通希腊语和拉丁语，还精通医学、诗歌和哲学。在1500年他声名鼎盛的时候，他主持的解剖学讲座听众云集，其中就有列奥纳多·达·芬奇，达·芬奇还在笔记本上记录了自己的出席情况。

《解剖学》第3册认为心脏是血液的来源和起始的地方，是营养和生命热的所在地。贝内德蒂详细地评述了亚里士多德所说的三心腔引发的"无耻争论"。他写道，对亚里士多德的过度崇拜已经到了可耻的程度，解剖学家宁愿把未能找到"第三个"心腔归因于他们技术不足，也不愿承认大师也会犯错误。事实上，与贝内德蒂同时代的一些人只找到了两个心腔，这与盖伦的描述相吻合，但他们选择隐瞒自己的发现。为了"拯救现象"，他们因不敢质疑亚里士多德的权威，堕落到了欺骗的地步。即使在现代，忌惮他人的话在任何情况下也都是一种诅咒。

贝内德蒂写道：

> 但几个世纪以来，亚里士多德的权威如此之盛，以至于那些医学家在不做实验、没有亲眼观察到的情况下，也会承认某些东西存在。即使他们确定自己只看到两个心腔，他们也会承认心脏里有三个腔室。这个问题对所有医学领域来说都至关重要。[2]

持这种观点的并非只有贝内德蒂一个人。解剖学的魅力吸引了许多冒险家，每个人都渴望脱颖而出。因为正统的大学教授不会冒着被嘲笑或失去终身职位的危险，去触碰任何有争议的事，所以这个领域面向的是"专业者以外"的人。

与贝内德蒂同样大胆的是与他同时代的年轻人尼科洛·马萨。1536 年，马萨在威尼斯出版了一本解剖学入门书，并在书中首次描述了前列腺。马萨出版的第一部作品是关于"法国病"的，这类病通常等同于现代的梅毒。他是个彻头彻尾的浪荡子。他没有大学的职位，在很大程度上是一个自由职业者，因此他可以随心所欲地挑战权威，同时还能继续在威尼斯的圣约翰和保罗医院解剖尸体。作为一位熟练同时又非常自负的解剖学家，他在书中对人体进行了非常清楚但冗长啰唆的描述。这是一本实用的书。它概述了如何通过一次解剖取得尽可能多的观察结果，因此很受医科学生的欢迎。他批评了那些没有任何解剖实践就著书立说、妄加评议的人。

马萨知道室间隔的一个事实——唯一的事实！那就是室间隔很厚，质地紧密，没有小孔。即使在他之前有人看见过小孔，现在根据他的亲自观察和及时取得的新的认识，他也认为这些小孔根本就不存在，而且他敢于说出这个发现。[3] 遗憾的是，马萨看到了一个先天性的开口——心脏上有一个"洞"，很可能就是我们现在说的卵圆孔未闭的现象。它不是两个心室之间的通道（这是亚里士多德和盖伦关注的重点），而是两个心房之间的通道。胎儿的正常生理结构需要两个心房之间的间隔里有卵圆孔这个通道，以支持胎儿的生存。这个通道在出生后不久就会关闭。有些人的卵圆孔直至成年仍未关闭，形成持久性卵圆孔未闭的现象（简称PFO）。

尽管如此，仅仅因为这一个观察结果，马萨的信念就发生了动摇，并把这一发现与亚里士多德提出的"第三心室"画上了等号。局面变得更加复杂了。

人们通常将文艺复兴前人体解剖学几乎没有进展归咎于"教会"及其全面禁止解剖的禁令。[4] 但蒙迪诺·德·卢齐 1316 年在博洛尼亚（教会严格管辖下的中世纪城市）出版的"新"解剖学专著表明，这种做法的理由并不是很充分。在维萨里的时代，解剖学的解放已经开始。甚至在马萨的解剖学入门书之前，雅各布·贝伦格里奥·达·卡普里，又名雅各布·贝伦格里奥·卡本斯，早在 10 多年前（1521 年）就出版了篇幅不长但插图精美的《人体解剖学简介》。[5] 这是一部很有影响力的作品，是为了让"所有善良的人共同使用"而创作的，它也许是维萨里的著作问世之前最重要的一本书。事实上，这是贝伦格里奥亲自调查了 100 多位古代和当代解剖学权威的著述后单独出版的近千页调查报告的缩写本。它拓宽了解剖学的范围，使其成为理解人类在上帝创世中所处位置的更广泛运动的一部分，并开辟了一条上下通达的通道，经维萨里、法洛皮奥和法布里修斯，直达威廉·哈维。

贝伦格里奥是一位多产的解剖家，对自己的能力充满信心。他还特别善于演示，他提出的每一个命题都是通过解剖公开展示身体结构并允许观众观察、触摸来"证明"的。他剔除了那些肉眼无法看到的结构和只有心灵的"理性之眼"才能看到的结构，在他的解剖学中有意避免了"基本原理"。他称自己的解剖学是"可感知的解剖学"，就像马萨把自己的解剖学叫作"可以看见的解剖学"。当结构复杂到难以通过语言描述时，他就会使用图形作为文字的补充。在他那个年代（比《人体的构造》早 20 多年），这是一种独树一帜的做法。

贝伦格里奥出生在卡普里，这是位于意大利北部摩德纳和曼图亚之间的一个小城。他的父亲福斯蒂诺是一名医疗理发师，也是他进入解剖学领域的引导人。贝伦格里奥在博洛尼亚大学获得博士学位，师从著名解剖学家希罗尼莫·曼费尔迪和加布里埃尔·泽比，后来被任命为博洛尼亚大学外科和解剖学系主任。[6] 他积累了大量的人脉和财富，成为博洛尼亚及周边的富人和名人的医生。曼图亚的贡扎加家族、法拉拉的埃斯蒂斯家族、佛罗伦萨的美第奇家族和罗马教皇都是他的病人，他为以上每个人题献了一本书。此外，他在解剖时会想办法让一些显要人物亲临现场，因为"众目睽睽有证明的效果"，如果这些亲临者是富人和名人，那就更好了。这是盖伦采用过的策略，他在罗马贵族面前演示，"证明"了自己的一些观点，这些贵族的名字还会出现在他出版的著作中，以增加权威性。

贝伦格里奥看到的是事物的本来面目，而且他敢于直言不讳，这是因为他的社会地位和职业不会受到任何威胁。他是最早（甚至在维萨里之前）坚定地宣称人体心室间隔上没有小孔的一批人之一。他称心脏的左右心腔（心室）是被致密、厚实、没有小孔的隔膜隔开的。他准确地描述了心脏瓣膜。他还认为亚里士多德和阿拉伯医生阿维森纳设想的独立的第三心室是不存在的，因为他没有看到：

> 阿维森纳说，医学家认为那些孔就是中间心室……可阿维森纳认为 1/4 的血液在中间心室，并且说那些血液是温热

的。但是我没有看到这些血液……根据我的判断，在那个地方，除右心室和左心室以外，血管外面没有任何血液。[7]

显然，在贝内德蒂、马萨和贝伦格里奥看来，维萨里既谈不上有独创性，也谈不上勇敢，因为他们都不接受间隔孔的说法，他们的解剖学著作中也都有插图。但是，《人体的构造》的科学性、学术性和艺术性在木刻画和图书插图史上具有里程碑意义，而且这些特性与艺术及解剖学完美地融合到了一起，因此杰出的科学史学家查尔斯·辛格尔说，维萨里之前的所有解剖学都是"死的解剖学，而维萨里的解剖学是活的解剖学"。

威尼斯解剖学家和维萨里对本书具有双重意义。首先，这是盖伦体系的裂缝第一次被暴露出来，为一个世纪之后哈维推翻整个盖伦体系奠定了基础，也树立了一个先例。其次，与达·芬奇当时的情形一样，在那个时代，想要真正了解任何部位或器官，先要了解它的解剖结构，准确地理解其运作机制，而维萨里使解剖学研究在这个方面发生了革命性的变化。

第四篇

空气和血液

血液是一种非常特殊的体液。

——约翰·沃尔夫冈·冯·歌德

文艺复兴时期的血管和心脏认知历程（二）

- 伊本·纳菲斯（Ibn al-Nafis，约1210—1288）观测到心室间隔不可穿透，并且指出肺部有另一条血液和空气通道

- 塞尔韦图斯（Miguel Servet，1511—1553）认为血管中只有一种血液，所有血管是通过动脉和静脉的末端彼此连通的；在著作《基督教的复兴》中纠正了盖伦的错误，指出血液不可能通过心室间隔渗透，认定空气和血液在肺部发生相互作用

- 科隆博（Realdo Colombo，约1516—1559）正确地记录了心脏射血发生在收缩期；根据活体解剖和实验得出的合理结论，在著作《解剖学》关于心脏和动脉的章节中，做出了关于肺循环的精确论述

- 塞萨尔皮诺（Andreas Caesalpinus d'Arezzo，1519—1603）在著作《植物论》中描述了肺部的血液流动，也观察到了静脉和动脉结扎后的现象，认为心脏是体内所有血液的来源

第15章
被追捕的异端

> 生命从自身的腐败物中汲取养分，科学同样如此。新的事实将旧的规则化为灰烬，然后，新发展的概念将新旧事实结合在一起，变成和谐的法则。
>
> ——亨利·詹姆斯

维萨里在巴黎大学（现在的索邦大学）上学期间，未必熟悉一位自称维尔纳夫的同学。像大多数学生一样，他知道这个年轻人是老师约翰·金瑟·冯·安德纳赫最喜爱的学生。金瑟让维尔纳夫担任助手，并认为他"在人文领域各方面的造诣都很深，而在盖伦学说这个领域他的知识几乎无人能及"。就算有同学察觉维尔纳夫情绪上的波动，这个年轻人也会把他的怀疑深深地藏在心里。谁也猜不到维尔纳夫隐瞒了他的真实的西班牙名字——弥贵尔·塞尔维特·德·比利亚诺瓦，人们也称他塞尔韦图斯。

米迦勒·塞尔韦图斯（又名弥贵尔·塞尔维特）集革命和改革于一身。[1]在一个米迦勒节，塞尔韦图斯出生在西班牙东北部阿拉贡自治区韦斯卡省的西耶纳新镇。他是一个早熟的孩子。13岁时，他进入萨拉戈萨大学，后来又进入巴塞罗那一所更有声望的大学。此时，他已经能流利地说法语、希腊语、拉丁语、西班牙语和希伯来语。17岁时，为了阅读《古兰经》，他又学会了阿拉伯语。在图卢兹大学获得法学学位后，他改名为米迦勒·塞尔韦图斯。作为一名方济各会学者的门徒，塞尔韦图斯前往博洛尼亚，在那里目睹了19岁的西班牙国王卡洛斯一世令人尴尬的奢华加冕仪式。卡洛斯一世是"一个诱奸者和一个疯女人的儿子"，是一位信奉天主教的君主的孙子，是最后一个由教皇加冕的皇帝——查理五世。他的头衔包括"西班牙、德国、奥地利、那不勒斯、西西里岛、低地国家和新世界的皇帝，天主教信仰的捍卫者，上帝在地球上的牧师战士"。

塞尔韦图斯痛恨当时肮脏的社会生活的束缚，决心向神学寻求慰藉。他的职业是医生，但他把神职视为自己的兴趣爱好和使命。他一心希望恢复言简意赅的《圣经》文体，反对几百年来因为人为的过度发展、已经变得晦涩难懂的教条。他的头脑是完全理性的。对于他不能理性地解释和证明的任何感情、经历或信念，包括宗教，他都无法安心。他前往巴塞尔，在那里学习神学，并以传教士、改革家约翰内斯·厄科兰帕迪乌斯的客人的身份住在那里——厄科兰帕迪乌斯支持他虔诚的信仰。他在斯特拉斯堡附近的阿格诺结识了一位名叫约翰内斯·塞泽尔的出版商。通过塞泽尔，他在1531年出版了一本内容新颖、文笔自然优雅的小册子，名为《论三位一体之谬误》。通常只有最受尊敬、最博学的神学家才有资格谈论这个主题，而他当时只有21岁。

这本书既是对传统的攻击，也是给他带来了地位的解构。前者迫使他离开所有天主教国家，后者让他在新教的土地上难以立足。正如他的传记作者（也是马丁·路德的传记作者）罗兰·贝恩顿指出的，米迦勒·塞尔韦图斯的独特之处在于，天主教徒焚烧的是他的模拟像，而他的真身却是被新教徒烧死的。他很快就意识到，那些在战争时期把自己的灵魂完全托付给信仰的人，总是会形单影只。

塞尔韦图斯提出的最重要的反正统神学思想是他的一神论，他拒绝了非常深奥的三位一体论。后来，他成为一神教的引导人，但不是真正的创始人。他认为三位一体的教义是一个巨大的绊脚石，这一教义显然与希伯来语的"以色列啊，你听着，主是我们的上帝，是独一的主"这句话相冲突。在深入研究之后，他惊讶地发现在任何一版的《圣经》（希伯来文、希腊文或拉丁文）中都没有任何关于三位一体的东西。这种表达本身就是不存在的，尽管它是一个非常流行的概念。《圣经》中没有提到本体和三个位格。他断定："整本《圣经》没有一个词是关于三位一体的，也没有一个词是关于位格、本体或者本体统一的。"甚至连描述圣子与圣父关系的关键词"同本体论"（homoousios）也没有出现。如果这些教义不是《圣经》中的，那么它们是何时从何地而来的呢？

他的研究表明，三位一体的教义是在 325 年（比基督晚 300 年）的尼西亚公会议上提出的，450 年在卡尔西登公会议上得到了更精确的阐述。这是神学家设计的一种解决方案，假定上帝是一体三位：统一中的多样性，一元性中的多元性。路德把这个恼人的问题从他的教义问答中撤了出去，许多改革家也完全回避了这个问题。塞尔韦图斯（化名维尔纳夫博士）真诚地把自己的观点告诉了一位比他大两岁、雄心勃勃但迄今不成功的巴黎大学法学院同学，一个名叫约翰·加尔文的法国青年，但加尔文也回避了塞尔韦图斯的问题。

1532 年，博学的塞尔韦图斯又出版了一本书，书名为《关于三位一体的两次对话》，出版商同样是塞泽尔。地方法官禁止在斯特拉斯堡出售他的作品，应该不会有人感到奇怪吧？同年 6 月 17 日，宗教法庭通过了一项裁决，要逮捕大约 40 名异教徒。高居榜首的是"米迦勒·德·塞尔维特，别名雷韦斯"。异端邪说是最严重的罪行，甚至比亵渎圣母教堂还严重。塞尔韦图斯一度认为大西洋对岸的"新岛"是一个可能的避难所。最后，就像爱德蒙·邓蒂斯化名基督山伯爵一样，他化名为米歇尔·德·维尔纳夫，出现在法国的某个地方，在国王弗朗索瓦一世那里找到了些许安慰。这位法国国王对宗教不屑一顾，对异端的态度也在与教皇、新教徒还是异教徒结盟之间摇摆不定。

塞尔韦图斯选择躲在里昂，那里的大型印刷厂在产量和大胆程度上可与巴塞尔的印刷厂相媲美。作为一个正直的法国公民，"维尔纳夫"在著名的特雷切尔出版社担任编辑。他编辑了托勒密的《地理学》、帕格尼尼的《圣经》和里昂医学人文主义者桑福里安·尚皮耶的几部作品。也许是桑福里安迫使他认识到，作家靠出版商才能存在下去的生活其实就是一场战争。也许，正是在桑福里安的建议下，他放弃了编辑职位，前往巴黎学医。在那里，他与西尔维于斯、约翰·费内尔和金瑟等精英共事，甚至可能还曾与维萨里坐在同一条长凳上。

孤独始终伴随着塞尔韦图斯，他从来没有安全感。毕业后，他离开巴黎，到外省行医。他先后在意大利、瑞士、德国以及法国的里昂、阿维尼翁和沙尔略短暂逗留（可能还与沙尔略当地的一个女孩有过一段浪漫的感情），追求一种流浪学者的生活。最后，他在里昂南边 20 英里，罗纳河畔一个叫作维埃纳的教会城市定居，过起田园生活，在那里当了 12 年的医生。贵族们不辞舟车劳顿之苦，纷纷登门拜访。连大主教也请声望日隆的"维尔纳夫医生"担任他的私人医生。

1553 年年初，在维萨里修订《人体的构造》前两年，塞尔韦图斯匿名出版了另一本书——《基督教的复兴》。[2] 这是一部不同凡响的学术著作，参考了拉丁语、希腊语、希伯来语和阿拉伯语的 30 多种资料。在书中，他再次讨论了《圣经》中他反对的所有内容：婴儿洗礼的不公正、三位一体的神话，以及对圣保罗和《圣经》的其他歪曲。这个书名也是对加尔文的《基督教要义》的一记耳光。塞尔韦图斯给加尔文寄了一份预印本和一封长信。加尔文没有回信，但塞尔韦图斯没有就此作罢。塞尔韦图斯和加尔文的通信最终被作为书中单独的一卷出版了，但这些书信都是单方面的，因为加尔文既没有回复塞尔韦图斯的 30 封书信，也没有归还《基督教的复兴》的手稿誊抄本。塞尔韦图斯永远也不会想到，改革派只需迈出一小步，就可以转变为极端保守分子。

《基督教的复兴》一书遭到了教会的谴责，还被此时已大权在握的加尔文言辞责难，因为书中有 30 封给加尔文的信。结果，这本书被更加广泛地传阅。与此同时，加尔文被告知（更确切地说是被误导了）塞尔韦图斯与自由思想者勾结，后者正密谋推翻加尔文和他在日内瓦的政权。加尔文希望除掉塞尔韦图斯，有两个理由：不仅是为了上帝的荣誉，也是为了维护他自己的统治。塞尔韦图斯被宗教裁判所逮捕，并被指控为异端，但他从监狱逃跑了。

1553 年 8 月 12 日，星期六，塞尔韦图斯骑马来到日内瓦法方一侧的路易塞特村，在玫瑰旅馆登记入住。他准备乘船过湖，前往洛桑。从那里，他可以通过苏黎世进入意大利。意大利对改革派更宽容，他可以在那不勒斯行医。第二天，卖掉马后，他去参加一个下午的礼拜（在加尔文统治下的日内瓦，做礼拜是强制性的，无缘无故待在旅馆里就会引起极大的怀疑，招致询问）。做礼拜时，他黝黑的肤色出卖了他。有人认出了他，并向市政当局告发了。

为什么塞尔韦图斯会故意回到加尔文统治下的日内瓦，而不是走其他路线前往意大利，我们不得而知。这种高度紧张的局面不可能持续太久，当这一局面被打破，这位伟大的反叛者很快就受到了 38 项指控，并被判定为异教徒。加尔文更愿意将他斩首，但地方法官判决将他"以尽可能仁慈的不流血的方式"处死。

至此，他的信仰已经活了下来，并被塑造成他身体的姿态，"赋予了人们对生活的坚定信心，使人们走遍天下，内心也不会骚乱"。他平静地接受了判决，带着对周围环境漠不关心的态度走向刑场，神情就像接受了一场不愉快但又不可避免的宴会邀请。1553 年 10 月 27 日，他在日内瓦郊区查佩尔的山坡上被活活烧死，两只胳膊上各绑着一本他的书。据目击者观察，火刑进行得非常缓慢，持续了整整半个小时，他的骨灰和书的灰烬混合在一起。观众忍不住发出了尖厉的哭喊声。

历史对战败者总是不公正的。像其他改革家一样，塞尔韦图斯轰轰烈烈地结束了自己的生命。马德里（1876 年）、巴黎（1907

年）和维埃纳（1910 年）都竖立了纪念他的纪念碑。《基督教的复兴》这本书一共印了 1 000 册，几乎全部被没收和销毁——一部分在维埃纳与作者的模拟像一起被烧毁，其他的和作者真人一起化为灰烬。只有 3 册被保存至今，其中 2 册是完整的。

塞尔韦图斯认为解剖学研究是真正理解上帝的必要条件。就像梅兰希顿及其在威登堡的路德派信徒一样，塞尔韦图斯相信解剖学不仅能揭示身体的结构、布局和用途，而且能揭示基督教灵魂活动在思想、想象和意志中的形成方式。这个主题太重要了，不能只留给医学家。此外，解剖学和灵性在多个方面密切相关。毕竟，解剖学显示了人类是多么柔弱，大脑是多么脆弱，血管有多易受损。它不断提醒我们今生是短暂的，上帝将在未来审判我们。事实上，解剖学甚至可以作为对死亡的冥想。

因此，塞尔韦图斯必然会将解剖学融入他的神学著作。正如他否认了至高无上的三位一体一样，他也否认了盖伦的自然灵气、生命灵气和动物灵气三分体系。他认为，身体所有部位中都只有一种灵气的能量。血液也不是根据自然灵气和生命灵气分为两种。血管中只有一种血液，因为血液里只有一种灵气，即生命灵气，也称为自然灵气。塞尔韦图斯认为，所有血管中都是相同的情况，血管最终是通过动脉和静脉的末端彼此连通的。

塞尔韦图斯在巴黎生活期间最重要的成果不是医学学位，而是一项发现。他依据希伯来语的《创世记》《利未记》和《申命记》提出了他的主要观点："灵魂本身就是血液"。事实上，他被审判时，对他的一项指控就是他认为灵魂即血液，这在逻辑上导致了异端的推论，即"不朽的"灵魂必然与身体一起消亡。塞尔韦图斯坚持认为，灵魂被上帝吸入第一个人的血液中，就像古希腊人把周围空气中的灵气吸入心脏一样。

他认为这种灵气存在于血液中，并认为灵气不断再生是血液与空气中产生的普纽玛相接触而导致的。研究解剖学的一个真正理由就是解释这种接触是在哪里以及如何发生的。灵魂是上帝创造的崇高的化身，而不是躲在左心腔或大脑角落里的吝啬之物，它必须为空气和血液之间尽可能广泛的接触做好准备。盖伦的设想不仅没有做好这样的准备，而且对于血液在哪里转化成鲜红色的形态，以及空气与血液的接触程度，没有给出明确的描述。

也许有人会嘲笑塞尔韦图斯的想法简单天真，但这些人很难不同意他的这个概念。尽管在过去的 1 000 年里，左心腔或者心腔间隔一直被当作完美解决这个问题的合适位置，但它们显然不能胜任这个角色。从右心室"渗"到左心室的那一点点儿东西，在生命过程中不可能有任何意义。塞尔韦图斯保留了盖伦的一个观点，即血液在肝脏中产生，通过静脉输送到各个器官——这甚至是他无法发现体循环的原因之一。然而，他确实认为生命灵气在心脏中占有一席之地，它通过动脉和静脉之间的外周连接点从动脉传递到静脉。

在《基督教的复兴》的第 169~173 页，塞尔韦图斯大胆地宣布了他纠正的盖伦的第一个错误。这是解剖取得的直接成果。在巴黎的时候，他在金瑟的教导下已经熟练掌握了解剖技能。他观察到血液不可能通过心室间隔从右心室转移到左心室，因为他发现心室间隔是不可渗透的。其次，他指出，从右心腔到肺的"动脉性静脉"（肺动脉）太粗了——大自然准备了这么粗的血管，不可能仅仅是为了向肺提供营养。血管这么粗，肯定还有别的用途！他推断，这一定是为了让血液大量地从心脏流向肺部。他推测，动脉性静脉和静脉性动脉在肺部有大量交换，这也一定是有原因的。一切似乎都表明肺部会发生一些非常重要的事情！除了将吸入的灵气与肺部动脉输送的"精细"的血液混合到一起，还能是什么呢？

> 然而，这种交换并不像普遍认为的那样是通过心脏中间的壁（间隔）实现的，而是通过巧妙的信号，驱动精细的血液沿一条长长的通道穿过肺部。经肺部处理后，血液呈黄色（浅色），从动脉性静脉（肺动脉）注入静脉性动脉（肺静脉），然后在静脉性动脉中与吸入的空气混合。[3]

他断定：

> 就这样，这些成分齐全、可以变成生命灵气的混合物终于通过心脏舒张被吸入左心室。动脉性静脉与静脉性动脉有多个连接点，证明交换和处理确实是以这种方式通过肺部进行的。[4]

肺部有大量血液流动，让解剖学和神学融合在一起。两个解剖观察结果（心室间隔孔不存在和肺动脉非常粗）足以让塞尔韦图斯断定，肺部的"静脉性动脉"和"动脉性静脉"之间存在某种机制，可以让空气和血液发生广泛的相互作用。

在仔细阅读相关资料后，塞尔韦图斯确定盖伦也熟知血液会从肺中通过（尽管盖伦认为那是涓涓细流），此外他认定盖伦确信肺中的血管是相连的。相比之下，塞尔韦图斯提出有大量血液从右心室通过肺注入左心室和动脉，特别是大脑（现在我们知道单位时间内通过肺部的血液与通过整个身体的血液一样多）。由于右心室的"神奇"作用，血流在肺里通过一段很长的通道后，变得湍急起来。经过处理，血液的品质改善了，它呈现出清澈的淡红色。

他解释说：

> 静脉性动脉从肺输送至心脏的不只有空气，而是空气和血液的混合物。因此，混合是在肺中进行的。淡黄（色调）是血液混有灵气的特征，是肺而不是心脏赋予它的颜色。[5]

塞尔韦图斯的描述是里程碑式的，具有潜在的深远价值，尽管在他的时代没有明显的生理学意义。他宣称自己的目标是确定神圣之灵从空气转移至血液中（"就像上帝自己在《创世记》第9章、《利未记》第7章和《申命记》第12章中教导的那样"）是在哪里发生的。在这个过程中，他描述了肺循环。在他看来，它的意义并不在于阐明了血液的运动，而是作为一种机制，解释了身体是如何以适合解剖结构的正确途径获得神圣之灵的。

在推断出血液和空气混合物的新位置后，塞尔韦图斯只能将血液颜色的变化归因于那个新位置，因为根据盖伦的设想，颜色变化是由血液与空气接触导致的。他说："神借着空气使血变红，基督也使灵气发光。"[6]塞尔韦图斯对肺部血流的描述是正确的，是一种创新。他是西方第一个这样做的人。但是，他从来没有真正理解血液在全身的循环，也许是因为他没有朝这方面想。

另一方面，威廉·哈维认为意大利人雷尔多·科隆博是肺循环的发现者，也许是因为他不知道塞尔韦图斯的神学著作。了解血液在肺部流动的相关知识，是开始研究血液全身流动的问题之前必须掌握的证据之一。显然，哈维在 1616 年之前就掌握了这些知识，因为他在内科医学院做解剖学讲座前在笔记上抄录了相关内容。哈维还认为，我们能正确理解心脏收缩和舒张，应归功于科隆博。

第 16 章

灵光乍现

> 他解剖人，在研究中挥洒他的激情，探究每一根纤维，
> 分析整个机体。像外科医生一样，他在探索我们人类的创痛
> 时，既不感到羞耻，也没有心生厌恶。他唯一关心的是真相，
> 在我们面前展示的是已经死亡的人类心脏。
>
> ——埃米尔·左拉

出生于中世纪意大利音乐之城克雷莫纳的马图斯·雷尔杜斯·哥伦布，又名雷尔多·科隆博，只比维萨里小一岁。在所有的意大利解剖学家中，他是最富有冒险精神的。在追求知识这方面，他精力旺盛，异于常人，而且在很大程度上不愿受当时的古典主义思想束缚。当维萨里离开帕多瓦大学，去监督《人体的构造》的出版事宜时，科隆博接替了他的职位。[1] 他认为他的老师是永久性离职，因此他肆无忌惮地向这位离职的教授发起尖锐攻击，迅速提升自己的声誉。有一次，他在解剖过程中夸口说自己发现了"伟大的"维萨里未能观察到的解剖结构。维萨里的意外归来一定让他很

难堪，他也缺席了维萨里第二次举行的告别解剖演示。维萨里最后离开后，科隆博再次接任了他的职位。一年后，科隆博离任并前往比萨大学，成为科西莫公爵建立的解剖学系的新任主任。

1548 年，当科隆博来到罗马第一大学（罗马大学）时，情况又发生了变化。当时，这座美丽的城市已经满目疮痍，变成埋葬人类希望和雄心的巨大坟墓。朱庇特神庙被粪堆占据；大竞技场被种上了蔬菜；帕拉蒂尼山的断壁残垣间建起了几座疏于照看的葡萄园，一些农民就在那里生活、劳作；卡皮托利欧山上有羊群在吃草；集会广场因为有牛群而被称为"母牛场"。每隔 10 年，就会有疟疾或瘟疫从臭气熏天、污物充塞的台伯河以及城墙外荒凉的沼泽平原蔓延到这个世界之都，造成居民大量死亡。在这个母狼哺婴的邪恶城市，科隆博找到了合适的位置。他在这里度过了余生，为追求成功、社会地位和大众赞誉而努力。

科隆博从不觉得性情古怪、漠视传统会让人反感。他年轻的头脑中有许多可爱的错误想法，比如说，自以为是。他有习惯性自我参照的问题，永远无法想象其他人会有不同的感受。每个人不仅有责任附和他的决定，而且要强烈赞同这些决定。这是虚荣心的满足，但对他和我们许多人来说，这是"辛劳的激励和休息的慰藉"。维萨里有更高尚的天性、更远大的理想，更容易受到良心的谴责，而科隆博喜欢以别人的愚蠢取乐，不关心自己的行为是否愚蠢。

当别人未能以他的方式看待问题，特别是当他们毫不犹豫地表现出不同时，科隆博的优越感就会变成自以为有道理的怒气和愤慨。他的自以为是、自命不凡，他的暴躁而傲慢的态度，他诱导和操纵他人的行为，所有这些都为他招来了批评和诋毁，特别是来自那些才华逊色于他的解剖学家，因为他固执己见，毫不谦虚，经常以近乎好战的姿态向他们推销自己的观点。此外，尽管他从无容人之心，对别人的感受也毫不在乎，但他本人非常敏感，容易生气——这两种特性集于一身并不罕见。他待人和蔼，但不讲信用，并且没有道德观念，随时都会违背自己的诺言，却不会感到不安。

不过，在梵蒂冈和罗马显要的眼中，他只是一个可怕的孩子——头脑机敏，举止傲慢，性格开朗，蓄着大胡子，明显不遵循传统，思想激进，注定要做大事，这使他避免了维萨里和塞尔韦图斯曾经遭受的争议。人们可能已经猜到，他从不缺乏雄心。但他很清楚，在罗马如果没有梵蒂冈赋予的仁慈特权，又没有祖上荫泽，那么他的野心会无以为继。而这两样他都不具备。在任何一个社会，如果没有钱，又能实现什么雄心壮志呢？

科隆博非常熟悉诡计多端的朱利安诺·德拉·罗韦雷，也就是教皇尤利乌斯二世，以及他富有、充满活力和争议的教皇法庭的做事方式，因此很快就打入了这个世界精神生活中心的众多秘密集团和核心圈子。他随时准备浑水摸鱼，相信一旦成功，就会大有收获。他用借来的钱四处挥霍，不仅花天酒地，还参与慈善活动，一副一辈子都不知道钱为何物的浪荡子派头。就像我们中的一些人，对他们来说仅仅赚钱是不够的，还要让别人知道他们赚了钱；重要的不是实现伟大的目标，而是让人们看到自己取得了成功。对掌声的渴望，"是高尚的人最难摆脱的弱点，也是懦弱的人最容易犯的毛病"，对他的人性产生了强烈的影响，因为他最担心的是被视为无足轻重的人。他醉心于肉体欢愉，喜欢女人，但更喜欢男色。没有人清楚他是否结过婚，但他有几个儿子。

对待学术与情场一样，全身心投入是行不通的。为了结交权贵，科隆博甘于阿谀奉承，所以得到了教廷提携，从此平步青云。

即使是年老体衰的米开朗琪罗，作为一个有过多次梦想破灭经历的疲惫老人，也曾亲临现场，观看科隆博利用一个男仆的尸体展示人体肌肉。早些时候，这位艺术家在创作被钉死在十字架上的基督的画像时，曾解剖过圣灵修道院院长送给他的几具尸体。有传言说，米开朗琪罗和科隆博曾考虑合作写一本解剖方面的书。

　　品行再差的人也不可能一无是处。科隆博的优点是没有脱离实际，他解剖的活体动物远多于同时代的人。与维萨里不同，他对运动很感兴趣。他关心的不是事物的形状或它们的分布陈列、结构构造，而是它们完成的运动。他曾经用一种近乎变态的兴奋语气，描述一次令人不舒服的实验：他用刀子迅速地给一条活狗开膛，抓住它的心脏，用弯针和线草草地缝合后，把这颗跳动的心脏割了下来。接着，他割断了绑住狗四条腿的绳索，狗站了起来。科隆博回忆起当时的场景，他说："没有什么比看到一条没有心的狗一边叫一边跑，更令人吃惊的了！"

　　活体解剖可以研究运动行为。打开活体动物的胸腔后，可以清楚地看到心脏的舒张和收缩。科隆博发现，舒张和收缩这两个阶段很容易混淆。他指出，当心脏处于放松和静止状态时，无须费多大力，就可以轻松地接受血液，而射血过程需要更大的力量。因此，他正确地记录了射血过程需要通过心脏收缩完成。他发现，当心脏收缩时，动脉就扩张，反之亦然。就这样，血液在血管中流动，然后退回。

　　科隆博对做实验有一种不可思议的感觉。尽管亚里士多德的学说认为右心室里有冷血，左心室里有热血，但科隆博语气平淡地指出，他发现两个心室里的血液都明显是温热的。此外，当他切开肺和左心腔之间的血管（肺静脉）时，他发现里面并没有空气或乌黑的残留物，只有鲜红的血。这与盖伦的所有学说都是相悖的，而且是一个可重复的现象。

他还注意到，尽管在左心房和左心腔之间只有一个二尖瓣（维萨里将其命名为僧帽瓣，因为它形似主教冠），但血液并没有回流到肺静脉。他觉得这是不可能的，因此他确信这些鲜红色的血液一定都是从肺进入肺静脉的，并且不可能从左心室回流。心脏接收在肺部形成的"生命灵气"，负责将血液变成红色。

他写道：

> 心室间有隔膜，几乎所有作者都认为隔膜里有一条从右心室到左心室的通道。根据他们的说法，血液在运输过程中会通过产生生命灵气变得稀薄，以便更容易地通过那条通道。但这是一个很大的错误，因为血液由动脉性静脉（肺动脉）输送到肺，在那里变得稀薄，然后再与空气汇合，由静脉性动脉（肺静脉）带回左心室。迄今为止，这一易观察的事实没有人在著作中写到。[2]

这就是我们常说的抓住了问题的实质。科隆博希望我们永远不要怀疑的是，每当他思考新发现的本质时总是感到兴奋。科隆博没有解释过自己的激情，那是一种一心要说服别人的热情。不管怎样，他从来没有减弱过传道的决心。

他一鼓作气，继续写道：

就我而言，我持一种完全不同的观点。我认为这条静脉性动脉的作用是把混有空气的血液从肺输送到左心室。这并非可能，而是事实；因为如果你观察尸体和活体动物，就会发现这条动脉在任何情况下都充满血液，而如果这条动脉的作用真的是输送空气，就绝不会出现这种情况。[3]

在心满意足地充当教皇的傀儡的同时，科隆博还抽时间写了一本书。正如许多人发现的那样，这是对《人体的构造》的一个篇幅较短、质量低下的模仿品。这是科隆博唯一一部浮夸而自负的著作，他的唯一动机是追求科学上的荣耀。活在人类思想中这个愿望不是任何时代所特有的，但是对文艺复兴时期的人来说，这个愿望或许达到了不同寻常的强烈程度。他为这本书选了一个很大的题目：《解剖学》（共15卷）。这本书是在他死后出版的，没有插图，声称"相悖于古往今来所有观点"。

对科隆博来说，仅仅思想有影响力是不够的；他希望人们记住他这个人。显然，他不是一个唯唯诺诺的人：在概述肺循环的20页中，他批评盖伦6次，批评亚里士多德5次，批评他的导师维萨里6次，这不仅是为了提升自己的声望，也是为了贬低他们。但是，整本书阐述的大多是一些旧的概念，其中只有一个新的非常庞大的概念：他在第7卷中描述的肺循环。这就是科学的本质，它在原有事实、概念和工具的基础上，不断累加新的事实、概念和工具，搭建起宏大的结构。

科隆博的生命之火势头如此之猛，很快就让他油尽灯枯。1559年夏天，科隆博在罗马离世，享年44岁。

第 17 章
阿拉伯骑士

> 人生短暂，学艺无穷。机会不可多得，实验危险重重，
> 决断难乎其难。
>
> ——希波克拉底

科隆博很可能知道伊本·纳菲斯的研究。在 13 世纪，伊本·纳菲斯观测到心室间隔不可穿透，并且指出肺部有另一条血液和空气通道。[1]

我们知道，阿拉伯作者著述的拉丁文译本在文艺复兴时期是由威尼托的阿尔帕戈家族编辑的。安德里亚·阿尔帕戈是一位民间医生、学者，在叙利亚及其周边地区生活了 30 年，其间在大马士革的一个威尼斯殖民地当医生。他精通阿拉伯语，并将一些再现、评注盖伦学术的阿拉伯语重要医学著作准确地翻译成了拉丁语。离开大马士革后，他在塞浦路斯的尼科西亚生活了几年，然后回到意大利，在帕多瓦大学教授医学，直到去世。他在 1521 年翻译了阿维森纳的极具影响力的百万字医学教科书《医典》，从这本书的序言

看来，安德里亚显然读过伊本·纳菲斯的著作。安德里亚甚至有可能翻译过伊本·纳菲斯描述肺循环的那本书。[2]

安德里亚的侄子保罗和他叔叔一样对阿拉伯人感兴趣。保罗在帕多瓦大学读医学时，科隆博也在那里任教。保罗很可能向科隆博提过伊本·纳菲斯在几百年前提出的血液从肺部通过的概念。在科隆博生前，阿维森纳的另一本书也出版了拉丁语译本（1547年），其中收录了一篇伊本·纳菲斯的"评注"。

伊本·纳菲斯用特有的风格完成了大量著述，不仅涉及医学，还涉及哲学、宗教和文学。除了一本综合性的《医学之书》、一本眼科方面的分册和一篇关于动脉脉搏的论文外，他还写了一些关于希波克拉底、盖伦解剖学、阿拉伯大师侯奈因和阿维森纳的评注，包括为阿维森纳的巨著《圣典》撰写并单独发表的"摘要"。[3]同行都称伊本·纳菲斯是第二个阿维森纳。伊本·纳菲斯的治疗方法很简单，喜欢使用饮食疗法而不是药物，喜欢使用简单的药物而不是成分复杂的药物。

在他精明的头脑看来，盖伦学说有很多不完美之处。但是他小心翼翼地把那匹不安分的狼藏在内心深处，非常谦恭地给它披上了盖伦学说的羊皮。毕竟，开罗哈里发①的官员们应该不会认为该市久负盛名的曼苏里医院首席医师的学说会有不妥之处。今天还能找到这家医院，只是改成了眼科研究所。在伊本·纳菲斯的《阿维森纳〈医典〉解剖学论》专著的引言中，他谦虚地表示，他的目标

---

① 哈里发，指伊斯兰教先知穆罕默德的继承者，是穆斯林政教合一的首领。——译者注

是继续研究《医典》中阐明的东西，支持受人尊敬的盖伦说过的话。他还说盖伦的书是最好的书。

伊本·纳菲斯同意阿维森纳的观点，认为生命的基础是心脏，并把心脏称作"微观宇宙的太阳"。但盖伦提出的心腔间隔上那些看不见的小孔继续困扰着他。他对盖伦和阿维森纳的记录研究得越多，逻辑推理就越会导致一个必然结论：心腔间隔上"没有盖伦认为存在的适合这些血液从中通过的明显可见的小孔"。由于"法律的权威和我们内在的慈悲"禁止动物活体解剖和人类尸体解剖，因此他只能满足于研究动物尸体，而这些研究证实，从切开的心腔间隔看，它们与心腔本身的腔壁并没有任何不同。如果间隔上没有孔，血液就不可能穿透。

他写道：

> 此外，这两个心室之间绝对没有孔……解剖学研究否认了他们所说的，因为两个心室之间的隔膜比其他任何隔膜都厚得多，任何血液和灵气都不可能通过，因此不可能流失。另外，声称隔膜上有小孔的说法是错误的。盖伦接受这一说法，是因为他认为左心室的血液从右心室通过这些小孔到达左心室。这个观点是错误的。[4]

伊本·纳菲斯认为，如果血液仍然是黏稠的，空气和它混合就不会产生同质化合物。心脏本身要通过一如既往的收缩和舒张，长时间保持所需的血液黏稠度，并让空气和血液在左心腔里完全混合，可能性并不大。肯定另外有一个地方，可以在血液与空气混合并形成生命灵气之前让血液变得足够精细。右心腔似乎非常适合发挥这项功能。他认为心腔间隔上没有孔，但是如果不是通过这些小孔，精炼过的血液怎么能进入制造生命灵气的左心腔呢？伊本·纳菲斯提出了一个合乎逻辑的替代方案。毕竟，正如先知所教导的，如果某个地方无法从中穿过，那就只能从它旁边或上方通过。

他写道：

> 血液在这个腔室（右心腔）经过提炼后，必然会进入左心腔，动物灵气就在那里制造。但是，这两个心腔之间并没有像有些人认为的那样有通道，因为心腔间隔上没有任何明显的孔，血液无法通过。如盖伦所认为的那样看不见的通道也不适合血液通过，因为心脏的小孔并不是那么明显，而且隔膜很厚。因此，稀释后的血液通过动脉性静脉（肺动脉）进入肺部，并在肺部组织中循环、混合。血液混合空气并经提炼，为制造动物灵气做好相应准备后，再通过静脉性动脉（肺静脉）到达两个心腔中的左心腔。[5]

推理和概念都是不断演变的。肺部有丰富的空气，并且靠近左心腔，似乎是最适合通过结合、"调制"等过程，为制造、滋养生命灵气准备合适材料的器官。因为心腔间隔没有小孔，所以右心腔中的血液只能通过"动脉性静脉"（肺动脉）进入肺。所有血液都必须从肺部通过。残留在肺部血管中的血液为肺部提供营养。从左心室制造灵气的反应中遗留下来的"过热的、无用的、不能创造灵气的"空气"被输送回……肺部"。

伊本·纳菲斯的推理是血液循环史上的一块里程碑。[6] 他不是实验主义者，他的观点都是在真实观察和对盖伦理论事实的诚实研究基础上得出的。毕竟，盖伦知道血液从右心室流向肺部，然后从肺动脉流向肺静脉，但他在大量著作中没有进一步阐述这个观点。伊本·纳菲斯从一个略有不同的视角研究这个旧的设想。他在多个方面都有所得，因此得出了一个更明晰的结果。肺的功能首次被正确地定义：使血液与空气混合成为可能。

伊本·纳菲斯这位温和的老师和他反对权威的无声抗争，有一种不可救药的浪漫。但是，这位谦逊的阿拉伯人注定要被人遗忘。他极力避免公开露面，就像贝都因游牧民一样，"愿意让他的世界保持真主赋予时的样子，不关心过多地改变它"。

他漫长生命的最后几年一定是幸福的，因为他受到了学生和同行的尊敬与爱戴。[7] 80 岁时，他突然病倒了，卧床不起。他的医生敦促他喝一些酒，认为喝酒可以改善他的状况，但他拒绝了，因为这是他的信仰所禁止的。在他这个年龄，多活一天或者少活一天，对他来说并不是一件多么重要的事。他等候神的旨意。他知道自己即将去世，并把所有的著作都遗赠给了曼苏里医院（这些作品在那里保存至今）。1288 年 12 月 18 日，星期五，在他生病的第 6 天，他安详地长眠了。出殡那天，整个开罗的人都赶来为他送葬。

第18章

谁是第一人？

> 我们越是把前人的理论当作神话，越是倾向于把自己的学说当作教条。
>
> ——J. H. 桑顿

有人认为，三位肺循环研究先驱（伊本·纳菲斯、塞尔韦图斯和科隆博）的独立研究可能都始于同一份文献资料，即盖伦的《论身体各部分的功能》第 6 册第 10 章结尾部分的文字。盖伦曾暗示有涓涓的血液流过肺部，同时还暗示肺部血管之间是连通的。另一方面，科隆博的支持者指出，他们支持的这位大师很可能并不了解盖伦的那部著作。事实上，科隆博不仅没有引用盖伦的著述来支持他的发现（引用盖伦的理论肯定会使它更容易被接受），还在提出自己的发现时严厉地反驳了盖伦。

甚至在米迦勒·塞尔韦图斯之前，欧洲就已经有人提出了一些观点，其中有的看似有理，有的好像没什么道理。就像寻求真理过程中经常发生的那样，塞尔韦图斯和科隆博几乎是同时取得了相同的发现，而且他们之间没有竞争。就像达尔文和华莱士，或者莱布尼茨和牛顿一样，他们在一开始可能都不知道对方的研究。

在成果公开时间先后这方面，应该没有争议。[1] 1553 年，塞尔韦图斯在《基督教的复兴》一书中公开了他的发现。科隆博的《解剖学》尽管扉页的出版时间是 1559 年，其实直到 1560 年年初才最终出版。塞尔韦图斯在 1553 年 10 月已被烧死，因此他不可能知道科隆博出版的这本书。此外，塞尔韦图斯成果公开的时间可能可以进一步精确。早在 1546 年，一份手稿呈现了一段关于血液从肺通过的文字，内容与后来出版的书相差无几，这说明塞尔韦图斯的成果问世时间还要更早一些。[2] 另一方面，科隆博的实验演示很可能不是他的首创，因为他可能从保罗·阿尔帕戈那里知道了伊本·纳菲斯的研究。

因为早些年维萨里和科隆博有过密切的师生关系，所以几乎可以肯定科隆博知道他的老师对心腔间隔孔是持保留意见的。科隆博不可能没有注意到维萨里在《人体的构造》第二版中所做的改动。在那之前，科隆博很可能已经有了自己的结论。和维萨里一样，他受盖伦传统的熏陶，从事解剖学和外科工作，是解剖学和外科学教授。他掌握的一切知识，维萨里也都知道。在智力上，他们彼此的确是互补的。维萨里作为一名更老练的学者和更优秀的批评家，有着更理性的判断和更高雅的品位，这是科隆博无法比拟的。而科隆博具有更丰富的想象力，更聪明的头脑，以及无与伦比的讲故事天赋。那么，科隆博是怎么走到维萨里前面的呢？

在任何发现领域中，除非我们准备好去观察，否则是不会有观测结果的。对维萨里来说，事实一直就在那儿，不需要新的工具或新的能力，但心灵的眼睛不会聚焦。科隆博掌握了3个事实：一、心腔间隔的不可通过性；二、肺静脉中只有鲜红的血液，没有空气，也没有乌黑的废物；三、僧帽瓣具有"单向门"功能，左心室里的鲜红血液不能回流到肺静脉中。因此，他的肺部空气与血液混合以及肺循环的演示非常科学，在他之前没有人做过这些演示。他的推理建立在活体解剖和实验基础之上，在脉络上优于以往的任何推理。

他的忠实的学生、被称为"科隆博的斗牛犬"的胡安·巴尔韦德称，科隆博很可能早在1556年（仍然比塞尔韦图斯的专著出版时间晚3年）就已经知道了部分事实。据巴尔韦德在他自己于1556年（比维萨里的《人体的构造》修订版晚不到一年）出版的300页《人体的组成》一书中称，在那之前，科隆博已经完成了证明肺静脉中只有鲜红的血液、僧帽瓣能够履行职能等重要实验。巴尔韦德明确指出心腔间隔上没有小孔。心腔间隔的坚实度、厚度和强度与心脏其他部位相同，虽然表面有一些凹纹，但血液无法穿过间隔。令人遗憾的是，巴尔韦德把发现肺循环的功劳归为自己所有，吹嘘说"在我之前没有人说过这些"。[3]

塞尔韦图斯和科隆博都或多或少地对盖伦妥协了。塞尔韦图斯除了对肺循环提出了很有说服力的神学理由外，并没有表现出明显的不同于盖伦的地方。由于对心脏瓣膜了解得比较少，因此他甚至保留了"煤烟状"废液从左心室回流到肺静脉的设想。另一方面，科隆博知道盖伦的理论无法适应自己在活体解剖中的发现。在彻底摆脱盖伦的束缚方面，他的研究领先于塞尔韦图斯和维萨里。但是，像许多聪明人一样，他在全身静脉血流方向的问题上因为过分聪明而受到误导。他坚持认为，就像动脉将心脏赋予血液的动力推进到各器官一样，静脉也会如此推进肝脏赋予血液的动力。在他的设想中，因为动脉和静脉都将血液输送到外周，就像亚里士多德的古老的灌溉系统设想，所以血液绝不可能真正地循环起来。

也许，肺循环发现者这项荣誉还有其他竞争者，但他们的努力要么不够成熟或者夸大其词，要么就是他们相互竞争时被淘汰了。当科隆博的书在他去世后于 1559 年出版时，另一本有关解剖的书也于同一年在罗马出版。该书作者是阿雷佐的安德烈亚斯·塞萨尔皮诺，他和科隆博一样是罗马大学的教授，而且得到了教皇尤利乌斯二世的支持。[4]

在不到十几年的时间里，年轻的塞萨尔皮诺就获得了"哲学教皇"的名声。如果说科隆博在一般文化方面有所不知，那么塞萨尔皮诺的一般文化知识非常渊博。[5]他熟悉异教徒的智慧结晶，是一个狂热的亚里士多德主义者（他的大部分著作的标题中都有"逍遥学派"一词），而且能及时了解医学、哲学、植物学、动物学、解剖学、矿物学、天文学、占星术，甚至鬼神学等领域的所有新知识。他不是一个实验者，而是一个理论家，甚至是一个喜欢与人争论的人，是一个在所有与医学相关的领域支持亚里士多德、反对盖伦的积极分子。在阐述自己的观点时，他可能就是本着这种精神。他的一些推理完全是中世纪的产物。

在与科隆博的遗作同一年出版的《逍遥学派的问题》一书中，塞萨尔皮诺写了一段与主题关系不大的话，从中可以看出他对肺部的血液流动非常熟悉。在 1593 年出版的《医学问题》中，他再次谈到这个问题：

心脏的通道是自然形成的，血液从腔静脉流进右心室，这里有一条进入肺的通道。此外，肺部还有另外一个入口可以进入左心室，血液从左心室流到主动脉。血管口有瓣膜，可以防止血液回流。因此，就像我在《逍遥学派的问题》中解释的那样，血液不停地流动，从腔静脉通过心脏和肺进入主动脉。[6]

塞萨尔皮诺是科隆博在比萨大学的学生，他可能听过科隆博谈论血液从肺部而不是从心腔间隔通过的观点。但正如他自己著作的标题所示，其全部目的是提出问题并根据亚里士多德的自然哲学进行论证，而不是阐明新发现。这是这一理论的弱点，也是它引起歧义的原因——传统的理论和现代的巧妙表述同时出现。

塞萨尔皮诺曾经提到（尽管只是一次偶然提及），血液在心脏中被加热，然后"通过室间隔"从右心室输送到左心室。但他并不相信这个说法。在同一页，他用"肺部是左右心室的桥梁"这个新颖的概念予以反驳，两者又同时被保留了下来。1583 年，塞萨尔皮诺出版了他最著名的著作《论植物》。这本书被认为是第一本植物学教科书，他在书中再次描述了肺部的血液流动。他和科隆博一样不知道体循环，因为他也认为血液以潮涨潮落的方式在所有血管里运动。

此时，医学界对体循环并未形成粗浅的认识。

第 19 章

波涛汹涌的海洋

人的心脏就像大海，有风暴，也有潮汐。

——文森特·凡·高

在所有科学领域，想法不可能一直都像气泡一样接连不断地涌出。自盖伦确立其显赫声名以来，他设想的体系屡遭质疑。一些人干脆接受了肺循环这个新概念，另一些人则不得不面对一个问题：如果不能直接从左心室获得动脉血和生命灵气，那么肺是如何保持活力的？然而，真正的问题并不是间隔孔或血液从肺部通过的问题，而是盖伦的捍卫者需要随时反驳科隆博，以"拯救"另一个真实性可疑的盖伦学说。人们拒绝某样事物时，总是比接受某样事物时更容易找到理由。很少有人意识到，这种结局可能具有破坏性。

就连科隆博的朋友、崇拜者和支持者，也对一位受人尊敬的解剖学家竟然会提出"生命灵气可能是在肺里产生的"这样的观点感到惊讶。科隆博的书刚刚出版，摩德纳大教堂前教士、费拉拉大学和比萨大学的解剖学老师、时任帕多瓦大学外科系主任的加布里埃尔·法洛皮奥，就在 1560 年冬天举行的一次公开解剖中嘲笑了这个想法。法洛皮奥坚持认为，毫无疑问，心脏运动肯定是心脏热量的来源，而这些热滋生了心腔里的生命灵气。此外，法洛皮奥声称，鱼会运动，说明鱼有生命灵气，但我们可以观察到鱼没有肺，因此这无疑证明了灵气不可能是在肺部产生的。

另一方面，年高德劭的盖伦信徒、维萨里和塞尔韦图斯的老师约翰·金瑟在他自己的最新专著——与科隆博的遗作同年出版的《论新的胜利的医学》中支持科隆博的观点。金瑟写道，从肺部进入心脏，然后像风扇一样使其冷却的，不是没有任何变化的空气，而是空气和血液的混合物。肺提炼血液，并将其与空气结合。令人惊讶的是，曾经强烈反对维萨里的西尔维于斯，现在却在自己的解剖研究中妥协了。在他的新作《引论》（他死后于 1555 年出版，被誉为"改良盖伦解剖学的系统教科书"）中，他选择对心腔间隔通道这个问题保持沉默。

在几年内，欧洲的学校同时教授这两种理论。安布鲁瓦兹·帕雷担任过四位法国君主的外科医生，他总结了在确定血液如何从右心室输送到左心室时需要解决的困难。帕雷本人承认心腔间隔上有孔，同时又说这些孔并没有"穿透"。他未能理解科隆博的发现有一个基本特征：二尖瓣的功能和肺静脉中有鲜红的血液，与血液从肺部通过一样意义重大。

比萨大学的解剖学家圭多·圭迪同时描述了这两种可能的选择。圭迪别名维杜斯，与巴尔韦德和科隆博相识，是法兰西公学院的教授，读过巴尔韦德的书。他通过自己的研究证实，心腔间隔上没有孔，"因此，一滴血液都不可能直接从右心腔流进左心腔"。此外，他正确地关注了对肺静脉内容物的关键观察结果：那里只有鲜红色的血液，没有煤烟状残留物。就像巴尔韦德一样，他证实了这个观察结果。最终，圭迪回避了这个问题。他说，不管血液到底发生了什么变化，质地柔软、只有一层精细包覆层的肺静脉，都肯定能快速有效地将空气从肺输送到心脏。今天，维杜斯因为两个以他的名字命名的结构而名垂千古：维杜斯氏神经和维杜斯氏管。

三年后，费拉拉大学的天主教徒、担任过多位教皇私人医生的阿奇奇洛·皮科米尼强烈反对科隆博的观点。他坚持认为，维持生命的血液只能在左心室形成，然后利用科隆博的证据反向证明，从理论来说，肺静脉中的血液只能来自心脏，以确保肺的活力。著名解剖学家、蒙彼利埃的盖伦学家安德烈亚斯·利巴菲乌斯也"证明"血液不可能从肺部通过，因为肺部动脉和静脉之间的任何连接都只是假设性的。盖伦也说过，"动脉性静脉"中的血液有一部分通过肺部看不见的细微通道进入了"静脉性动脉"，但那只是一种推测。

肺静脉中的内容物（无论是空气还是血液）可以在肺和左心腔之间流通，以及肺动脉和肺静脉的末端有连接，这些对于肺循环的发现有着至关重要的意义。[1]

亚历山大的埃拉西斯特拉图斯是最早提出肺静脉中没有血液，只有来自肺部的新鲜的普纽玛的人之一。接着，盖伦设想了一种双向的气体流动：新鲜的普纽玛从肺流进左心腔，"煤烟状"废物从熔炉一样的左心室流入肺部并排出。正是因为肺静脉里显然有鲜红色血液在流动，所以科隆博决定研究血液是如何到达那里的！它不可能来自左心室，因为二尖瓣的单向瓣膜（"门"）的作用就是守护左心室，防止血液回流。它只能来自肺部，因为二尖瓣允许血液从肺部单向流入心脏。血液呈鲜红色的观察结果表明，颜色的变化一定发生在肺部。

肺静脉的"现代"历史始于公元4世纪罗马皇帝叛教者尤利安的医生——拜占庭帝国的奥里巴斯。[2] 奥里巴斯是最早认为肺静脉中有血液的人之一，他错误地认为，肺静脉将血液从左心腔输送到肺部，为肺提供营养。10世纪有影响力的医学家、琐罗亚斯德教教徒哈利·阿巴斯明确地证实了这一点。经由萨莱诺著名医学院的医学家兼翻译家康斯坦丁译介，阿巴斯的学说进入了中世纪盖伦传统的主流。另外，在其他拜占庭和阿拉伯人译介他们的学说时，凡是涉及盖伦所暗示的肺动脉和肺静脉末端连接的地方都被忽略了。和阿巴斯有着相同信仰的阿维森纳重新提出"静脉性动脉"和"动脉性静脉"吻合、血液从左心室流到肺部的观点，并认为这对"滋养"肺来说是必要的。

然而，克雷莫纳的杰拉德在将阿森维纳的著作翻译成拉丁语时，无意中遗漏了肺部血管吻合这个推测。这个颇具影响力的拉丁语译本后来成为医学院的标准文本。因此，盖伦的肺部血管吻合概念就像奥里巴斯的肺静脉中有血液这个概念一样，在之后出版的拉丁语版阿森维纳著作中一直缺失。这种状况持续了几百年，直到1527年，安德里亚·阿尔帕戈在《药典》译本的修订版中再次提到了它们。

后来，在展示先天性卵圆孔未闭现象的解剖结果基础上得出的错误观点，再一次反驳了科隆博的观点。皮埃蒙特的解剖学家莱昂纳多·博塔卢斯就遇到过这样的情况。他认为成年人的血液是通过心房间的小孔在心腔之间流动的。这个错误很快被学识渊博的盖伦信徒塞维里努斯·皮内乌斯纠正了。他正确地指出，博塔卢斯观察到的胎儿心房间的小孔很少会在成人心脏中持续存在，而且盖伦曾描述过这种情况。皮内乌斯断定，盖伦设想的血液转移是通过室间隔上的小孔实现的。帕维亚大学的解剖学教授贾姆巴蒂斯塔·卡尔卡诺在他关于胚胎学的书中报道了另一例卵圆孔未闭。教皇格列高利十三世的医生康斯坦提乌斯·瓦罗里也将胎儿的观察结果类推至成人。事实上，瓦罗里认为血液不一定要从右心室流到左心室。

朱利奥·恺撒·阿朗希乌斯是博洛尼亚大学的解剖学教授，他的整个职业生涯都献给了胎儿解剖。他描述了胎儿体内的动脉导管和静脉导管，以及半月瓣中的软骨小结节（最终这些小结节以他的名字命名为阿朗希乌斯氏小结）。1587 年，他在《解剖学观察》一书中支持科隆博对血液从肺通过的解释。但他也认为生命灵气可以从左心室逆向流动进入肺静脉。他赞同科隆博证实的生命灵气产生于肺的观点，但他认为肺还必须接受从心脏反流的新鲜血液。[3]

博洛尼亚大学的卡洛·鲁伊尼于 1598 年出版的遗作《马的解剖学》在肺循环历史中占据了一个独特的位置。鲁伊尼不是医生，也不是兽医，而是一名律师。这部著作对马的解剖起到的作用可以与《人体的构造》对人体解剖的作用相媲美。这是第一部研究马这种高贵动物的解剖结构的著作，书中美妙绝伦的图形和同样出色的文字可以与维萨里的著作相媲美。鲁伊尼清楚地描述了马的肺部血液流动情况。

在北方诸国，巴塞尔大学的著名瑞士医生菲利克斯·普拉特接受了肺循环概念。笃信新教的普拉特家族及其白手起家的故事不仅在城里闻名遐迩，其名声还传到了更远的地方，甚至传到了法国。老托马斯·普拉特历尽磨难，从目不识丁、一贫如洗的牧童爬到受人尊崇的位置，成为一所著名学校的校长，还拥有包括一家印刷厂在内的不动产。即使这还不能使他享有名望，也给了他资产阶级的体面和舒适生活。他满怀热情地期待着长子菲利克斯能让家庭进一步发展，而菲利克斯也没有让他失望。

年轻的菲利克斯来到古老的哥特式城市蒙彼利埃（巴黎大学的约翰·若兰称之为"现代尼多斯"；直至今天，这里还有尖形拱门和肋状拱顶），在天主教学校学习医学。他性格腼腆，学习认真，谦虚而不张扬，从不好高骛远，对手头的任务有清楚的认识。5年后，他回到了家乡，建立了自己的诊所，并一举成名。他研究了自己手里的那本《人体的构造》（这本书已经在他的家乡出版），并成为维萨里的早期支持者。菲利克斯亲自解剖了300多具尸体。

另一方面，加斯帕德·鲍欣还在犹豫不决。他是巴塞尔大学另一位有影响力的教授，哈维的解剖学讲座就是以他的演示为基础的。他在自己的书中分别描述了盖伦关于心腔间隔孔的观点与科隆博关于肺部血液流动的观点。这个问题让鲍欣苦恼了10多年。最终，在他1705年出版的被认为是当时最优秀解剖学教科书的《解剖学论》一书中，鲍欣忍不住承认：从一颗他煮了很长时间的牛心来看，心腔间隔上确实有明显的孔、凹窝和又窄又深的窦。在他看来，血液显然是通过他亲眼观察到的那些小孔输送的，因为大自然从不草率行事，也不会做无用功。此后，他对血液从肺通过不那么着迷了，但认为在教科书中提及是合适的做法。

在低地国家，著名的荷兰解剖学家福尔赫·科伊特也做了一些实验，并支持肺循环概念。他师从帕多瓦大学的法洛皮奥、博洛尼亚大学的阿朗希乌斯、罗马大学的埃乌斯塔基和蒙彼利埃大学的隆德莱特，博采众家之长，成为比较解剖学的第一位系统性代表人物。科伊特仔细观察了猫、蜥蜴、蛇和鳗鱼活体的心脏，并详细描述了新生小猫跳动的心脏。在体循环方面，虽然他进行了结扎法实验，并观察到与哈维相似的现象（静脉被结扎时，离心脏较远的一侧会膨胀），但他没有像哈维那样认识到体循环的重要性。他确实使用了"循环"这个词，但是他把它理解为一种来回运动，就像流体的升腾和回落一样：先是蒸发，然后是凝结。

第五篇

循环生理学

血液的运动被称为循环运动，就像亚里士多德说空气和雨水跟随恒星循环运动一样。

——威廉·哈维

哈维时代的血管和心脏认知历程

- 法布里修斯（Hieronymus Fabricius，1537—1619）重新发现并详细描述静脉瓣膜，但没能理解它们的真正作用

- 哈维（William Harvey，1578—1657）正确地提出血液循环理论，认为心脏像肌肉一样运动，它的基本功能是推动血液做循环运动；肺的功能是呼吸，与心脏的运动相互独立；他的著作《心血运动论》给医学的生理学基础带来了颠覆性的巨变

- 马尔比基（Marcello Malpighi，1628—1694）是显微解剖学和胚胎学鼻祖，利用显微镜最早描述蛙肺的毛细血管，补全了哈维的血液循环；发表了肺的解剖学观察结果

第 20 章

荣耀前奏曲

没有大胆的猜测，就没有伟大的发现。

——艾萨克·牛顿

威廉·哈维的出生是一个国家的幸运，也是一个时代的幸运。人们可能会问，这是不是一个独一无二的现象，他是几百年才出现的无法解释的天才，还是说他的出现在某种意义上是有迹可循的？答案当然是两者兼而有之。哈维无疑非常杰出，不过，如果没有身处伊丽莎白时代，他几乎不可能取得这样的成就。

即使是对一个不经意的旁观者而言，那也是一个激动人心的时代。弗朗西斯·培根、伽利略和开普勒是年龄稍长的一代人。罗伯特·弗拉德、范·海尔蒙特和彼得·保罗·鲁本斯是年龄相仿的同时代人，而梅森、伽桑狄、笛卡儿、贝尼尼、塞万提斯、莎士比亚和托马斯·霍布斯则年纪较小。反对路德的反宗教改革运动正如火如荼地进行。1618 年，就在血液循环的概念正在哈维的大脑中逐渐形成之际，三十年战争开始了。天主教徒和新教徒陷入了一场激烈的战争，判断敌我的方法非常简单：只要是不站在我们这一边的，就是异端，对异端的惩罚就是送上火刑柱。

究竟伊丽莎白时代的英格兰能在多大程度上称之为文明社会，仍是有争议的。那是一个残忍野蛮、不讲道德、混乱无序的时代。对那些想要漂洋过海前往新世界的虔诚信徒来说，在这片"充斥着谋杀、屠杀、乱伦、通奸、淫乱、酗酒、压迫和傲慢"的土地上，恶魔随处可见。但是，如果文明的首要条件是追求知识的劲头、思想的自由、对美的感受能力和对不朽的渴望，有马洛、斯宾塞、道兰和伯德的国家，就是一种文明。

伊丽莎白时代的生活反映了那个令人惊叹的时代的许多品质——对旧方式的厌倦、充满激情、积极探索所有领域、大胆猜测、勇于行动以及永不知疲倦的旺盛精力。伦敦是绝大多数此类放肆行为的受益者和发生地。它是当时世界上最令人向往的城市，是狂热者的圣地，也是流亡者的避难所。博物学家、天文学家、艺术家、学者、冒险家和江湖骗子聚集于此，其中许多人来自新教国家，在帝国赞助的诱惑下来到了这里。随着时间流逝，这座城市变得充满了魔力，也带上了些许的忧郁，事实上，它变成了一座暧昧不清、基督教不同教派大联合的城市。

这些人的旺盛精力驱动了伊丽莎白宫廷的精气神，年轻的莎士比亚在一首小曲中进行了概括："有的人去打仗，去战场试试运气/有的人去发现遥远的岛屿/有的人去大学刻苦钻研。"宫廷反映了那个时代的精神：混乱不堪，争论不断，两种不可调和的宗教哲学进行了殊死的斗争。宗教争议从来都不宽容，在伊丽莎白时代更是如此。这位"童贞女王"是名义上的新教徒，根本不关心后人重视的礼节和礼貌的遁词。她毫不隐讳地谴责教皇为"罗马的娼妓"！教皇被圣公会信徒普遍认同，是因为他是反基督者。

天主教会的目的到底是什么？清教徒、诗人约翰·弥尔顿称天主教会是"罗马七丘上潜伏的野兽"，并且说教皇是"戴着三重冠、咬牙切齿、摇晃着十只角、满脸杀气的拉丁怪兽"。这场冲突的核心是信仰自由权引发的激烈争论，而这仅仅是托起"五月花号"的更大的思想和言论自由权利的一个方面。战争从讲坛转移到战场，基督教的概念是如此深奥、模糊，以至于任何事情都可以用它们来解读，而基督教也确实是这样做的。亲王和主教不约而同地通过最残酷的手段来促进或阻止这种不断上涨的浪潮，但从长期来看他们的努力通常没有结果。

威廉·莎士比亚和威廉·哈维就处在这样的时代背景之中。

在维萨里的《人体的构造》出版 35 年后的 4 月 1 日，哈维出生在肯特郡福克斯通的一个自由民家庭。在西班牙无敌舰队战败的那个夏天，操着肯特郡口音的哈维就读坎特伯雷国王学校。[1] 16 岁时，他被剑桥大学的冈维尔与凯斯学院录取。在剑桥中心的圣玛丽大教堂（剑桥大学的大学教堂）参加过毕业典礼后，哈维来到了帕多瓦。当时，帕多瓦是新思想之城，也是科学圣地。在古老的市中心智慧广场西边，帕多瓦岛上建立了一所新的医学院。他听到许多学生把这所学校称为"il Bo"，意思是"牛"。[2] 这座城市欢迎交学费的外国学生，这明显是出于经济原因考虑。

在受到异教烦扰的意大利，帕多瓦是一个宽容之岛。它能繁荣发展，是因为威尼斯的历任总督知道如何保护它免受东西方欲望的侵扰——他们凭借的是大学的荣耀，而不是武力。帕多瓦的杰出校友中有尼古拉·哥白尼。在导致哈维取得发现的那些事件中，一些曾在帕多瓦求学的学者产生了极大的影响，包括维萨里、科隆博和法布里修斯。而在随后的激烈争论的参与者中，帕多瓦大学的毕业生人数超过了其他大学的毕业生人数之和。曾经是医科学生的伽利略在医学院教授数学、天文学和占星术。毕竟，医生仍然需要知道星星预言的是什么病，以及推算适宜配药的良辰吉日。伽利略发明了一种提高水位的机器，设计了第一支温度计，并建造了最早的观察天空的"侦察望远镜"。他的朋友、希腊数学家乔瓦尼·德米西亚尼，建议将它命名为"望远镜"。"显微镜"是伽利略发明望远镜的副产品。伽利略在维尼亚利大道的家中接收寄宿生，并提供收费辅导，以补贴他微薄的教职收入。维尼亚利大道是一条蜿蜒曲折的狭窄街道，靠近一个开放的广场。

当伽利略在露天剧场做讲座时，哈维经常溜进台下拥挤的人群。他学会了将自己的研究限制在可以通过实验和测量解决的问题上。他也很享受在天使药房度过的夜晚，那里更像是一个学者俱乐部，而不是一家药房。药房的老板乔瓦尼·文森佐·皮内利拥有全欧洲最棒的图书馆。没有人想到年迈的伽利略会被宗教裁判所强制收容，其原因正如年轻的约翰·弥尔顿在《论出版自由》中提醒我们的那样，是"因为他的天文学思想与方济各会及多明我会高层所想的不同"。

在意大利哲学家彼得罗·蓬波纳齐的推动下，帕多瓦大学的亚里士多德主义在最后一位（也是最伟大的）传统教师雅克布·贾科莫·沙巴雷拉的身上达到了顶峰。1578 年，沙巴雷拉出版了《论方法》。哈维正是通过这本书，学会了亚里士多德的方法。沙巴雷拉认为，医生研究人体有两种方法。[3] 第一种是科学演示法，如亚里士多德的《动物志》所示，通过解剖观察和经验知识来学习，不一定要理解其中的基本原理。第二种叫作分析法或者消解法，通过这种方法可以寻找和理解观测结果背后的原因。这在亚里士多德的《论动物的组成》中有所体现。亚里士多德利用这种方法，对观察到的解剖结构给出了因果解释。在医学上，从诊断到治疗都可能用到消解法。[4]

1602 年，哈维回到拥挤不堪、"人山人海"的伦敦，开始艰难地攀登学术和职业的阶梯。曾在牛津大学学习的传记作家约翰·奥布里在《短暂人生》中对哈维的描述非常传神："他个子不高，甚至可以说很矮，圆脸，橄榄色皮肤；圆圆的黑眼睛很小，但很有精神；一头乌发，但他从去世前 20 年开始，就已经有了不少白发……他患有严重的痛风，经常发作。"

1604 年，哈维与伊丽莎白·布朗结婚，她是伦敦一位著名医生的女儿。他们没有孩子，对于她我们也知之甚少。1607 年，在布朗医生的影响下，他成为内科医学院（后来升格为伦敦皇家内科医学院）的研究员。学院是在亨利八世统治期间，应国王常任医生托马斯·利纳克尔的请求，于 1518 年成立的，由利纳克尔担任首任院长。1565 年，经伊丽莎白一世授权，学院设立解剖学分支。1609 年，哈维在前辈威尔金森去世后，成为圣巴塞洛缪医院的医师，并在 1615 年被任命为学院拉姆利讲坛的解剖学教授。拉姆利讲坛开始于 1582 年，是以学院两位捐助者之一的拉姆利勋爵的名字命名的。

很快，哈维的阅读范围之广就显露出来了。亚里士多德是他最尊崇的权威，盖伦的名字也经常被他提及，还有一些同时代的人受到了同样的礼遇。[5]他在比较解剖学和病理学方面的渊博知识，同样给人留下了深刻的印象。他就像一只杂食动物，人们很快发现，在选择要解剖的动物时他从不"挑食"！他在讲稿中提到的动物不少于128种，包括蜗牛、蛞蝓、螃蟹、虾、黄蜂、大黄蜂和苍蝇，他亲自观察和解剖了其中许多动物。对哈维来说，解剖是一件很神奇的事，总能激发热情（希腊语表示"热情"的词"*enthusiasmos*"，本意是"被神附体"，因为这个词的词根"*theos*"意为"神"）。解剖不仅能揭示重要功能，还能使人以一种适度的方式探索宇宙创造的伟大秘密。

哈维经常受邀觐见詹姆斯一世，后来又与查理一世关系亲密。弗朗西斯·培根爵士是他的病人，但是他们不太可能讨论血液循环问题，因为他们对亚里士多德的哲学持相反观点。他可能认识磁学先驱威廉·吉尔伯特，后者在《关于世界》的开篇部分明确地批评了那些盲目追随亚里士多德和盖伦的人。哈维甚至可能与年轻的佛兰德斯化学家范·海尔蒙特有过交集。就在哈维返回英国的那一年，这位化学家访问了位于白厅街的宫廷。

查理一世把温莎宫和汉普顿宫的资源，包括它们的公园和种类繁多的奇异动物，都交给哈维来做实验。因为查理一世非常喜欢打猎，所以哈维解剖了数不清的皇家御鹿，包括夏天的雄鹿、秋天和冬天的母鹿。他甚至从皇家动物园里得到了一只鸵鸟。作为回报，哈维向国王陛下展示了小鸡在蛋里的发育过程和它活着的心脏的跳动。当针对奥利弗·克伦威尔的内战爆发后，查理一世把他的两个儿子查尔斯王子和詹姆斯王子托付给了忠诚的君主制拥护者哈维。对哈维来说，友谊就是一种信仰。礼貌在他的生活中也占有重要地位，他憎恶那些为了安抚自我而伤害别人感情的人。杰斐逊说的"对人类舆论的适度尊重"非常适合形容哈维的生活方式。

从 1638 年年末开始，直至整个内战期间，查理一世几乎都在四处奔波，哈维一直陪伴着他（包括他在牛津担任墨顿学院院长的那些快乐岁月）。在查理一世被囚禁于纽卡斯尔期间，哈维也陪伴着他；在查理一世接受审判并被处决之后，哈维于 1647 年回到伦敦，与他的兄弟伊利亚布生活在一起。战乱及其可怕的后果让当时已年过七旬的哈维毫无畏惧。1649 年，他发表了两本《实验研究》，以回应法国解剖学家约翰·若兰对血液循环理论的反对意见（后面的章节将讨论这个问题）。随后，他的长篇经典《论动物繁殖》出版。

回到伦敦后，哈维的晚年个人生活记录肯定有一些悲惨，但如果认为他的晚年生活笼罩在愁云惨雾之中，那就大错特错了。相反，他谱写了一部品格战胜环境的编年史。对他来说，事情只是生活的原材料，如何处理这些事情才最终决定生活的成败。可以肯定的是，他遇到的麻烦足以让他沮丧，甚至郁郁寡欢。他受到了痛风、肾结石、疲乏和失眠的侵袭。只有到了生命快要终结的时候，时间才似乎过得很慢，无所事事的每一个日夜都是那么漫长。[6] 但他有学者的坚韧，有学者的勇气，还有一颗学者的永不孤寂的心。

1657 年, 79 岁的哈维在罗汉普顿伊利亚布的家中卒中发作（中风）。同年 6 月 3 日晚，在萨里郡乡间静养的他离开了这个世界。奥布里写道："他去世的那天早上，大约 10 点钟，他想说话，却发现舌头僵直，不听使唤；这时他明白了自己的状况，知道自己已经没有康复的希望了。……他给药剂师萨姆布洛克做手势，让药剂师给他的舌头放血，但收效甚微。就这样，他的生命走到了终点。"

因为没有继承人（哈维的孪生兄弟马修和迈克尔于 1643 年

去世，他的二弟约翰于 1645 年去世，哈维的妻子也在不久后去世了），所以哈维将 2 万英镑的遗产捐赠给了伦敦皇家内科医学院（在这之前，他已经将所有藏书都捐给了伦敦皇家内科医学院），要求医学院利用变卖收益研究大自然的奥秘。托马斯·霍布斯被遗赠了 10 英镑，"以表示哈维对霍布斯的爱"。哈维被安葬在埃塞克斯郡亨普斯特德（当时人口数量仅为 450 的淳朴乡村）的哈维家族墓地的外殡仪室中，左右两边是他两个侄女的尸体。他在这里沉睡的两个世纪里无人探访。人们多次试图将他的遗体转移到威斯敏斯特教堂安息地，但他们的努力都付诸东流了。1847 年，当有人询问当地村民时，他们只听说"哈维医生是一个非常伟大的人，取得了一些伟大的发现"，但他们并不知道他到底取得了哪些发现。[7]

唉，威廉·哈维——我们几乎不认识你！

在年迈的哈维与年轻的罗伯特·波义耳唯一有记录的谈话中，哈维透露自己职业生涯中最重要的观察是他在帕多瓦大学上学期间完成的，当时他德高望重的老师希罗尼穆斯·法布里修斯演示了静脉中的瓣膜。[5]有时，科学会留下一条线索，以帮助人们了解它。波义耳在笔记中回忆："他告诉我，当他注意到静脉中的瓣膜允许血液自由地流向心脏，但会阻止静脉中的血液反向流动时，……他不由得猜想（血液）应该是通过动脉输送出去，然后通过静脉返回。"

维萨里在第二版《人体的构造》中描述了静脉瓣膜的解剖结构，但他的推论是错误的。几年前，法国解剖学家查尔斯·埃斯蒂安也观察到了类似的结构，并把它们解释为"一种挡板"，作用是防止血液在某些重要组织中流速过快。1546 年仲夏，维萨里被请到拉蒂斯本为弗朗西斯科·德·埃斯特勋爵治病时，他第一次意识到"某些血管的形状有些特别"。他在那里遇到了费拉拉大学的解剖学家乔瓦尼·巴蒂斯塔·卡纳诺及其学生、葡萄牙解剖学家阿玛图斯·卢西塔努斯。[9] 他们在费拉拉大学上课和解剖过程中展示过这种瓣膜，并称之为"盖"。它们的形状与主动脉和肺动脉在心脏上的开口相似，进入腔静脉的奇静脉的起始点、进入肾脏的静脉和靠近骶骨上部区域的静脉中也有这种结构。两位解剖学家都正确地断言，它们的功能是防止血液回流。

第二年，卡纳诺和卢西塔努斯再次观察到了这些瓣膜。卡纳诺是最早发现瓣膜的人之一，但他从未发表过自己的发现。他确实打算撰写一本关于肌肉的书，但后来半途而废了，也许是《人体的构造》的出现使他失去了信心。卢西塔努斯是布朗库堡的一名犹太医生，后来成为费拉拉大学的医学教授。1551 年，他在佛罗伦萨出版的《一百次观察》一书中描述了这些瓣膜。他在奇静脉里观察到过这些瓣膜，前后有"上千次"了。与其他人相反，他通过一个巧妙的实验，证明它们会促进血液向心脏单向流动。科隆博也给出了准确的描述，但巴托罗梅奥·埃乌斯塔基奥坚持说找不到这种瓣膜。1574 年，也就是卡纳诺去世的前 5 年，重新发现瓣膜的任务落在了希罗尼穆斯·法布里修斯的身上。

法布里修斯沉默寡言，性情沉静。他是伽利略的医生，也是威尼斯参议院和波兰国王的医生。他的婚姻生活美满，但他没有孩子。他接替法洛皮奥，担任帕多瓦大学外科和解剖学主任。静脉里的瓣膜引起了他的浓厚兴趣。早在 1574 年，他就注意到了它们，并在做讲座时进行了公开演示。观看过法布里修斯演示的犹太医生所罗门·阿尔伯蒂和曾向卡纳诺求学、任教于费拉拉大学的皮科洛米尼在纽伦堡分别发表了一份报告。皮科洛米尼在1586年出版了一部解剖学著作，并在书中正确地描述了颈静脉和四肢静脉中瓣膜的功能。[10]

在法布里修斯长达半个多世纪的职业生涯中，他的大部分时间都是在帕多瓦大学教授解剖学。为了便于工作，他建造了一个令人惊叹的解剖学阶梯教室（现在仍然可以前往参观）。这是第一个永久性的同类型建筑，来自欧洲各地的学生聚集在这里，在火炬下观看演示。教室里有5层环形阶梯座位，底层中央的解剖台上有一具充当解剖模型的尸体，向学生展示人将要去世时的样子。哈维认为，空虚的生活披上光彩夺目的绚丽外衣之后，就会有一种不确定的吸引力，但是世界上所有的辉煌都无法让人忽略衣物遮掩之下的赤裸身体——靠骨骼支撑的容易腐败的血肉之躯。尸体是从下面的通道，通过一扇活板门送上解剖台的，解剖后的残余部分会被放进炉子里烧掉。法布里修斯在功能、病理和治疗方法之间建立了联系，因为他不仅是解剖学家，也是生理学家和胚胎学家。

1603年，法布里修斯出版了插图本《论静脉中的小门》，这是关于瓣膜的权威著作。[11] 在他60多岁的时候（他在87岁时去世），法布里修斯制订了一个雄心勃勃的图书计划——创作一套"全动物身体机能教室"丛书，像他的那间解剖教室一样，向全世界的读者展示解剖学和生理学的全貌。他生前没能完成这个宏大的任务，但是为了实现这一目标，他出版了一系列著作，关于静脉中的"门"的那部专著就是其中之一。

第一个用"瓣膜"这个词来描述又小又精致的膜的科学家是法布里修斯。这些膜就像附着在血管壁上的指甲，沿着静脉主干的方向向上张开。它们很脆弱，单个或成对分布，彼此之间有间隔，在四肢血管中数量最多。当对身材纤瘦的人的胳膊使用结扎术时，隔着皮肤就能很容易地看到它们，就像植物茎秆上的节瘤一样。并非所有静脉都有瓣膜。例如，在腔静脉、颈内静脉、需要通过不间断血流为某些器官供血的静脉以及无数细小的浅静脉中，都没有瓣膜。

尽管法布里修斯的描述很准确，而且他相信"大自然安排这么多瓣膜肯定是有某种目的"，但他没有理解这些瓣膜的真正目的是让血液从外周回流到心脏。他仍然相信荷马所说的"潮起潮落"运动。事实上，他用探针证实了静脉起源于肝脏以及两个心室的间隔中留有通道的盖伦学说。他认为，静脉瓣膜的功能是增强静脉，同时延缓血液流动，使身体的每个部分或器官有足够的时间完成"调制"。此外，它们能防止静脉过度扩张。

他推断，颈部静脉没有瓣膜是有原因的。在这里，血液流动不容拖延，因为大脑作为主要器官之一，需要不受限制地得到新鲜的营养供应（静脉的功能仍然被认为是把血液输送到各个器官）。同样地，通往肝、心、肺和生殖器官的静脉没有瓣膜。这些器官对整个动物体来说都是必不可少的，因此需要大量血液供应。动脉不需要瓣膜，因为在传统的理论体系中，动脉不用理会营养的问题，而且考虑到动脉壁的强度和厚度，动脉不需要加固。于是，证明它们真正的功能和其他一些发现，以及重新检查、重新评价所有血液流动相关理论的任务，全部要留待哈维来完成。

法布里修斯关于静脉瓣膜的阐述对哈维的发现起到了关键性的作用。他在无意中把对自己的研究来说至关重要的一块拼图交给了哈维。亚里士多德和盖伦，以及后来所有的解剖学家（包括法布里修斯），都认为血液会流向器官和四肢，不会回流。1 500年以来，整个医学界都依赖于这种以心脏为中心的离心系统。然而，正是这些结构可以终结盖伦的血液"潮起潮落"学说的影响。它们是血液必然通过静脉从外周回流到中心的明显证据。法布里修斯没有意识到他的发现意义重大，因此彻底揭示血液在体内单向循环流动这个真相的大好良机留给了哈维。

第21章

绝佳时机

因此，哈维在真理之书中寻求真理
造物计划是上帝亲手写的。
构思是那么巧妙，
但不要只看上面的评论，
要看原稿本身。

——亚伯拉罕·考利

哈维的新发现，即"血液沿着以前不为人知的环形路径流动"，是通过长期耐心努力，利用活体解剖、目视观察和实验（特别是结扎实验）收集了大量证据后取得的结果。[1] 他的发现是基于对 100 多个不同物种（包括哺乳动物、蛇、鱼、龙虾、蟾蜍、蜥蜴、鼻涕虫和昆虫）的实证研究做出的，这导致医学的生理学基础发生了彻底的变化。

他在几个新的方面做出的贡献，使生命科学作为科学革命的全面参与者迈入了现代时期。[2] 首先，盖伦认为静脉和动脉是两个完全独立的系统，而哈维提出了单一连续系统的概念，认为动脉血和静脉血是同样的血。[3] 即使动脉血中含有更多的灵气，它也仍然是血液，因为灵气是不可分离的，与血液是一体的。瓣膜使人想到泵的作用，哈维承认，当他把心脏瓣膜视作心脏结构和功能的一部分时，他就产生了视心脏为血泵的想法。同样的血液不断循环流动这个概念是通过定量推理确定的，这是他非常擅长的方法。事实上，他的欧洲支持者安德里亚·阿高利和约翰·马提特明确表示，他们支持他的唯一理由是他使用了"定量论证方法"。

从一开始，哈维就否认盖伦生理学的基本要素。心脏里没有盖伦所说的火，因此不需要燃料或发酵。心脏和动脉没有呼吸功能。室间隔和表皮上都没有孔。由于两个心室同时收缩和扩张，因此不会形成可以推动血液通过间隔的压力梯度。他不认同亚里士多德的第三心室理论，也不接受认为动物可能会随着时间推移而发生巨大变化、最终失去一个完整心腔的传统理论。

首先，哈维进行了蛇的活体解剖，因为蛇的大血管便于观察。[4] 切开一条蛇，在主动脉的中间牢牢地打一个结，或者用镊子夹住，血液就会在结扎点近心侧堆积，而心脏充盈膨胀。同时，结扎点下方的主动脉变成扁平状，似乎是空的。可以明显看到，不仅是远端主动脉，所有静脉也都是扁平的，都没有血液流入。去除结扎带或取下钳子后，心脏膨胀消失，主动脉充盈。当在"主静脉"（下腔静脉）周围打结进行同样的实验时，会出现相反的效果。结扎点下方的静脉膨胀，结扎点上方通往心脏的血管变得扁平。由于没有血液流入心脏，心脏和主动脉都变得扁平了。去除结扎带后，心脏和大血管的颜色及大小都迅速恢复原状。

哈维在书中通过插图描述的一系列著名的结扎实验证明，如果压迫人类手臂上的浅静脉，那么压迫点远心侧的血管肯定会被血液充盈；但是当身体深处的动脉血流受阻时，手臂会发白，表现出缺血的特征。这是一个至关重要的观察结果。它表明静脉中的瓣膜引导血液始终朝着心脏单向流动。填充空静脉的血液一定来自外周。颈外静脉中有瓣膜，只允许血液单向流向心脏。

既然静脉中的瓣膜只允许血液流向心脏，而心脏中的瓣膜只允许血液流向动脉，血液就只能单向流动——从静脉通过心脏流向动脉。也就是说，这些血液只能从静脉流回动脉，完成真正意义上的循环。血液不可能像亚里士多德所说的那样在心腔（或者像盖伦认为的那样在肝脏）源源不断地储备，然后连续不断地在动脉末端被消耗殆尽。

但是，如果血液是由肌肉发达的心脏泵入动脉系统的，那么它们是如何回到静脉中的呢？哈维正确地推断出，在心脏不再提供推力后，是腿部肌肉收缩产生的力推动血液流回静脉：

> 血液在四肢运动和肌肉挤压的压力作用下，从毛细血管进入小静脉，再从小静脉进入较大的静脉，因此它更倾向于向中心运动，而不是朝相反方向运动。[5]

从理论上讲，他的实验和结论要求从最小可见动脉到最小可见静脉必须有血液可以通过的外周通道。但哈维无法证明这些通道的存在，于是批评者以此为由反对他：在哈维能够证明外周血管有某种形式的直接连续性之前，没有理由相信循环模型。

在亚里士多德至高无上的权威下，数百年来，人们一直用环形来理解宇宙的本质。根据亚里士多德的理论，所有的天体运动都是圆周运动。另一方面，他坚持认为地面上的自然运动既有开始，也有结束。

发表具有象征意义的圆周运动论的哲学家焦尔达诺·布鲁诺在罗马受到的审判和火刑万众瞩目，当时的任何学者（包括正在帕多瓦大学求学的哈维等医科学生）不可能没有注意到。像塞尔韦图斯一样，布鲁诺否认三位一体、基督的神性、玛丽亚的童贞以及预定论和圣餐变体论。他认为圆是所有几何图形的第一原则和根本，因为它同时表示整体和部分、开始和结束、中心点和圆周。在一篇关于空气和灵气的长篇著述中，布鲁诺提出，灵气代表的生命力从心脏流出，这是从中心到外周的一种表现，然后这些力量又按照循环模式，从外周回到之前的那个中心。尽管如此，他还是被当作异教徒审判并处决。

哈维把他的发现与亚里士多德的宇宙理论联系起来。[6]亚里士多德（和托勒密）认为行星和恒星一样进行圆周运动，空气和雨水也是如此。哈维认为，血液的运动也可以被称为圆周运动。从他对亚里士多德的这个类比的重视程度来看，很明显，哈维在其中既找到了认同，又找到了安慰。与此同时，随着循环的概念逐渐形成，他努力寻找地球生物进行循环运动的例子，以便使它们与所谓的更高级的天体具有同等地位。个体演替并组成物种，是可以与天体运动相比拟的另一种循环运动。他在《论动物繁殖》中多次指出："虚弱腐烂的尸体孕育出不朽的物种。"状态变化（例如从液体变成气体）也是一种循环，因为气体颗粒更易分离，因此会创造出一些空间，而其他气体或液体可以流入这些空间。新的物质取代了离开的物质，从而阻止了真空的形成。帕多瓦大学的弗朗西斯科·皮科洛米尼是出身于博学家庭的哲学家，也曾在其著作中指出，动物的运动保留了循环运动这种模式。

在关于物质和生命的思考中，哈维提出，血液（而非心脏）是生命的主要成因和物质载体，它最先获得生命，最后失去生命，是灵魂的主要所在。他观察发现，在鸡蛋里，心脏是在血液被创造出来之后才出现的，这与亚里士多德的观点直接矛盾。心脏是热量的"蓄水池"，但热量最先产生于血液之中并在那里"发展壮大"，所有其他器官和组织都是受到血液的"呵护"并因此获得生命的。

至于普纽玛，哈维认为没有必要把它与血液区分开。在他看来，血液和普纽玛是一体的，固有热就是血液。在评论盖伦的研究时，他确认血液不能通过心室间隔：

> 但是，真的无法证明这些小孔存在，事实上，它们也确实不存在。因为心腔间隔的结构比除骨骼和肌腱外的身体部位都要密集、厚实。[7]

两个心室同时收缩、舒张，它们之间不会形成压力梯度。此外，心室间隔有自己的动脉和静脉系统，因此血液不需要从间隔中通过。最后，哈维从一只活狗的心脏上切除了正在收缩的左心室室壁，使心腔间隔暴露。结果显示，没有血液从跳动的右心室穿过心腔间隔。

哈维更喜欢用冷血动物做实验，因为它们的心脏跳动缓慢，它们的心脏即使是被从身体中取出来，之后还会继续跳动，这为具体研究心脏的运动创造了非常好的便利条件。他连续几个小时耐心地观察心脏。通过目视和触摸（科隆博也曾使用这两种方法），他发现，尽管舒张一直被认为是心脏的基本运动，但心脏真正的基本运动应该是收缩。濒死的心脏最方便用于观察这个现象，在心脏死亡的那一瞬间，可以明显看到心脏在收缩时向上、向左扭曲。濒死的心脏有一个无与伦比的优势，即可以让研究人员通过慢动作研究心脏的运动。哈维观察到心脏有 4 种运动：两个心房同时运动，然后是两个心室同时运动。如果切掉心室的尖端，心房每次收缩后，心室就会相应地喷出血液。由此可见，血液是在心房收缩的推动下进入心室的，而不是被盖伦设想的吸力吸入心室的。

在《心血运动论》的第 2 章中，哈维总结了他的观察，并得出结论：心脏像肌肉一样运动，它的基本功能是推动血液。即使把动物的心脏取出并拿在手里，也能感受到它收缩时会像肌肉一样变硬。通过观看与触摸，哈维发现将只有一个心室的鳗鱼心脏从其体内取出后，它仍会跳动几秒钟，还会有节律地变硬，并像肌肉一样收缩。每次收缩时，它都会喷出血液，同时颜色逐渐变白。这是哈维从力学这个方面发起的生命科学革命：动力起于中心，跨越一定距离影响全身，而不是产生局部吸引力。[8] 这个观点明显始于达·芬奇，与盖伦的观点截然相反。盖伦认为血液运动是血液中的生命灵气导致的，而心脏的主要功能是制备生命灵气，并对它们引起的运动（扩张）做出被动反应。

在哈维的眼中，当心脏彻底静止时，他仿佛看到一台赏心悦目的机器停止了运转。我们生活在一个惊奇不断的世界，而我们的生命就是一个不断更新的奇迹。

亚里士多德说过，所有血管都从属于心脏中的灵魂；心脏发号施令，动脉俯首听命。哈维认为，生命活动与灵魂或大脑没有任何关系。相反，它是自主的、固有于心肌本身的、敏感的、有生命的，其活动只能由大脑和神经调节。在这种情况下，哈维认为生命活动的本原（唯一来源或起源）是起血泵作用的心脏本身，而不是亚里士多德所说的有机体的"生命物质"，即自动流淌的血液。[9]

心脏的运动与肺的运动没有关系，肺的功能是呼吸。鱼只有一个心室，没有肺，血液通过心脏的泵动直接从静脉进入心脏，再从心脏进入动脉，这对任何解剖过活鱼的人来说都是显而易见的。当大自然想让血液从肺中通过并参与呼吸时，它就创造了右心室。

接着，哈维再次通过研究鱼类心脏的缓慢跳动来区分动脉和心脏的运动。他看到当一波一波的血液以一定的间隔通过主动脉时，主动脉会短暂地扩张，每一波过后又恢复原状。心脏的收缩似乎与动脉的扩张及动脉脉搏同时发生。因此，动脉扩张很有可能是心脏像水泵一样收缩所导致的，这一解释与盖伦学说截然不同。盖伦学说认为，动脉扩张后会像风箱一样把血液吸进去。

哈维证实，在心室正好收缩的同时（而不是扩张的时候），可以在切断的动脉中看到一次血液喷涌。他注意到，当心室本身停止收缩时，动脉脉搏会暂时停止。此外，用手按压心脏还可以改变脉搏的强弱程度，脉搏的变化取决于按压的变化。肺动脉的搏动同样与右心室的收缩有关，并在右心室停止搏动时停止。

哈维第一个观察到一只死鸽子的心室停止跳动后，右心房还持续跳动了整整一个小时。蒙哥马利子爵的长子小时候重重摔了一跤，左侧肋骨骨折，留下了一个永久性的大伤口，通过这个伤口能观察到他的身体里跳动的心脏。[①]哈维因此得到了一些好处——把这个孩子带到宫廷，以便国王查理一世观察心脏的运动，查理一世甚至可以用他高贵的手指触摸活的心室。

血液在身体里的循环运动并不是直接可见的。它只是一个概念：循环只是一个符号，表示起始点与结束点重合。哈维意识到他的循环观点一定要有说服力，才能让人接受。有的时候，观察到的事实和它们所隐藏的秘密之间有很大的跨度。正是在这里，他跳出了盖伦理论的热潮，通过定量思维，进入生物科学中很少有人涉足的领域。当哈维还是学生的时候，伽利略在帕多瓦大学教数学，哈维有可能接触过这位科学家的一些定量研究原理和方法。伽利略的演示也强调，可以通过运动背后的数学结构来解释运动，而实验，即使是思想实验，也是梳理隐含的数学原理所必需的。

如果用水力学来分析动脉和静脉系统，把心脏看作泵，把血管看作管道，把心脏瓣膜和静脉瓣膜看作机械阀门，把血液直接看作被泵动的流体，就可以对这个封闭系统中通过的血流进行定量推理。迄今为止，哈维的观点几乎都建立在间接证据的基础上，在大量的比较解剖学观察结果和结扎实验的支持下，用一把把结构的钥匙去适配功能目的这把锁。但是，能打开血液循环这座密室最后一扇门的钥匙只能是定量评估，它将以定量的方式证明血液流动的路径必然是一个完全封闭的环路。根据奥布里的描述，哈维精通数学，并融会贯通了被广泛使用的威廉·奥特雷德代数和算术教科书《数学

---

① 此处疑为原书有误，经向专业人士请教，可能是伤口愈合后形成了胸壁疝（胸壁薄弱），心脏的跳动隔着皮肤能明显地摸到。——编者注

之钥》。奥布里写道，哈维到了晚年仍刻苦钻研这本书，解决其中的问题，这本书总是被放在他的"冥想室"里。通过可以证明血液只能做循环运动的定量证据，哈维论证了血液确实是在循环运动。

这并不是定量研究人体生理结构的首次尝试。1450 年，库萨的尼古拉斯描述了生理平衡在生物学上的第一次应用，他在帕多瓦大学的同侪圣托里奥也对测量产生了兴趣。范·海尔蒙特同样如此。因为有这些先例，哈维开始测量动物体内的血液总量。他直接切断一条突出的静脉，收集所有流出来的血液。血的数量是有限的。事实上，切开任何一根动脉，血液都可以在半小时内流完。因此，血液不可能像盖伦所说的由肝脏不断地形成。哈维通过观察和实验证明，在心脏舒张和收缩的周期中，它接收和排出的血液量是可以测量的。

他在《心血运动论》第 9 章中概述的一个伟大的思想实验中推断，可以假设每次收缩时左心室只泵出 2 盎司①血液，因为哈维在解剖过程中曾排空人类左心室的血液，最后收集了大约 2 盎司的血液。[10] 根据每分钟心跳次数（约 72 次）和每小时心跳次数（60 × 72 次），他估计心脏每小时喷射出 2 × 72 × 60 盎司 = 8 640 盎司 = 540 磅②的血液，这是成年男子体重的三倍多。当心脏像机械一样有规律地收缩时，心脏喷射的血量会不断累积。累积血量比排空血液时收集到的总量还要多。事实上，这么多的血液肯定会导致动脉破裂（绝对数量并不重要；哈维的意思是说，总量非常大）。

他写道：

———————————

① 1 盎司（英制，液体）≈ 28.41 毫升。——编者注

② 1 磅 ≈ 0.45 千克。——编者注

但是，我们必须指出，这个过程不是持续半小时，而是持续一个小时，甚至一天。不管怎么说，很明显，在心脏的跳动作用下，流经心脏的血液比摄取的营养可以供应的血液多，也比静脉在同一时间能容纳的血液多。[11]

肝脏不可能在盖伦所说的那么短的时间内，利用摄入的食物，源源不断地产生数量如此庞大的血液。没有人能在一个小时内吃喝540磅的东西。按照亚里士多德类比的灌溉系统的速度，组织也不可能吸收那么多的营养。摆脱这个荒谬结果的唯一方法是摒弃亚里士多德和盖伦的观点：他们认为血液在外周被消耗掉，新的血液立刻被制造出来。新的观点推断血液始终是那些血液，它们肯定会回到心脏（通过静脉），并再次被泵出（进入动脉）。血液肯定在不断地循环。循环的魔力似乎是唯一的真正秘密。观察和调查都不是决定性的环节——思想实验就足够了，尽管哈维说，他对一次搏动喷射的血量以及导致这个血量增加或减少的因素进行了多次观察。哈维有意地调低了估算结果，以便不容置疑地证明，盖伦的理论需要肝脏产生大量的血液，同时还需要组织吸收大量的血液。

这是一个对事实的全新看法。古代的理论是定性的，而且不是动态的，没有考虑到运动和时间。哈维将伽利略开启的新时代扩展到了生命科学，而测量、称重和计算等现代方法的应用带来了功能性思维。从这个意义上说，哈维是一个"现代人"，一个致力于解决目的问题的人。

心脏是一件杰作，是凌驾所有器官之上的"君主"，它的肌肉强劲有力，能够自动地把血液输送到身体的最末端，甚至在大象和鲸等庞然大物体内也不例外。静脉和心脏中的瓣膜让血液向一个方向流动，与"水风箱的两个瓣阀"让水朝一个方向提升的原理差不多。他精心测量了不同物种的血管大小、脉搏时间以及从心室和心房泵出的血量，并得出了一个必然的结论：动脉、静脉与心脏都是一个单一系统的一部分！

哈维还记得豁然开朗、窥见真相的那一刻（的确，这是任何东西都无法抹杀的），以及当时的兴奋心情，那是头脑冷静、逻辑性强的人看到几何定理或数学方程的美的时候会产生的那种情感。他写道：

> 我经常认真思考，而且这些问题在我的大脑里萦绕了很长时间：究竟有多少血液会被输送出去，血液输送需要在多么短的时间内完成，以及诸如此类的问题。我发现，如果这些血液是靠摄入食物中的养分提供的，就必然导致两个结果：一是静脉会被抽干；另一个结果是动脉因为血液充塞而破裂，除非血液能从动脉进入静脉，然后回到心脏的右侧。因此，我开始想，是否有血液做循环运动的可能。[12]

推理会得出不可避免的结果：不断流过某一点（心脏）的液体，要么在不断产生（a），要么在做循环运动（b）。哈维证明了（a）是不可能的，因此这些液体肯定是在做循环运动。[13]他必须先证明血液循环这个结论是正确的，它才能被算作确定的知识。仅仅与观察结果一致是不够的。

现在，哈维解决了一系列的疑问：为什么结扎腔静脉后心脏里的血液会排空？为什么扎住主动脉后心脏会充盈膨胀？为什么只压迫静脉、不压迫动脉的中等结扎会导致四肢肿胀，而阻塞动脉的牢固结扎会导致四肢苍白、没有血色？为什么只要一根血管上有一个孔，就能排空人体内的全部血液？现在，他知道静脉瓣膜的作用了。法布里修斯在帕多瓦大学演示过这些瓣膜，但当时他没有正确理解它们的功能。

哈维等了将近 10 年才把他的手稿交给法兰克福的威廉·菲茨出版。之所以选择法兰克福（这很可能是他的朋友罗伯特·弗拉德建议的），是因为这里是欧洲图书贸易的中心之一，每年都会举办书展，这一传统一直延续到了今天。但哈维学者格温尼斯·惠特里奇认为，这本书是在莱顿出版的。[14]

每次发送邮件之后几天，哈维都会有一种奇怪的感觉，就像新手演员登台前可能会莫名焦虑。出版的过程并不顺利。手稿从英吉利海峡的浓雾和风暴中幸存下来后，又被装上送货车，缓慢地穿过战火纷飞的荷兰。接着，出版商在无法与作者取得联系的情况下，还要努力破译难以辨认的手写文本。正如哈维在序言中解释的那样，《心血运动论》是"关于心脏运动和血液循环的一种新的、前所未闻的观点"。[15]

科隆博在《解剖学》一书中回忆道："盖伦有令人叹为观止的条理性，观察自然的眼光无比敏锐，他竟然会犯下如此严重的错误，这真的让我莫名惊诧。"更让人惊诧的是，经验丰富、在感知和诠释这两方面都能不畏艰难、力求精准的自然哲学家竟然花了 2 000 年的时间，才完成了这项从表面上看一目了然的观察和演绎工作。它不需要复杂的技术或复杂的数学，事实就摆在他们面前。但即使是哈维，在离开法布里修斯之后，也花了很多年才有了自己的发现。

第22章

环路合拢

我的孩子，你觉得同时代的人是怎么看哈维的？他们认为哈维是一个解剖跳蚤、蛇、蝴蝶和昆虫的人！

——朱利安·奥弗雷·拉美特利

　　哈维发表他的发现时已经50岁了，比他的许多同行都要年长一些。当他于1616年4月第一次登上伦敦皇家内科医学院的讲台时，同时代的人对血液运动的理解仍然建立在源于盖伦的荷马式潮涨潮落学说之上。几百年来，盖伦学说为食物的消化吸收、血液的产生、营养的分配、心跳和脉搏的产生，以及热量的形成与分配提供了一个看起来非常全面且合理的解释。科隆博提出的血液自肺部通过的概念是对盖伦学说做出了重大修改，塞萨尔皮诺甚至创造了"circulatio"（循环）这个词来描述它。所有这些哈维都非常清楚，他可能是在帕多瓦大学了解到了这些内容。维萨里在帕多瓦大学的教职依次被科隆博、法洛皮奥及哈维的老师法布里修斯接任。哈维就是从法布里修斯那里听说静脉里有瓣膜的，尽管他们对瓣膜作用的理解是错误的。

在得到这笔巨大的"遗产"之后，哈维开始了自己的调查，并在讲座笔记中记录了他在 1616 年前取得的进展。他并没有提出全新的观点，真正的贡献是他建立在活体解剖基础上的方法。他如此痴迷于"视觉展示"，以至于每个星期他家后面房间里的一张大木桌上都会摆上一具人或动物的尸体。有传言说，他甚至对自己的父亲、妹妹和"一个好友"进行了尸检。科隆博正确地观察到心脏的收缩是主动的，而舒张是被动的，这给哈维留下了深刻印象。他还正确地认识到了心脏搏动和动脉搏动之间的关系。

现在，他开始小心翼翼地研究青蛙和鱼的心室及动脉搏动。到他担任拉姆利教授时，他的观察已经基本完成。他在讲座中没有讨论心房，只在某一次实验中使用了结扎术。至于静脉瓣膜，他在笔记中提到腿部静脉时曾提及一次，但是哈维认为它们执行的就是法布里修斯提出的那些传统功能。他接受了血液从肺部通过的观点，并认为这要归功于科隆博。到 1616 年，哈维很可能已经确定心室间隔上没有小孔。尽管维萨里对这些小孔的存在提出过怀疑，科隆博也对它们不屑一顾，但大多数与哈维同时代的人仍然相信它们是存在的。

总而言之，当哈维在准备拉姆利讲座笔记时，他很可能还没有建立明确的血液循环概念。事实上，他甚至对自己能否理解心脏也不抱任何希望：

> 当我第一次考虑通过活体解剖了解心脏的运动和作用，并试图根据实际检验而不是别人的著作来实现这个目的时，我发现这项任务异常艰巨，困难重重，我差一点就想接受弗莱卡斯托罗的观点，承认心脏的运动只有上帝才能理解。[1]

值得一提的是，他的讲稿出版后，他在自己保留的讲稿上亲手书写的一些话引发了争议。这些话写在空白页上，但它的内容并没有在讲稿的任何部分体现出来。它提到了血液是如何从动脉到静脉的，心脏起的是类似水泵的作用，以及血液在不停地做循环运动。如果哈维在做讲座时真的已经知道了所有这些事实，我们只能认为他在当时就已经意识到了血液是在循环运动，因此他应该会在讲座中提到这个概念。我们现在几乎可以肯定，这些话是哈维在那些讲座之后，可能是在1616—1619年间写的，此时哈维才开始考虑血液循环的问题。

如果这一假说真的像前文所说，是在1619—1625年间成熟的，那么哈维当时的年龄是41~47岁。在那些年里，他一直在苦苦思考一个问题：要形成"完整的"循环，在静脉和动脉之间就应该存在有形的外周连接（或吻合）。他的实验和结论都表明它们的存在是一种合理的必然，但他也逐渐承认全面科学、能够一锤定音的证明可能永远也不会到来。有时，最好的证明就是结合所有证据建立一个模型，然后以新的方式反复测试，让人们逐渐接受模型。

1 000多年前，埃拉西斯特拉图斯在亚历山大宣称，外周静脉和动脉是连接在一起的。盖伦也提到过外周血管的吻合。后来，安德烈亚斯·塞萨尔皮诺以他一贯的傲慢风格，称血管"没有终点，不断延伸"。没有功能强大的显微镜，哈维无法看到动脉和静脉是通过什么连接到一起的。但是，他和盖伦一样谨慎地推测，要么是血管之间有连接（很小的动静脉接合或者说吻合），要么就是肌肉里有孔，血液通过这些小孔从动脉渗入静脉。他在给法国解剖学家约翰·若兰的信中表示，他支持后一种观点，因为即使通过水煮的方式使肝、脾、肺和肾的组织变得极易破碎，也没有发现任何可见的外周连接。尽管伽利略的显微镜从 1610 年起就已经投入使用了，但哈维没能活到马尔比基发现他寄予希望的血管吻合的那一天。

1628 年，也就是《心血运动论》出版的那一年，马尔切洛·马尔比基出生于一个信奉新教的富裕农业家庭。在开始学习医学之前，他成了孤儿。马尔比基毕业于博洛尼亚大学医学和哲学专业，在那里接触到了哈维的新生理学。[2] 他刚开始做解剖学公开讲座，托斯卡纳大公费迪南德就在比萨大学为他开设了"理论医学"（生理学）讲席。这位年仅 28 岁的学者带着显微镜、成捆的笔记和他的新娘，漂洋过海来到这所新的大学。当时，比萨大学还没有什么名气，但在这里他有可能接触到新的知识和技术。伽利略的学生、性情暴躁的那不勒斯人乔瓦尼·阿方索·博雷利就是比萨大学的数学教授。事后来看，这是一段令人兴奋的经历！

1607 年，博雷利生于那不勒斯，从比萨大学毕业后，他先后在梅西纳大学、比萨大学和佛罗伦萨大学任教，是佛罗伦萨大学美术学院的活跃成员。回到西西里岛后，他在政治上积极反对西班牙的占领，因此不得不逃到罗马，受到了天主教徒、克里斯蒂娜女王的短暂庇护。1679 年，他在一所修道院里与世长辞。博雷利对比他小 20 岁的马尔比基产生了巨大的影响。[3] 他们一起在博雷利的客厅里解剖活的动物，观察"器官的微妙运动"。但是比萨沼泽当时还没有干涸，潮湿的空气对马尔比基这个来自博洛尼亚的学生来说太憋闷了。谦恭甚至有点儿羞怯的马尔比基悄悄地回家了。他利用一只双凸透镜（后来是一对），看到了血液从动脉流向静脉。至此，哈维的血液循环终于完整了。

哈维在心脏研究中使用过某种放大镜。他写道："不，甚至在黄蜂、大黄蜂和苍蝇体内，借助放大镜，不仅我自己看到了，还让许多人也看到了心脏在尾巴上部跳动。"波义耳和牛顿的助手罗伯特·胡克也利用显微镜研究了一些重要的生物现象。1661年，马尔比基利用显微镜，研究了那些透明的内脏器官。他研究低等生物，是因为他认为低等生物能揭示高等动物的本性。他第一个将水注入小动脉，冲洗血液，使微小的血管更加清晰可辨。青蛙腹腔的内膜被称为肠系膜，当他将这些膜在仪器下展开时，他出乎意料地发现它们是由微小血管交织而成的。青蛙的肺也大同小异。给透镜调好焦距后，他看到所有血管都以环形结构连接在一起，动脉在一边，静脉在另一边，因此它们"不再是一直向前的样子，而是呈现为由两条血管的延伸部分组成的网络"。

马尔比基在写给他的前导师博雷利的两封信中谦恭地宣布了他的发现，博雷利敦促他发表这些发现。他的文笔既不明白易懂，也不是那么夸张，他对自己的发现没有表现出太过兴奋，也许是因为人们早就想当然地认为这些吻合一定存在。1661年，在哈维的著作出版30多年、哈维本人去世9年之后，第一封闲聊式的冗长书信以《论肺》为题，在博洛尼亚大学发表。在这封信中，他宣布取得了"一些小小的观察结果，可能会促进对肺的了解"。

这些小小的观察结果是指他发现了两根独立的相互连接的血管和囊泡：空气和血液在心脏还跳动的活青蛙的肺中形成的网络，以及血液在毛细血管网络中的运动。研究临近结束时，他将肺静脉结扎，使血管充满血液，然后使肺部干燥。在透射光下观察，干燥肺的膜质（胸膜）表面显示出一张纵横交错的"奇妙"网络，还有一个突起的小泡。马尔比基把空气吹进肺里，发现像浮雕一样轮廓分明的肺血管看上去很像树枝。他把汞和有色液体注入肺动脉，看到色素进入静脉，然后通过毛细血管的被膜渗进肺部间隙。然而，在最细小的血管是吻合还是"肺内物质中的小孔"这个问题上，他仍持保留态度。[4]他推断，肺从本质上看是储存血液的仓库，它的存在目的是让血液以适当方式混合，尽管自古以来人们一直以为它的作用是使血液冷却。

他在第二封信中称，在"利用更完美的透镜"进行观察之后，他的疑虑得到了解决，他确信肺部的血液流到了一起。他写道：

> 最细小的血管……以环形结构结合到一起……从这里可以清楚地感觉到，血液在弯曲的血管中流动，它没有流到空隙中，而是沿着小管，流进错综复杂、蜿蜒曲折的血管并四处散开……肠和其他部位也是如此。不，更奇妙的是，（大自然）通过有形的吻合让静脉血管（末端）首尾相连。[5]

对青蛙膀胱的观察取得了一致的结果。马尔比基认为，根据已有的证据足以得出一般性的结论，"如果大自然让血液在血管中流动，又让血管的两端结合形成网络，那么在另外的位置，血管很可能是通过吻合连接的"。最后，他说："现在引用荷马的那句话更加合适——'我用我的眼睛看到了一件可信赖的伟大的作品。'"

至此，描述血液循环需要的所有通道就大功告成了。血管和它输送的东西是一个单一系统，自然哲学家可以围绕这个系统来思考关于营养、热量以及向整个身体供应生命必需品的奥秘。

马尔比基给英国皇家学会写了一封信，皇家学会的秘书奥尔登伯格回信说："我们的哲学家认为，你已经踏上了一条通向真正的秘密的知识道路……你用你的智慧和双手精确地观察事物，每一分钟都在挖掘事物的本质。"

马尔比基并不是发现毛细血管的第一人。17世纪50年代末，受人尊敬的英国医生、化学家、哲学家约翰·洛克在《论血液循环》一书中提到过它们。"取一只青蛙，"他写道，"剥掉它的皮，迎着太阳举起，就会看到血液在循环。"但是，马尔比基是第一个系统评述血液循环的人。在后来的一篇文章中，马尔比基描述了刺猬肠系膜血管内的小而扁平的红细胞。它们看上去就是轮廓分明的脂肪球，呈淡红色，很像"红珊瑚花冠"。但是，他的显微镜不够强大，因此他只能将血液描述成一种由"几乎无限个颗粒"组成的液体。

虽然洛克第一个观察到红细胞，但他误以为它们是脂肪球。荷兰阿姆斯特丹的约翰内斯·施旺麦丹先他一步，完成了这一发现。1738年出版的施旺麦丹遗作《自然圣经》中记录了一件事：1658年，施旺麦丹发现青蛙的"血清中漂浮着大量的圆形颗粒，它们似乎呈边缘光滑的椭圆形，非常规整"。[6] 从侧面看，它们就像透明的棒状物。1680年，施旺麦丹英年早逝，生前几乎没有发表过什么著作。

第一个在毛细血管中看到流动"血球"的荣誉，后来落到了另一个荷兰人、"微生物学之父"安东尼·范·列文虎克的头上。显微镜带来的乐趣让列文虎克陶醉不已。[7] 他写道："通过显微镜看到的东西，比我用双眼见过的任何东西都更令人愉快。"列文虎克是代尔夫特一个不起眼的织布工，自学成才，空闲时喜欢制造简单的单透镜显微镜。尽管这些显微镜的精密度和分辨率都非常高，但清晰度不够，而且根本不能消除色差。在他的研究扩展到"青蛙幼虫（蝌蚪）的尾巴"和鱼类之后，他迫于需要，发明了可以在水下方便地分解解剖部位的水生生物显微镜。至此，他才借助镜头看到了之前不可能看到的东西，"我清楚地看到，镜头下这个动物的血管，无论是动脉还是静脉，实际上都是同一条连续的血管"。[8]这些狭窄的微型通道极其丰富，引起了他的注意。只要有可能，他就会在观察过程中进行测量、计算，以确定血液的体积和流速。根据他的估算，一条 11 英寸长的鳗鱼体内的血液平均每小时会在全身循环 13 次有余（这个估算结果是错误的）！

从 1673 年夏天开始，列文虎克用荷兰语写信给英国皇家学会，报告他取得的"微不足道的观察结果"。有创造力的人不会因为不懂拉丁语而被排除在科学家的圈子之外。他看见一个个小血球紧挨着排成一列，穿过狭窄的血管通道。他第一个认识到这些小血球是使血液呈现红色的原因。他认为，一定是这些红血球（现称红细胞）穿过毛细血管壁，将血液中"更微妙的体液"输送到组织中，为组织提供营养。失去这些体液后，回到静脉的血液显得有些发黑。这是一个至关重要的观察结果：导致动脉血和静脉血颜色变化的是血球中的某种物质。

尽管毛细血管看起来微不足道，但后来的研究证明它们的功能不仅不单一，而且复杂多变，令人难以理解。最终，毛细血管血流的多变性、毛细血管的独立收缩能力和血压、物质通过毛细血管壁的过程，以及毛细血管壁的半透膜特性，所有这些问题在两个世纪后的诺贝尔奖获奖研究中得到了证实。

第 23 章

占得先机

　　柏拉图在《泰阿泰德篇》中说过，马提亚在《传统》中也说过，真理始于对事物感到惊奇。这告诫我们：对面前的事物感到惊奇，是进一步认识事物的第一步。

　　　　　　　　　　　　　　　　　　——亚历山大的革利免

　　对哈维在牛津大学的学生和追随者来说，血液循环的概念开辟了一些有趣的途径。[1]事实上，在哈维的发现发表后不久，波义耳、胡克、洛厄和梅奥等牛津化学家就认可并拓展了这一发现。在特定部位放血治疗局部病变的做法流行了上千年，现在却显得十分荒谬，因为血液在全身循环。另一方面，毒物迅速起作用、伤口感染迅速扩散等现象都可以得到合理的解释。事实上，静脉注射的毒药会"通过循环的血液输送到心脏和头部"，产生效果的速度应该比口服同剂量的毒药更快。因此，如果通过静脉注射给药，也会更快看到治疗效果。到 1651 年，也就是哈维发表成果 20 年后，这个新的概念引出了一种新的治疗技术——输血。从此以后，人们开始尝试给大出血病人补充血液。

自古以来，人们对血液就怀有敬畏之心，认为这种重要体液有近乎魔力的强大力量。哲学家也赞美过"向旧血管注入新鲜血液"这种有可能恢复活力的做法。由于人们认为血气不好会导致虚弱或慢性疾病，放血以释放有毒物质似乎是一种明智的治疗方法。此时看来，更符合逻辑的是，如果用健康动物的血液置换病人的血液，就有可能改善病人的健康状况。早在1615年，在哈维的发现发表之前，哈雷的德国医生安德烈亚斯·利巴菲乌斯就曾用银管将一个健康年轻人的血液注入一个年老体衰的病人的静脉中。更令人不安的是，英国实验学家弗朗西斯·波特在他位于威尔特郡的教区长住宅中进行了一系列不同程度的成功实验。他利用一只很小的膀胱采集动物的血液，然后通过各种象牙管和羽毛，把血液输到另一个动物体内。

到了1656年，罗伯特·波义耳已经在他位于牛津的寓所里，和化学家、建筑师克里斯托弗·雷恩讨论静脉注射的问题了。同一年（也就是哈维去世的前一年），雷恩和他的同事们把一只小动物的膀胱接到一根细长的空心羽毛上，然后将羽毛插入一条狗后腿上的静脉。他们将溶有鸦片的温热麦芽酒注入血管，把这条狗麻醉了（狗后来苏醒了）。接下来是不可避免的一步——"切开血管，向里面喷药"。雷恩和他的伙伴、从牛津大学来到伦敦的蒂莫西·克拉克一起，为动物注射过"各种各样的水、啤酒、牛奶、乳清、汤、酒精、葡萄酒，甚至还有血液"。硫酸锑是一种催吐剂，可以预见的是，狗被注射了这种物质之后，"立即呕吐不止，直至死亡"。这一事件被《英国皇家学会学报》收录。

康沃尔郡人理查德·洛厄也热衷于此道。他甚至怀疑狗即使"没有肉，只要在血管中注射浓度适当的肉汤"，也不会死。这条建议，以及不同物种间反复输血可能会让这些动物的外表和行为特性发生变化的想法，引起了波义耳的强烈兴趣。日记作者塞缪尔·佩皮斯也想到了这些杂交物种的问题。他想，如果"把贵格会教徒的血注入大主教体内"，会有什么结果呢？1657年秋，克拉克和雷恩在法国大使波尔多公爵的官邸说服了一名女仆（"一个应该被绞死的下等家仆"）秘密接受硫酸锑静脉注射。但由于女仆过早晕倒，实验被匆忙地取消了。此后，雷恩停止了所有输血实验。

1666年2月，"输血英雄"理查德·洛厄公开给一只失血濒死的狗输血，将它抢救了过来。这是牛津大学首次成功的狗对狗公开输血。此前，1657年，也就是哈维去世那年，洛厄率先发起了输血运动，但出于技术原因没有成功。11月，另一名输血实验者埃德蒙·金医生，与皇家学会负责人罗伯特·胡克一起，在一群特定的观众面前重复了洛厄的演示。塞缪尔·佩皮斯记录了这个过程。在这之后，又有人进行了第一次狗和羊的物种间输血。

从1667年开始，英国皇家学会就开始致力于物种间输血研究。洛厄通常会将供血者的动脉血输注到受血者的静脉中，但金博士做出过静脉对静脉输血的临时决定。洛厄在教科书《心脏学论》的第4章对输血技术进行了总结，并声称这项研究应独享优先权。1666年11月15日，皇家学会秘书奥尔登伯格宣布："现在，我们已经攻克了一个难题，那就是把一种动物的血输给另一种动物。"

没过多久，哈维的朋友乔治·恩特就建议学会在"贝特莱姆疯人院里的某个疯子"身上做实验。1677年11月23日，洛厄在40名特别选定的观众面前做了一次激动人心的演示，他们当中有医生、国会议员和一位主教。所有人聚集在位于斯特兰德的阿伦德尔大厦中的皇家学会办公室里。洛厄把一只小绵羊的血液输给了一位名叫阿瑟·科加的"贫穷而堕落"的神学院毕业生，他曾是剑桥大学彭布罗克学院的一名学生。人们认为他受过良好的教育，应该能准确可靠地描述自己的体验，尽管佩皮斯确实说过，"虽然他说话很有理性，而且很流利，但他的大脑还是有一点儿小问题"。也许通过输血，用另一种生物温度较低的血液取代他过热的血液，有助于治疗他的精神疾病。

喝了很多酒的科加在这次著名事件中幸免于难。波义耳从信中了解到科加"在手术前喝了一两杯萨克葡萄酒，手术后喝了一杯苦艾酒，抽了一烟斗烟"。第二天，科加报告说"在手术当天他就排了三四次大便"，证明他完全康复了。因为参与了这次实验，科加得到了1几尼的报酬。他打趣说，他接受的是"羔羊的血"（寓意是基督的血），并同意以更高的报酬，参与在更多的"来自国内外的陌生人"面前进行的重复演示（约翰·伊夫林记录了这次演示）。佩皮斯在年迈的约克公爵的陪同下参加了一项不太成功的活动，目睹了把鸦片注入狗的后腿导致狗死亡的实验。佩皮斯在日记中说："外科医生皮尔斯先生和克拉克医生找静脉的水平太差了，实际上在尝试多次后都没有成功。但最后，他们勉强找到了静脉，狗也确实睡着了，躺在那儿，直到我们把它切开。"

博洛尼亚大学也被这种热情所吸引。1667年年初，自然哲学家乔瓦尼·卡西尼成功地进行了绵羊与绵羊之间的输血。同年夏天，物种间的实验正在顺利进行。一位名叫格里福尼的外科医生成功地给他的发育停滞的失聪宠物犬输入了羊羔的血。同年秋天，受人尊敬的医生保罗·曼费迪应邀在罗马向马扎林红衣主教的侄女演示输血。1705 年，马尔比基的同事、博洛尼亚大学的解剖学家卡洛斯·弗拉卡萨蒂发表了他在狗的静脉中注射各种强效化学物质，并通过活体和尸体解剖观察其效果的经验。

在德国，比哈维晚一代从帕多瓦大学毕业、现在克里斯蒂安－阿尔伯特基尔大学任植物学、化学和理论医学教授的约翰·丹尼尔·梅杰开始通过静脉注射药物。1664 年，他发明了一种外观相当现代的注射器，它包含银质活塞和一端有套管状注射口的针筒。回抽活塞将血液吸入针筒，再推动活塞，就可以把血液通过注射口注入接受者体内。注射器使用的"针"是一根很细的银管。他建议加入一粒挥发性的"鹿角盐"（碳酸铵）或氯化铵，以防血液凝固。

1667 年 6 月，整个欧洲都在议论纷纷，因为从法国传来消息说，将小羊的血液输进了一个 15 岁患病男孩的血管后，男孩彻底康复了。事实上，传言所说的是太阳王路易十四的医生约翰－巴蒂斯特·丹尼斯进行的第一次被完全证实的人体输血。但他的成功只是暂时的。下一个受血者是一名患有精神疾病的 34 岁男子，名叫安东尼·莫鲁瓦，在输血后死亡，丹尼斯被控谋杀！在听到安东尼是被自己妻子下毒致死的传言后，皇室出面干预，丹尼斯才得救。但是，凡尔赛法庭在巴黎大学医学院的支持下，禁止了进一步的人体输血。在意大利，更多的人被输血，但是多名受血者死亡，引起了公众的骚动，随后输血这种做法中止了 100 多年。

1799 年 12 月 14 日，乔治·华盛顿因为喉咙痛、发烧，被善意的医生连续 4 次大量放血后离开了人世。威廉·桑顿医生建议，将总统的尸体切开，"利用气管建立一条到肺的通道，注入空气，进行人工呼吸，再输入羊羔的血"。

华盛顿的女儿坚决反对这一建议，他的尸体才没有遭殃。

第六篇

激情燃烧的世界

科学一旦采纳了某种信条，就
等于自杀。

——亨利·赫胥黎

血液循环理论在世界各地的传播和发展

- 西尔维乌斯（Franciscus Sylvius，1614—1672），荷兰莱顿大学医学教授，支持肺循环概念

- 瓦拉乌斯（Johannes Walaeus，1604—1649）荷兰莱顿大学医学教授，在为巴托林的教科书《解剖学》撰写的附录里表示了对血液循环理论的支持

- 塞韦里诺（Marco Aurelio Severino，1580—1656）意大利医学界的领军人物，那不勒斯大学解剖和外科学系主任，强调心脏是生命之本

- 笛卡儿（René Descartes，1596—1650）法国思想家、生理学家，在《方法论》一书中高度认可哈维的理论，认同血液在身体各处循环，但拒绝相信心脏是血液运动背后的自发动力，认为心脏是一座熔炉，它依靠自身的热提供能量，使血液膨胀

第 24 章

傲慢与偏见

> 辨认错误比发现真理要容易得多，因为错误就在明处，容易看出，而真理藏在深处，并非人人都可探知。
>
> ——约翰·沃尔夫冈·冯·歌德

有时，科学会通过假想来解释存在、处理变化。盖伦早在1 000年前就设想心室间隔上有小孔、血液如潮起潮落般运动，令世界为之惊叹。即使提出的设想只是虚假的奇迹，也无关紧要。新思想与其说是与无知做斗争，不如说是与假定的知识做斗争。甚至当科学家最终确信心室间隔上不存在小孔时，他们仍然固执地坚持血液从间隔穿过的观点，并试图强行让事实与假设达成一致。

哈维知道他阐述的是一种新奇的观点。[1] 事实上，血液循环概念是对由亚里士多德和盖伦搭建并得到阿拉伯人支持的、包罗万象、环环相扣的理论生理学宫殿的致命冲击。但如果盖伦对心脏和血液的理解是错的，他对其他问题（消化、营养、繁殖、呼吸）的理解就不会错了吗？从一开始，这个新观点就让哈维焦虑不安，不是因为它与常识相悖，而是因为它与常识所反映的大千世界格格不入。维多利亚时代的神经外科医生威尔弗雷德·特罗特对人们的群体本能进行研究，他指出变化"在其本质上是……令人厌恶和畏惧的对象……只需稍作自我反省，就会发现对新事物的恐惧在我们的头脑中是多么根深蒂固"。弗洛伊德也同意这一观点。他认为人们有一种与生俱来的抵制新思想的倾向，因为"它与（人们的）许多愿望相矛盾，违反了人们极为珍视的一些信念。于是，人们犹豫不决，寻找依据对新事物质疑，在挣扎了一段时间后，终于承认：尽管我很难接受，尽管不得不相信它会让我很痛苦，但它终究是对的"。

至此，木已成舟。哈维知道，追求新的知识时，要想产生持久的影响，就必须让学术界的同行接受它。他们应该能认识到这个发现的新颖性，并承认它的正确性。与盖伦支持者之间的冲突是不可避免的，而且不会局限于个别对手。每一个思考这个问题的人，内心都会纠结，因为几乎所有人都不是完全的"现代人"。

在英国正统的外表下，潜伏着各种反对离经叛道者的声音，而那些最应该帮助他的人却首先抛弃了他。他在格雷欣学院的同事、讲师托马斯·温斯顿仍然接受并教授间隔孔理论。[2] 剑桥大学物理学钦定讲座教授约翰·柯林斯无视这一新发现。剑桥大学圣约翰学院享有盛誉的赫尔基亚·克鲁克选择"把血液通过间隔孔这个微妙的问题留给哲学家去解决"。哈维的外科助手、在蒙克威尔街的理发师与外科医生大楼担任解剖学讲师的苏格兰人亚历山大·里德在 1634 年出版的《解剖学手册》中给出了一个传统的解释。这本书深受欢迎，在 1658 年之前一直没做任何改动，但多次重印。

伦敦的外科医生萨姆·萨姆布鲁克仍然相信亚里士多德的三心腔说，他甚至暗示在解剖时曾见过这样的心脏。因此，当英格兰的教师在讲课和教科书中选择避而不谈他们非常了解的一种学说以示反对时，这种学说传播速度缓慢也就不足为奇了。只有年轻的牛津大学毕业生爱德华·道森在为他的医学学位答辩时，选择血液循环可能性作为毕业辩论的主题，而且在这个问题上持肯定立场。

伦敦皇家内科医学院经常邀请特定的外行参加他们的讲座和演示。著名诗人、传道士、王室牧师约翰·多恩可能就应邀参加过哈维的讲座。同时代的人都知道多恩学识渊博，而且他的诗歌表明他对医学和他那个时代的科学知识感兴趣。1612年，他写了一首短诗《灵魂的进步》。从这首诗可以看出，他敏锐地意识到了一个连当时最机敏的医生都感到烦恼的问题：

> 你知道流向心脏的血液，
> 怎样从一个心室流到另一个心室？

这个谜在那个特定时间出现在多恩的脑海里，这可能表明哈维的一些想法已经在他多恩脑中萌芽了。哈维是一个坚定的基督徒，如果哈维这位王室医生和多恩这位王室牧师从未碰过面，那就太不寻常了，尤其是这位牧师拥有丰富的医学知识。他们还有共同的朋友：多恩的私人医生西蒙·福克斯是哈维在帕多瓦大学的同学，亲眼见证了哈维毕业。

多恩还曾发出这样的思考："一个人的心是那么渺小，却是他的全部。"1621年4月8日，他在白厅向一些以暴饮暴食著称的王室人员布道时，用了一个不寻常的比喻来描述人类对物质的贪婪：

> 我们知道心室/脑室的容量，知道人的胃能容纳多少，知道身体内所有容纳血液的器官的容量，同样知道身体的所有其他部位容纳液体的能力……当我看到食品柜和地窖时，我就像看到了我们身体中储存饮水、血液和尿液的容器，就像看到了灵魂的熔炉——心室和脑室，它们就像是半加仑和一加仑的瓶子和罐子。[2]

多恩提到的"心室"，很可能是针对哈维在大学里的多次演示而言的。1621 年，除了哈维，没有人讨论内脏器官的大小和容量，没有人测量和演示"所有容纳血液的器官的容量"。此外，哈维曾把胸称作"客厅"，把胃称作"厨房"，还谈论过用于排除痰液、提振精神的"火炉"。从多恩的布道中可以看出，到 1621 年，血液循环的概念可能已经在哈维的大脑中萌芽了。

其至在《心血运动论》出版之前，数学家、科学家沃尔特·华纳就已经在发表的文本中讲了一种"不断循环的气体—液体运动"，其中包括有规律地将血液从静脉吸到心脏，然后将血液从心脏扩散到动脉。心脏负责这种运动，它的肌肉结构适合用于这个目的，它会有规律地"自动舒张和收缩"[3]。在《心血运动论》出版后，同时代的政治记者、业余诗人约翰·伯肯黑德用诗句描述了"不朽的哈维在探查大脑时发现/每根血管中都有红色精灵在循环流动"。先锋小说家丹尼尔·笛福曾做过这样的类比："我们内部也有贸易流通，所有产品都从生产它们的国家源源不断地运到伦敦市，就像身体里的血液流向心脏一样，然后从伦敦流向各个地方。"莎士比亚在《哈姆雷特》第一幕第五场中写道："人的血液/如水银般迅速流过/身体里的自然通道。"这是指哈维的血液循环吗？哈维对艺术和文学很感兴趣，是黑衣修士剧院和环球剧院的常客，很有可能通过年轻医生约翰·霍尔认识了这位剧作家（霍尔娶了莎士比亚的女儿苏珊娜）。哈维在星期五街俱乐部结识了本·琼森和其他诗人。俱乐部经常在美人鱼酒馆里聚会，多恩、查普曼和弗莱彻从来不会缺席。

在英国，首次提到血液循环的是哈维的朋友罗伯特·弗拉德的著作《医学通论》。这本书出版于 1629 年，用巴洛克式拉丁语写成。事实上，弗拉德比哈维先一步发表"循环"概念。他是炼金术士、赫尔墨斯哲学家（信奉神话人物赫尔墨斯），曾设计机械模型来解释人类的病理生理原因，奉行赫尔墨斯的座右铭"如其在上，如其在下"。[4]

弗拉德博士认为，太阳每天绕着地球转一圈，它的圆周运动会影响风，而风被人类吸入。因此，生命灵气到达心脏，并仿照太阳以圆周运动的方式向全身扩散，但是与哈维所说的路径截然不同。他宣称："我最亲爱的同胞和同事哈维是一位杰出的解剖学家和知识渊博的哲学家。他通过多次直观的演示，证实并宣布血液是循环流动的。"动脉血和静脉血之间相互转换对炼金术而言的潜在意义，当然会引起弗拉德的强烈兴趣，他对此表示坚定支持。以磁学研究闻名的威廉·吉尔伯特是哈维的朋友，也是哈维的大学教职的前任。他认为整个自然界就像动物的器官系统，说地球内脏中有体液循环，体液被静脉（河流）带到地表，从泉眼流出，然后在地心引力作用下回到地球内部。

接着，信奉加尔文主义的苏格兰人詹姆斯·普里姆罗斯第一个提出了批评。普里姆罗斯的父亲和哥哥都是医生，他本人也刚刚于1629年12月通过了哈维的考察，获得了皇家内科医学院颁发的行医执照。他出生在法国，父母是苏格兰人。他先后在波尔多大学和巴黎大学（当时解剖学家约翰·若兰就在巴黎大学）求学，并从蒙彼利埃大学获得了医学文凭。普里姆罗斯宣称，医学的目的是实践希波克拉底和盖伦的既定学说，而"循环论者"（暗指江湖郎中）的新发现对实现这一目的没有任何帮助，甚至破坏了放血等古老实践的基础。

在他的第一篇论文《反驳哈维的观点》中，他有点不敬地对"老年人"哈维说道：

> 你观察了蛞蝓、苍蝇、蜜蜂，甚至鱿鱼的搏动的心脏。我们赞扬你的热情。愿上帝以这种有洞察力的方式保佑你。但是，你为什么说小动物有心脏呢？亚里士多德肯定认为这是不可能的。那么，你是说你知道亚里士多德所不知道的事吗？

普里姆罗斯认为哈维的书是毫无价值的愚蠢之作，就好像在这本书里，学习已经失去了意义！争论，难以捉摸的论点，一味地追求新奇，一心想要引人关注，这些都是学术界众所周知的恶习，都是躲在大学里、智力低下的人玩的"常见的游戏"。他立即不屑一顾地拒绝了哈维的新理论体系，认为它无关紧要，不值得用超过一两个星期的时间去关注它。

首先，普里姆罗斯在1630年专门献给哈维的赞助人查理一世的专著《实践和批判》中指出，并非所有静脉都有瓣膜。静脉瓣膜这一事实并不能证明所有静脉中的血液都流向心脏的结论是正确的。另外，如果血液循环流动，动脉血不断地被心脏的强大"推动力"推进静脉，那么所有的静脉瓣膜都是无用的。不仅如此，心脏从肝脏抽取的血液只够填满右心腔。这个血量很小，但是被心脏固有热加热后它的体积会增加，就像牛奶一样。正如亚里士多德所指出的那样，它的体积增加到了原来的 8 倍。既然心脏的温度极高，那么少量血液的体积为什么不能出于相同的原因膨胀得更大呢？心脏瓣膜留的出口非常狭窄，因此可以确定，心脏每次跳动时，通过那个出口的血液不会超过一滴。据他估测，人约每两小时 1 盎司。"至于亚里士多德，"他重申，"他对所有事物都进行了观察，没有人敢质疑他的结论。"对于解剖时没有找到心室间隔孔这个问题，他像盖伦那样辩解说，这是因为动物死亡后它们粘在一起。无论如何，著名植物学家加斯帕德·鲍欣以及他在巴黎大学的德高望重的导师约翰·若兰已经承认这些小孔是存在的。只有科隆博没有找到它们，还设想了一个不必要也不太可能存在的血液从肺部通过的通道。

　　乍一看，哈维的论点有理有据，这些证据远不足以构成威胁。但是，这里隐藏着危险的深坑，一旦不小心就会万劫不复。哈维越来越清楚地看到，人类往往会歪曲那些具有挑衅性的科学结论。同样显而易见的是，哈维激怒了神职人员，尽管当时他既不知道接下来还有谁会站出来反对自己，也不知道他们会找出什么理由。在第一次察觉到一丝寒意和最终感受到彻骨寒冷之间，有一道长长的阴影。

一旦基础被掏空，雪崩就不可避免。英国以外最强烈的反对来自哈维的母校帕多瓦大学。1635 年，威尼斯的埃米利奥·帕里萨诺出版了《人体的构造》重印本，除了几乎照搬了《心血运动论》全文，还对各章节提出了幼稚的反驳和尖刻的批评。帕里萨诺是法布里修斯在哈维之前的门生和助手，现在是威尼斯内科医学院的重要成员。这本书有多处内容自相矛盾，最后，帕里萨诺还为自己反对新奇事物找到了一个特别好的佐证：事物一贯如此，是因为大自然希望它们如此！5 年后，哈维的朋友和支持者乔治·恩特出版《答威尼托医生埃米利奥·帕里萨诺对血液循环理论的质疑》一书，公开驳斥了这些恶毒的诋毁。

但是，帕多瓦大学医学院学生切奇利奥·佛利让局面变得更加复杂了，他再次发现了成年人心室间隔上有先天性的孔（卵圆孔未闭），并错误地用它来证明盖伦的小孔说。帕多瓦大学和博洛尼亚大学的哲学教授福图里奥·里切蒂也驳斥了哈维的结论，并在一封写给丹麦著名解剖学家托马斯·巴托林的信中提出了他自己的一个不切实际的想法：血液通过冠状静脉从心脏右侧流到心脏左侧。

1631 年，哈维在和苏格兰第四任伦诺克斯公爵、年轻的詹姆斯·斯图尔特一起访问西班牙时，把自己的书送给了宫廷医生。为了说服他们，他可能还进行了活体解剖。但他们显然受到了强调知识传承的天主教的影响。西班牙人熟悉盖伦和他的古老原则，就像他们熟悉中世纪的阿拉伯人一样，而阿拉伯人在传播希腊知识的同时，还加入了自己的推测。在盖伦思想的影响下，人们对这本书的反响不太热烈。

哈维意识到，如果得不到更多的支持，他就会陷入困境。

支持经常不期而至。令人不敢相信的是，这一次站出来的两个人瓦拉乌斯和西尔维乌斯都来自荷兰。由于让·梅尔（又名约阿尼斯）重印了《人体的构造》，而且同样有 270 页的书中不仅有哈维的原文，还有帕里萨诺和普里姆罗斯的反对意见，因此莱顿大学对血液循环理论的兴趣非常高。让·梅尔是荷兰黄金时代最重要的出版商和印刷商，出版了 500 多本书，包括伊拉斯谟和笛卡儿的著作。

有一名学生参加了在大学花园进行的讲座和活体解剖，他叫扬·德威尔，拉丁语名字是约翰尼斯·瓦拉乌斯。起初，瓦拉乌斯对哈维的理论持批评态度，但观看了哈维的演示后他有所动摇，并在亲自尝试结扎实验后改变了立场。[5] 在测量实验动物单位时间内的心脏供血量时，他得到的数据几乎与哈维的相同。有了这些证据，只能得出一个可能的结论。但他认为，心脏还会自然运动，这是对"刺激"现象的一种反应。他还认为，血液在心脏中受热膨胀是一种刺激，心脏试图通过收缩来消除这种干扰，因此排出血液。[6]

莱顿大学的另一名学生弗朗索瓦·鲍伊，拉丁语名字叫作弗朗西斯·西尔维乌斯，举行了一场为哈维辩护的公开辩论。在辩论第二个理论时，他也支持肺循环概念。但最终他认可了另一种心脏运动理论，即笛卡儿模型（将在后面的章节中讨论）。他还支持亚里士多德的模型，认为发酵和冒气泡是包括心跳在内的所有生命过程的"发动机"。血液在右心室沸腾后进入肺动脉，在肺部被再次压缩并与空气颗粒混合，接着进入左心室，沸腾后溢出并进入动脉。[7]循环的目的是把精气全部输送出去。但西尔维乌斯的步子迈得过快、过急，因此无法坚持太久。荷兰还没有准备好接受新思想，学术正统迫使他来到巴塞尔。最终，他回到莱顿大学担任医学教授，为哈维思想的传播发挥了重要作用。

帕多瓦大学毕业生、威斯特伐利亚地区明登市的约翰尼斯·维斯灵，也在他那本颇受欢迎的教科书《解剖结构》中给予哈维支持。这本书对人体解剖学进行了简单的介绍，对血液循环做了清晰简明的描述，并认为全部荣誉应归属哈维。1638年，自称是维萨里亲戚的荷兰著名医生、多德雷赫特市长约翰尼斯·范·贝弗里克认可了哈维的学说。10年后，约翰尼斯·西克曼在格罗宁根大学的一场名为"解剖学争论"的辩论中支持哈维的观点。鹿特丹的雅各比·德·贝克也在他的论文中"欣然接受这一学说"，并在论文后面附上了哈维实验概要。他兴高采烈地宣布新秩序全面取胜。

1639年，正是在瓦拉乌斯的建议下，他的英国学生、萨默塞特郡的罗杰·德雷克选择"心脏和血液的循环运动"作为毕业公开辩论的主题，并在辩论中支持哈维，反对普里姆罗斯和帕里萨诺。但他主张传统的观点，认为血液在心脏中受热后转化为"灵气"，迫使心脏扩张，然后溢出并进入动脉，引起脉搏。这让人十分吃惊，因为在瓦拉乌斯的一次演示中，血液的力量得到了令人信服的展示，血液从心尖被切掉的活狗的左心室喷出了4英尺远，喷到了附近观众的身上。此外，德雷克绞尽脑汁，也没有找出血液循环的"目的"，或者说"最终原因"。

德雷克的论文激起了詹姆斯·普里姆罗斯的怒火。他认为德雷克只是瓦拉乌斯的代言人（因此也是哈维的代言人），于是跳出来苛刻地发表评论，把矛头指向了德雷克的老师瓦拉乌斯，而不是德雷克本人。愤怒的德雷克回到英格兰后，发表了一篇辩护词，严厉地斥责了普里姆罗斯，并把它献给了哈维和瓦拉乌斯。瓦拉乌斯则决定在巴托林的教科书附录的那封信中发泄怒火。

丹麦解剖学家托马斯·巴托林的《解剖学》是欧洲第一本支持血液循环理论的教科书，但也只是在瓦拉乌斯撰写的附录中表示了支持。[8]巴托林一直等到所有反对的声音都平息下来、局面倒向哈维之后，才把这封信收入这本书大获成功的 1651 年版。终其一生，巴托林一直相信盖伦的小孔以及左心室产生"生命灵气"的说法。有一次，解剖一只猪时，巴托林发现心室间隔上有一处可以容纳一颗豌豆的缺损。但是，事情并没有就此结束。

第一版教科书《解剖学》出版后，巴托林在意大利做巡回专业讲座时遇到了帕多瓦大学的解剖学和植物学教授、德国人约翰·维斯灵。维斯灵是哈维的支持者，但他仍然坚持认为，肺静脉将混合着血液的冷空气输送到左心室以使其降温，并沿相反的方向输送煤烟色蒸气。在一封写于 1642 年 10 月 30 日的信中，巴托林告诉瓦拉乌斯："维斯灵向我透露了一个与哈维血液循环理论有关的秘密，并且说这个秘密不能告诉任何人。他说，血液循环是威尼斯红衣主教、官方神学顾问保罗·萨尔皮神父发现的，基于萨尔皮的发现，法布里修斯又发现了静脉瓣膜。"萨尔皮死后，他的理论被他在教会的继任者弗尔根齐奥发表，此时《心血运动论》已经出版。

弗尔根齐奥·米坎齐奥修士是威尼斯著名神父彼得罗·保罗·萨尔皮的密友和传记作者，他声称萨尔皮通过对多种动物的独立研究，更早地发现了静脉中的"膜"。法布里修斯和萨尔皮是朋友，萨尔皮曾在一次教宗唆使的暗杀中受重伤，当时正是法布里修斯照料他，取出了嵌在他上颌骨里的一柄短剑。伽利略是他们的朋友，很可能对他们的讨论产生了兴趣。他们可能一起讨论过静脉瓣膜和血液在静脉中的运动。从 1574 年起，法布里修斯又花了 35 年公开宣讲他的发现。在这段漫长的时间里，无论是他的宣讲还是他的书，都没有导致萨尔皮提出任何优先权要求。由此可见，认为血液循环的优先权归属萨尔皮是不正确的。

巴托林再也没有就这件事发表过任何东西，但是种子已经种下了。瓦拉乌斯之所以信以为真，是因为在 1645 年，他在巴托林教科书后面的附录中透露，哈维是从萨尔皮那里了解到血液循环运动的，但在进一步实验后把它变成了自己的发现。瓦拉乌斯称，这就是血液循环理论背后的"真实故事"。

哈维在德国与阿尔特多夫大学（距离纽伦堡不远）的卡斯帕·霍夫曼的交往，体现了盖伦支持者给他造成的困难。霍夫曼和哈维是朋友，都是法布里修斯的学生，毕业后通过著作保持了间接联系。1636 年 5 月，哈维在阿伦德尔伯爵的火车上与这位老朋友重新取得联系，并在当时世界上最大的解剖教室为他专门做了一次演示。

霍夫曼知道静脉瓣膜（但他不知道它们的功能），认可科隆博的肺通道理论。在其他方面（比如血液的潮起潮落），霍夫曼的观点都与盖伦学说一致。那次演示之后，他在与哈维的通信中基于两个问题提出了批评。第一，血液循环的目的或最终原因是什么？因为不搞清这个问题，任何自然科学都不可能是完整的。正如亚里士多德所强调的，对一个部位或器官的真正了解，不仅取决于它的结构，还取决于它的功能——它的目的或最终原因。第二，如果血液没有穿过心室间隔，那么它是如何从动脉进入静脉的？毛细血管有可能存在，但尚未被证实。对于心脏起血泵作用的说法，他也表示怀疑。

此外，和许多反对者一样，霍夫曼对哈维提出的一个有规律的重复过程表示怀疑。按照哈维的理论，循环的血液每次从心脏中通过时都会被调制，那么在反复调制之后，血液还是血液吗？根据盖伦的理论，"重复烹制"血液是不必要的，因此也不太可能。通过发酵完成一次亚里士多德式调制是有意义的，也是传统观点，应该足以让血液形成并发挥作用。

哈维应之以耐心和理解。他说，在血液循环这个事实被普遍接受之前，猜测血液循环的"目的"还为时过早。不应仅仅因为它不能解释一切，或者因为它颠覆了先入之见，就将它拒之门外。《心血运动论》主要论述了现象的呈现，在揭示"为什么"之前先确定"是什么"。他已经通过实验和理论，以定量的方式确定无疑地证明了血液在循环流动，将其漠然置之的做法已经行不通了。他承认其目的尚不明确，也不愿冒险揣测最终原因。关于霍夫曼提到的另一点，他还不知道血液到底是如何在外周从动脉进入静脉的，但他肯定它确实发生了，因为这是必然的。

没过多久，争议就演变到了危险的境地。瓦尔肯伯格和奥托·海尔纽斯这两位教授是哈维在莱顿大学的同事，也是自以为是的神迹守护者。在他们看来，这是控制权的问题。那些卡夫卡式的教师觉得有必要暂时联合起来对付共同的敌人。为了保护自己，他们在演示前狡猾地用极细的利刃刺穿心室间隔，好让学生相信盖伦的小孔理论是对的。[9]

这种歪曲事实的做法足以证明哈维的敌人不择手段。哈维看到了学术生活表面下的污秽。根据波义耳在笔记本中的回忆，哈维在与他谈话时告诉他，绝不应自以为可以了解一个人的性格。我们不可能通过一个人的眼睛来判断他的灵魂，同样地，我们也不可能知道一个人在某些情况下会如何表现。人性是不可预测的，对危机的反应神秘、不可思议。他是在克伦威尔时代的英西战争中，通过战场上的观察了解到这一点的。在取得发现之后，随着他不断观察其他人以及自己的表现，他对这一点的认识越来越深刻。

很快，哈维就意识到，他的新理论以一种深刻又可怕的方式讲述了一个让人不舒服的事实，有可能毁掉图书馆里那些冗长乏味的藏书和学术界某些人的既得利益，还会导致为那些不学无术的教授提供薪酬的学术联盟丧失安身立命的手段。此外，他必须与从众心理进行斗争。他非常清楚地认识到，对一般学者来说，混迹于普通人中才会让他们感到舒适、安全，如果贸然肯定新事物和不寻常的事物，就会立刻麻烦缠身。诚实的原则一文不值。支配一切的是本能的"群体"归属感。

1637 年，哈维和他的朋友、荷兰人乔治·恩特爵士来到那不勒斯，在那里遇到了马尔科·奥雷利奥·塞韦里诺教授。塞韦里诺几乎是哈维的同时代人。他出生在塔尔西亚一个叫作卡拉布里亚的小村庄，从著名的萨莱诺医学院（现在仍然出名）获得学位，并在附近的那不勒斯大学完成了大部分学业。那不勒斯大学解剖和外科学系主任的职位空缺后，塞韦里诺应邀就任。他是意大利最重视哈维学说的人。

作为医学界颇有名气的学者，塞韦里诺在 17 世纪的欧洲知识分子中占有重要地位，托马斯·巴托林、奥拉夫·沃尔姆、约翰·若兰、卡斯帕·霍夫曼及威廉·哈维都是他的朋友。哈维在陪同阿伦德尔伯爵前往布拉格执行外交任务后，曾绕道罗马，到那不勒斯去见他。塞韦里诺是一位多产的作家，他的信件在科学观点的传播中发挥了至关重要的作用。他的一些学术著作被多次重印。作为意大利医学界的领军人物之一，他不可避免地被卷入了血液循环的争论。

塞韦里诺最初反对哈维这位英国医生的理论，是出于经验主义的原因。但是在这一发现的优越性被证明之后，他立刻改变了看法。到 1640 年，他已经坚定地站在了哈维的阵营里。哈维和塞韦里诺的友谊是一种互利关系，而且成果丰硕。[10] 一回到英国，哈维就通过急件，把唯一已知的《心血运动论》第一版的赠送本送给了塞韦里诺。塞韦里诺撰写了一篇关于这个主题的长篇评论，并间歇性地修改、分发，但从未发表。

在一篇关于比较解剖学的综述中，塞韦里诺强调心脏是生命之本。虽然他没有明确说明血液流动的解剖路径，但他确实是将其作为一种循环加以描述的。从他的另一部基于自己对鳃弓的研究讨论鱼类呼吸的遗作可以更清楚地看出，塞韦里诺显然受到了哈维的启发。他认同罗马历史学家普林尼的观点，认为鳃类似于肺，两者都能吸入空气，而空气既是冷却剂，又是内在生命之火的燃料。但是，相较于哈维把心脏比作水泵，塞韦里诺更倾向于亚里士多德用煮沸的牛奶来描述心室中血液活力的比喻。

直到 1636 年，意大利才传来了其他的表示支持的声音。在哈维的同事乔治·恩特庆祝自己从帕多瓦大学毕业的时候，约翰娜·罗德为他写了一首诗。另外，罗马教皇乌尔班八世的医生乔瓦尼·特鲁利奥也极力为哈维辩护，他曾治疗过伽利略的白内障和青光眼。1643 年，伽利略的反对者克劳迪奥·博勒加多（实际上是法国人，名叫克劳德·基耶尔梅，博勒加尔领主）在他的著作中言简意赅地赞同了哈维提出的心脏及脉搏的有力收缩，但没有提到血液循环。

对像巴托林的岳父、哥本哈根大学的教授奥拉夫·沃尔姆这样狂热的盖伦信徒来说，血液循环是一个令人难以接受的概念。早在 1631 年，他在收到了一封从莱顿大学寄来的激情四射的信之后，就深入思考过这个问题。这封信是他的本科学生、丹麦人雅各布·斯瓦贝写的，斯瓦贝刚刚读完哈维的书。信中写道：

> 这个学说给我留下了深刻的印象。整整一个星期，我都因为这些深刻的思想而神思恍惚。我几乎无法使自己平静下来，于是把整个事情都告诉了一个勤奋的医科学生。他叫康里吉斯，是我的朋友。他在看完哈维的这本书之后，把他对血液循环的深刻理解毫无保留地告诉了我。看得出来，他似乎也持有同样的异端观点。[11]

康里吉斯（赫尔曼·康林）认为这是异端邪说，但非常吸引人。1632 年，作为黑尔姆施泰特大学的哲学教授，他是最早在德语国家为哈维辩护的人之一。最后，沃尔姆提出了同样的问题：这到底有什么好处呢？循环是为什么目标服务的？循环的目的是什么？

困惑会导致好奇。沃尔姆认为，哈维提出动脉和静脉之间的外周连接对血液循环至关重要，它要么是通过直接吻合，要么是通过肉中孔隙间接实现的。但是前者仍然是一个假设，而后者会导致血液凝固，无法进一步运动。此外，动脉血和静脉血在物质、颜色和其他性质上差别非常大，很难令人相信它们是不断循环的同一种体液。

就算心脏提升血液品质的设想可被接受，血液在组织中败坏后，为什么还要再次提升其品质呢？自然界的事物败坏后就会枯萎、衰老直至消失。循环过程周而复始地提升事物的品质，使之恢复如初，这明显不符合自然规律。卡斯帕·霍夫曼和很多人也提出了同样的问题。1632 年，恪守事实原则的沃尔姆精心罗列并发表了一系列理由，宣称哈维提出的血液循环理论令人难以置信。

欧洲的教授总是急于向英吉利海峡对岸的竞争对手发泄怨气，看到有人反对这本新书，他们觉得有机可乘。

这封信是多么尖刻啊！难道科学的历史上没有在查明原因之前就接受某个事物，并对其存在不加怀疑的先例吗？如果自然不那么和谐，会影响我们欣赏它的美吗？新奇事物和知识不都应该被珍惜吗？

在哈维看来，他的著作似乎因为不证自明而流于平庸了。人类用什么方法来判断自然是理性还是愚蠢的？理性的思考者怎么可能否认实验在涉及事实的问题中的价值和基础地位呢？没有任何事物如同事实一样，其真实性和永久性不受任何人类力量的影响。哈维揭示的是世人所不知道的事实。

第 25 章

与法国的联系

> 但是，依我之见，哈维在理解心脏运动方面并不成功，因为他的想象与其他医生的观点，以及普通人的观察判断是相悖的。
>
> ——勒内·笛卡儿

就在 1628 年 12 月之前，法国数学家、神父马丁·梅森向他的朋友、修道士皮埃尔·伽桑狄赠送了一本《心血运动论》。梅森和伽桑狄几乎同龄，前者出生于法国缅因省，后者出生于法国普罗旺斯省。他们外形略有些相似，都五官端正，身材矮小，体格不是很健壮。两人都是素食者。梅森说话时没有抑扬顿挫的变化，举止有些缺乏活力，而伽桑狄则显得活泼一些，脸上不时露出一丝嘲弄的微笑。他们都是学者，后来和法国税务总局局长艾蒂安·帕斯卡同时穿上了最小兄弟会（the Order of the Minims）的服装。艾蒂安·帕斯卡喜欢带他十几岁的儿子布莱兹·帕斯卡去梅森的修道院参加学者会议，托马斯·霍布斯也曾短暂参加过这些会议。最小兄弟会是方济各保拉在 100 多年前创立的，他选择"Minims"这个词，是表示他们位于自称"Minor"（小兄弟）的方济各修士之下。

梅森和伽桑狄的职业生涯伊始分别是神父和教师。他们的第一部作品几乎同时出现，都涉及古老的主题，如《创世记》和亚里士多德学说；都以极大的热情关注短暂而具体的小事，以及不寻常的事件。他们都超越了自己早期的兴趣，看到了实验的价值。对他们两人来说，他们对科学的热情甚至超出他们对形而上学的热情。他们自视为反对亚里士多德学说的新型机械论科学家。梅森神父死于一名外科医生之手——这名医生以当时常有的无能，熟练地切断了神父右臂的动脉。伽桑狄也死于过量医疗放血。

梅森和伽桑狄都熟读《心血运动论》。最使他们高兴的是哈维敢于反对亚里士多德。哈维在巴黎皇家广场最小兄弟会修道院里梅森的房间里见到了他们，他们一起热烈地谈论了哈维的书。但有一点是伽桑狄不能接受的，那就是没有血液从室间隔通过这个观点。伽桑狄坚定地认为，室间隔上不仅有看不见的小孔，甚至还有敞开的通道。否则，他刚刚目睹的那场生动而令人信服的演示，又如何解释呢？

那场演示是"埃克斯的一位狡猾的外科医生"帕亚努斯先生在公开解剖时完成的。他用一根探针穿过室间隔，从而证实了小孔的存在。演示时，帕亚努斯取出一个室间隔，然后开始探查。他不像其他人那样直接探查，而是取出一件铁制工具，将它的刃对准室间隔右侧，上下左右晃动。最后，铁制工具终于扎进了左心腔。观众高喊作弊，说帕亚努斯是强行扎穿了室间隔。作为回应，帕亚努斯请几名观众走上前，然后用一把锋利的刀，从上往下切开室间隔，一直切到铁制工具那里，以便让大家看到通道壁上覆盖着的一层光滑的膜（这很可能是一个很小的室间隔缺损，成人体内偶尔可见）。观众倒吸了一口凉气。室间隔上确实有一条通道！它既然存在，就不可能没有用处。

伽桑狄悄悄告诉哈维，哈维的理论博大精深，但那个错误就是苹果里的虫子。他建议哈维做出修改，承认至少有一些血液会从室间隔通道中通过。[1] 否则，一阵突如其来的阵风就会把哈维桌上的东西吹得一团糟，然后哈维就会看到整个世界瞬间从自己周围和脚下消失。

时间会证明，哈维并没有躲过这种突如其来的风暴。

虽然勒内·笛卡儿可能从梅森那里听说过《心血运动论》，甚至可能在 1628 年冬天去巴黎时收到了一本，但直到 1632 年秋天他才读到这本书。

与哈维不同，笛卡儿是一位极让人喜欢的人物。他出生于图尔市一个叫作拉海的小镇（现在被称为"笛卡儿"镇），在普瓦提埃大学学习法律，随后进入荷兰军事学院，成为一名士兵。在巴伐利亚作战时，他"心中没有斗志，剑上没沾血迹"。他不喜欢他的指挥官，又不愿意听从命令，所以被开除了。他写了一本关于击剑的书，甚至为了一位美丽的女士而决斗。但是他很快发现，他最想做的事是思考。他终身未婚，因为他发现女性的美丽根本不能与真理的美相提并论。那不是一时的任性，而是像初恋一样炽烈火热的激情，是一种根深蒂固的、认真的、不可磨灭的渴望，也是他内心的追求。

对思想家来说，独立自由地生活既是艺术，也是一项艰巨的任务。思考不是受约束的事业，思想家必须寻求权贵的支持，或者成为大师的门徒，又或者为找一份闲差而东奔西走，然后安贫知命，和艺术家一样不受尊重。如果不想挨饿，就得给爱慕虚荣的人写谄媚的献词，用恶毒的小册子吓唬胆小的人，用乞讨信从富人那里骗钱，不停地、毫无尊严地发动社会战争，以获取每天的面包。一代又一代的思想家和艺术家过着勉强糊口的生活，直到贝多芬出现，他是第一个要求自己作为艺术家的权利的伟大创造者，也是第一个不讲情面地行使这些权利的人。这位作曲家很早就看透了世俗社会的假象。

读哈维的书时，笛卡儿笑了。这本书立刻引起了他的兴趣，因为书中涉及的是他一直在研究的课题，就像笛卡儿自己所说的，这明显是一次与传统的决裂。理论上，他的新"笛卡儿"哲学要求生理学不受内在经验的影响，因此，从现代意义上看，它是"科学的"。

甚至在阅读这本书之前，笛卡儿就得出了类似的结论，这并非通过实验得出，而是在古典和当代学说基础上通过思考得出的。他解剖过动物，并曾住在卡尔弗斯特拉特大街——"卡尔弗斯特拉特"的意思是"牛街"，街上到处都是屠夫。笛卡儿回忆说："有一年冬天，我在阿姆斯特丹，几乎每天都会去一个屠夫家看他宰杀动物，然后把我想在闲暇时解剖的部位搬到我的住处。"解剖学在当时很热门，这一点从伦勃朗选择创作《杜普教授的解剖课》就可见一斑。这幅画表现的是在露天剧场解剖人类尸体的情景。解剖是阿姆斯特丹一年一度的活动，观众付费进入剧场观看表演。紧接在这个"仪式"后面的是一场盛宴。

笛卡儿的著作《论人》广泛地讨论了人体的结构和功能，被认为是第一部致力于研究生理学、试图在力学基础上解释身体重要工作原理的现代著作。笛卡儿亲自监督插图工作。在《方法论》一书中，他赋予哈维的理论很高的地位，直言不讳地说自己的解剖学研究也得出了相同结论：血液在身体各处循环。他把哈维的名字拉丁化为"Herveius"，并坦率地承认了这位英国人的优先权：

> 我们必须向一位英国医生致敬，他写的东西我无须补充，因为在这个问题上他第一个打破坚冰，第一个指出四肢动脉上有若干狭小通道，从心脏流到四肢的血液通过这些通道进入小静脉，并立刻流向心脏。因此，血液运动只能是一种永不停歇的循环运动。[2]

《方法论》的影响非常大，这使哈维的发现在法国和整个欧洲得到了广泛传播。可以说，哈维开始被接纳是因为笛卡儿的影响。但这本书并不同意哈维对心脏运动的解释。笛卡儿不能接受心脏像不随意肌那样自发运动的观点，更不能接受血泵这个比喻，因为他认为所有肌肉都是在精神的影响下受意志控制的。他拒绝相信心脏是血液运动背后的自发动力。

心脏是"一块非常强壮的肌肉"，这一点自希波克拉底时代就已为人所知。亚里士多德用肌肉的一般运动来解释它的运动，把它归类为一种"自然"运动（我们今天称之为不随意肌），因为它虽然是肌肉，却不受意志的控制。亚历山大的埃拉西斯特拉图斯可能是第一个推断心脏功能类似于双联叶片泵的人——这种"两冲程"的泵有双重作用，结合使用负性力（吸力）和正性力（推进力），让血液和灵气运动。也许他的灵感来自同时代的特西比乌斯发明的有两组阀门交替发挥作用的泵，但更有可能来自铁匠的风箱。[3]

在《心血运动论》出版 9 年后，另外一种刚刚发明的泵也给哈维留下了深刻的印象。1615 年，威尔士亲王号的工程师萨洛蒙·德科首次描述了一种机械泵，它可能会让人觉得它与心脏有相似之处。这种泵安装在消防车里，用来救火。由于德科和哈维都经常与宫廷圈子发生联系，他们彼此认识的可能性比较大，而哈维可能在自己的著作出版之前，就已经直接从德科那里或是从他的手稿中知道了这种泵。1637 年，哈维与阿伦德尔伯爵结束欧洲之旅后回到了伦敦。同一年，阿伦德尔家附近发生了一场火灾。德科的新发明在这次救火中大显神威，因此查理一世授权伦敦市长大量订购这种装置。哈维可能听说过，甚至亲眼见证了那场火灾。新装置在伦敦引起了轰动。他的朋友弗朗西斯·格里森爵士说，哈维很可能就是在此时确定心脏与机械泵的相似性的："血液从心脏喷射而出的过程可能与这个灭火新发明的喷水过程相似。"[4]

10 多年前，哈维就已经断定，心脏的作用就是产生推动力（亚里士多德称之为"impetus"），把血液推出去。认为"impetus"把血液推进动脉，是他反对盖伦学说的一个重要理由，因为盖伦说过，动脉主动扩张时（也正因为动脉主动扩张）会像风箱一样，把血液吸进去。哈维证明动脉被血液填充是一个被动过程，就像膀胱被压入的液体强行撑开一样。在他不太为人所知的著作《动物的局部运动》中，哈维进一步阐述了活体组织基本感知和应激能力的一般概念。在此基础上，他解释了心肌收缩是"感知"血液流入后触发的。因此，心脏节律产生于心脏和血液之间的"刺激"。[5]

哈维的血液循环理论引起了笛卡儿的兴趣，因为这表明身体其他所有运动可能都源于心脏中的血液。没有必要用复杂的次要原因来解释血液流动，比如盖伦的"吸引力"或者"自然能力"。笛卡儿认为，心脏必然是生命运动的唯一场所和来源。同样重要的是，它应该不会自发运动。[6] 他已经推导出了心脏运动的奥秘，依据是他自己的自然哲学的一个重要原理，即热——他认为热是一种纯粹的自然现象。

笛卡儿指出，古人已经注意到，不管环境温度如何，生物体都是温暖的。罗马元老院议员西塞罗曾引用古希腊克里安提斯的斯多葛派教义，宣称这是"一种自然法则，所有能够滋养、成长的事物都有一种热量，没有它，它们就不可能滋养和成长……这种热元素本身具有一种弥漫整个世界的生命力"。生物体内一定有一种"动物之火"，而且生物会补充这些"动物之火"。它不受任何物质力量的影响，是身体的一种固有品质或自然属性，与生命密切相关。

借用盖伦把心脏比作灯的类比，笛卡儿认为热是包括心脏运动在内的所有生命活动的主要原因，这很符合他的能量机械论。该理论认为热能可以转化为机械能（运动），这就解释了血液的温暖和运动特性；掌控生死的是绝对的自然法则。笛卡儿通过重新解读概念，将"生命热"解释为物理化学反应，将"生命灵气"解释为粒子流，实现了这些基本原理的现实化。他认为，心脏中持续不断的热就像火一样，由血液滋养、维持，而血液是一种可燃的、容易膨胀的液体，其颗粒受热后会产生剧烈的混乱，他将这一过程描述为"沸腾"。随着粒子摩擦、冒气泡，一种微妙的"灵气"被释放出来。呼吸和"生命热"之间的关系就是一种化学燃烧反应。这种动物热"发酵理论"是近100年前由维萨里的老师雅各布·西尔维于斯提出的，后来又由哈维的熟人、佛兰德斯化学家范·海尔蒙特再次提出。西尔维于斯认为，当消化产物（乳糜）与血液混合时，体液沸腾产生热。范·海尔蒙特推测，热源于血液中硫和挥发性盐的混合。

对笛卡儿来说，心脏是一座熔炉，它依靠自身的热提供能量，使血液膨胀。因此，心脏的基本运动不是哈维所说的心脏壁收缩，而是亚里士多德所说的扩张，是左心腔内产生的热导致的。心脏中血液颜色的明显变化就是生命之火的证据。笛卡儿认为热对心脏的功能来说至关重要，因此他在 1639 年 2 月 9 日写给梅森的信中称："我很乐意承认，如果有人认为我写的心脏运动机制的内容被证明是错误的，那么我所有的哲学都将毫无价值。"[7]

笛卡儿相信自己的思考是正确的，但事实并非如此。在这个问题上，他设想血液是逐滴排出的，而不是像哈维所说的大量流出。他的微粒自然哲学的物理定律，以及他认为动物也遵循外部自然规律的机械论，都要求运动在粒子之间传递。哈维的学说描述的是一种强有力的自发收缩，这在他看来简直是胡说。

笛卡儿物理学设想粒子总是以旋涡的形式运动。宇宙充满了粒子的流体旋涡，因此行星围绕位于中心的恒星（太阳）运转。微观世界也必须如此。血液循环并不是哈维设想的由心脏肌肉导致的自发的整体运动，而是一系列被迫的运动，是粒子的"旋涡"。[8]笛卡儿解释说，血液从左心房一滴一滴地进入左心室后，与那里的酵素混合并导致"沸腾"，这不仅使断断续续地流进来的血液变得"精细"、稀薄，这些稀薄、膨胀的血液还不断冒泡，导致心脏扩张，然后像亚里士多德用沸腾的牛奶所形容的，通过"努力并在多次颠簸之后"流入动脉。血液在心脏里被充分搅动，有足够力量进入主动脉和其他动脉。[9]

每一次心跳和动脉搏动，都被认为是热量导致的血液膨胀引起的。随着血液运动，自然的热量就会被输送到身体各处。心脏瓣膜阻止血液"按照力学定律"回流。一些被加热的血液残留在心脏纤维之间的小孔中，与从左心房滴入的新鲜血液混合在一起，作为下一次心脏扩张的发酵物，因此心脏像内燃机一样无休止地进行"主动"扩张和被动收缩的连锁反应。"除了血液颗粒的运动，心脏里没有其他的热量。"[10] 呼吸的目的是使血液冷却。血液一滴一滴地回到左心室，凝缩成适于产生沸腾的形态，从而完成循环。

但是，血液的"沸腾"给量化造成了麻烦。普里姆罗斯和卡斯帕·霍夫曼已经知道，血液流经心脏时发酵的血液量很难测量。发酵的血液一点儿一点儿地离开心脏，每次离开的数量还会发生变化。因此，即使可以测出这些数量，测量单位也会非常小。即便如此，笛卡儿也终归对他的机械论解释感到满意。他完全赞同循环的概念，但反对哈维把心脏比作水泵的激进学说。

哈维拒绝接受笛卡儿认为心脏运动由发酵过程引起的解释。哈维认为，最重要的是，发酵不足以产生强有力、有规律的心跳，只能引起细微的、不规则的运动，与观察到的所有心跳都明显不同。笛卡儿对发酵类型进行理论分类，其中一种被认为快得足以产生心跳，哈维对此也不赞同。[11]

笛卡儿称他曾用手指触摸过动物的心脏，发现它们的温度比身体其他部位都高，这足以支持自己的观点。此外，稀释和发酵都不需要额外的热量。为了进一步支持他的理论，他提出了两个实验，但奇怪的是，这两个实验竟然反驳了他自己的理论。

在第一个实验中，取出一颗心脏并清空里面的血液后，可以看到心脏还在继续跳动。哈维马上指出，这种有规律的运动不可能是血液受热膨胀引起的，因为取出的这颗心脏腔室里没有血液。笛卡儿表示反对，引入了另一个木柴燃烧的类比。他说，虽然心脏里没有血液，但心肌自身有热量，而且组织内仍然渗透了一些血液颗粒。这种情况类似于燃烧一根没有干透的木头。它看上去不潮湿，但仍然含有大量水分。当这样的木头燃烧时，蒸汽从树皮的狭窄缝隙中逸出。它们的逸出点可以清楚地标记出来，因为树皮膨胀并显示出一系列的裂纹。一旦树皮在某一点破裂，那儿就不膨胀了，因为困住的水分被释放了。然后，当新的蒸汽形成时，树皮再次鼓起，从同一个开口断断续续地释放出更多的蒸汽。这种由蒸汽引起的膨胀和释放现象具有规律性，取出的心脏的搏动与之非常相似。

在第二个实验中，笛卡儿将一根手指通过心尖的一个孔插入心脏后，能感觉到心脏的强烈收缩。同样地，由此能得出什么结论对哈维来说是显而易见的，但笛卡儿给出了不同的解释。他说，挤压手指的不是心室壁，而是附着在心脏乳头肌上、因心室扩张而膨胀的腱索。

守旧的荷兰医生、鲁汶大学教授威廉·普伦普重复了笛卡儿的第一个实验。他证明，即使是在取出活体心脏并将其分割成碎片后，碎片也会继续跳动。因此，笛卡儿的观点是不正确的，血液在心室中沸腾不可能是心脏运动的原因。此外，这些心脏组织碎片的温度不足以使血液蒸发。

笛卡儿迅速回应。他解释说，每颗心脏从胚胎期开始就有搏动的倾向，而在成年后这种倾向更加强烈，即使是最低限度的发酵也能确保它延续下去。就心脏碎片而言，仅需一滴血液就足以使它持续跳动很长一段时间。在所有切开的碎片中，都有发酵物隐藏在构成心脏的物质深处，它们可以激发这些微小的血滴。这种"发酵理论"的解释与笛卡儿之前提出的完整心脏强力舒张的说法截然不同。但是，普伦普的学术地位有利于在大学里传播笛卡儿的自然哲学，因此笛卡儿必须对普伦普的批评做出满意的回应。他迫切希望说服普伦普。

笛卡儿做过无数次实验，得出了各种各样的结果，因此他有很大的选择余地，可以随意挑选能满足他需要的东西。他告诉普伦普，在其中一个实验中，他取出了一条鳗鱼的心脏，并一直等到心脏明显死亡。然后，他只是使心脏温度升高，给它注射了几滴特意备好的血液，心脏就复活了，并且开始收缩了。普伦普不为所动。有一段时间，普伦普当上了逍遥的中立派，既不参与冲突的任何一方，也不在重大事情上做任何决定，更不会断然拒绝，但是当普伦普的《医学基础理论》再版时，他已经被哈维（而不是笛卡儿）说服了。正是哈维学说中笛卡儿出于自己的原因而拒绝接受的那部分，让普伦普觉得最有说服力。哈维得偿所愿，把普伦普变成了血液循环理论的拥护者。事实证明，普伦普"比国王还要保皇"，可以说，他比哈维本人更支持哈维学说。

毫无疑问，笛卡儿年轻时成绩斐然。但他也表现出了喜欢争论，甚至是好斗的性格特点。很明显，笛卡儿的实验只是为了证实他自己的逻辑预设。当某些研究似乎与他的观点相矛盾时，笛卡儿毫不犹豫地怀疑这样的结果，因为他和柏拉图一样认为，通过感官进行观察本身就有可能产生令人困惑、含糊不清的结果，只有通过清晰推理得出的结论才是真理。此外，为了让自己的研究取得进展，他可以心安理得地歪曲事实。相比之下，哈维将知识的确定性建立在实验基础上，认为实验与推理同等重要。尽管哈维在通过更精确的观察和更好的实验技术辨别新现象时，可能否定了亚里士多德思想框架的个别原则，但他仍在这一框架中。

笛卡儿是一名自由职业者，他需要通过内部人士将他的新医学理论与学术界建立联系，并让他的新哲学得到学术界的认可，包括让学校的新生关注笛卡儿的哲学问题。他对普伦普感到失望，但他发现乌得勒支大学的植物学和理论医学教授勒卢阿是一个合适人选，至少在一段时间内是这样。于是，勒卢阿成为笛卡儿的第一个真正的弟子。此外，勒卢阿出身于一个富裕的酿酒业世家，有着与城里支持他的士绅官员类似的出身。笛卡儿怀疑瓦拉乌斯被诡计多端的哈维利用，就像勒卢阿被他自己利用一样。事实上，在很多人看来，瓦拉乌斯是拥护血液循环理论的排头兵。

笛卡儿很喜欢勒卢阿。这个弟子不仅有感恩之心，在大学里还有话语权。勒卢阿则将自己的职业发展归功于笛卡儿。在老师的指导下，他开始在自己的学术课程中就血液循环理论问题发起挑衅性的辩论。无独有偶，瓦拉乌斯也在莱顿大学发起了辩论，只不过瓦拉乌斯支持哈维学说。勒卢阿把他的讲稿送给笛卡儿过目，这位哲学家的狡猾程度堪比奥德修斯，他校订了这些讲稿并追踪监视，确保勒卢阿只介绍符合笛卡儿自身利益的内容。

为了让心脏的活动和功能真正符合笛卡儿学说，笛卡儿精确地定义了心脏中的稀释和沸腾过程，而且他在任何演讲中都不会提到哈维和瓦拉乌斯。这一系列的辩论最后以笛卡儿胜利结束，因为勒卢阿指出循环（尽管是一滴一滴地循环）的思想是笛卡儿生理和物理理论的核心。但是，几乎从一开始，笛卡儿就发现勒卢阿难以控制。感激未必等同于赞美。当勒卢阿这个弟子误入歧途，开始提出与老师相反的观点时，笛卡儿勃然大怒。笛卡儿严厉谴责了勒卢阿，并与他断绝往来，也断绝了师徒关系。

从 1640 年起，勒卢阿站到了哈维一边，尤其是在与普里姆罗斯的辩论中。但勒卢阿的心脏运动理论仍然是支持笛卡儿的。他不仅认为心脏的运动是由他称之为"无光之火"的发酵过程引发的，还把心脏活动的原因与从力学角度设想的在体内循环并流入心脏纤维的动物灵气联系到了一起——这是对古代固有热的重新解释。对古希腊人来说，固有热的概念已被证明具有深远的意义。勒卢阿断定："没有理由认为心脏可以产生任何力量——无论是吸引力还是磁力，或者认为心脏能贡献营养及任何其他不可理解或多余的东西。"

1637 年，笛卡儿在莱顿遇到了邻居、执业医生科尼利厄斯·范·霍赫兰德。为了把他的自然哲学思想扩展到医学领域，笛卡儿曾经向霍赫兰德借过医学书籍，两人建立了终身友谊。笛卡儿离开阿姆斯特丹时，把他的一箱书信文稿托付给了霍赫兰德。1646 年，霍赫兰德出版了一部机械生理学专著。这本书忠实地反映了笛卡儿学说，可以明显地看出，他十分赞赏笛卡儿。他还在一次和笛卡儿打招呼时，称赞笛卡儿是"我们这片土地上耀眼的光芒"。后来，荷兰成为笛卡儿哲学的堡垒。

霍赫兰德在书中支持笛卡儿的学说，认为心脏的运动是灵气引发的发酵导致的。这是一种化学反应，类似于硝石的精华或锑油的发酵。不过，他也称赞了哈维。哈维为心脏的"泵血"功能提出了一个折中方案：让发酵在心脏表面的冠状动脉里面再次发生。第二次发酵的热量使心脏肌肉收缩。因此，心脏在原位置的活动有两个不同的原因：收缩（源于心腔外的外部发酵）和舒张（心腔内的笛卡儿发酵），而且霍赫兰德认为舒张是导致血液离开心脏的主要原因。这本书并不是完全没有读者。托马斯·巴托林在其颇具影响力的教科书中列举了霍赫兰德、笛卡儿，以及那些建立"心脏血液沸腾"理论的人。

哈维和笛卡儿在心脏运动理解上出现分歧，并不是因为他们得出不同的观察结果，而是因为他们对同一现象做出了不同的解释。他们提出了两种不同的人体模型：一种是哈维基于水力学提出的力学模型，另一种是笛卡儿基于化学过程提出的微粒模型。真正的争议点不是那些可以看到或感知到的东西，也不是实验可以证明的事实，而是如何解读那些事件。这些误解和矛盾就像书页的正反面一样，尽管是同一事物，但永远不可能合二为一。考虑到辩论的热度（没有双关语的意思）和双方的地位，这是科学史上的一个紧张时刻。生理学走到了一个十字路口：是将心脏的运动理解为发酵的结果，还是把心脏视为功能强大、至关重要的肌性器官的完美典范？

第 26 章

仇怨

> 不要抱怨耆耆者，因为无论耆耆者跟你说了什么，一切都在他的控制之中。

—— 约翰·沃尔夫冈·冯·歌德

1642 年 12 月，在巴黎大学举行的一场辩论得出了结论，认为血液确实是在循环流动。三年后，有人提出是否应该正式修改盖伦对血液流动的描述。主持那次活动的是亚眠的约翰·若兰的儿子，他曾担任过一段时间的巴黎大学医学院院长。

小若兰从父亲那里继承到的为数不多的东西就是他的疑病症、自怜和一个自命不凡的信念——若兰家族是一个古老高贵家族的后裔。在学校里，他是一个内向又认真的孩子，有点儿忧郁，勤奋好学；同时，他又是一个爱撒谎的伪君子，喜欢指出别人的缺点，然后看着他们受到惩罚。他学习专注，进步很快，但上帝可怕的审判让他感到恐惧，他经常在睡觉前虔诚祈祷，希望他的名字永远留在生命之书中。

毕业后，他投入对医学的学习，对知识的获取和积累表现出了极大的热情。他研究过药用植物学和软膏剂知识，是治疗疟疾以及挫伤、伤口和脓肿的专家，对巨人和雌雄同体现象做过详细阐述，甚至还学过好几门语言。在这个年轻人看来，生活只有一个目的，那就是学习。他认为"工作不是为了活着，而是活在这个世界上的全部意义"。显然，后来他那反复无常的大脑根本无法提出合乎逻辑的观点，并不能归咎于教育上的缺陷，问题出在他自己身上。他生性乖戾、阴沉，又没有足够的耐心和机智来克服这种令人反感的性格带来的困难。不过，还是有人对他提出过告诫：一定要牢记，生命短暂，知识无穷，许多疑问注定无法消除。

哈维和若兰的生活有交集。他们出生相隔几个月，死于同一年。哈维清楚地记得若兰：他穿着浅黑色的衣服，远比画像上的形象臃肿，紧闭着的嘴流露出一丝轻蔑，给人一种无所不知、无所不晓的感觉；从他的脸上看不出一点儿热情。若兰曾饱经风霜，屡遭不幸。他对智慧和笑声心存恐惧，因为它们会扭曲按照上帝形象造出来的人。他的那双"小眼睛"令人难忘，它们是黑色的——如此黑白分明，让人觉得既和蔼可亲，又难免心生敬畏。他的目光极具洞察力，从他眨眼的样子看来，他似乎在对人做出判断，而他显然不喜欢任何人。哈维回忆起那双眼睛时，总有一种不寒而栗的感觉，仿佛那是聆听忏悔的牧师的眼睛。

若兰永远不会安于现状。但幸运的是，他同样不可能决定事态的发展。他郁郁寡欢，缺少活力，既不信任自己，也不信任别人，他能决定的主要是一些小事，因此他对琐碎的细节极为较真和关注。他就像一个注重细节的诗人，喜欢做细微的决定，在琐碎细节上追求完美——"用智慧的显微镜，观察头发和毛孔，一点儿一点儿地仔细检查"。他既不会分析，也不会综合，因为他总是看不出事物之间的联系。他处理小事时总是得心应手，也许是出于恐惧，或者是出于其他一些自以为是的原因，例如弥补自己在重大事情上的优柔寡断。他以神使自居，即使发表最微不足道的言论也给人一种发布重大决策的权威感。

若兰在他1648年出版的新书《解剖学与病理学手册》第三卷中，针对哈维的血液循环理论发起了最有力的辩论。这是一种披着善意外衣的恶意行为，试图彻底推翻哈维的全部研究成果。若兰声称，哈维的研究有可能颠覆盖伦医学的基础。若兰希望巴黎是新的考斯岛，而自己是当代的希波克拉底。他有西尔维于斯的民族主义和宗教敏感性。同样很明显的是，这位法国教授像很多人一样没有仔细阅读哈维的著作，而是凭空想象哈维会说什么，然后做出本能的反驳。这是在他之前和在他之后的学者们惯用的做法。他的内心充满了失望和不信任。这位来自当代考斯岛的当代希波克拉底紧抓最微小的细节不放（他从来不会觉得任何细节是微不足道的），声称哈维的理论无论如何都不能被盖伦的生理学理论容纳，巴黎的所有医生都必须站出来捍卫盖伦。

若兰也同意确实有少量血液以涓涓细流的形式做循环运动，但哈维所描述的大量血液汹涌澎湃的循环运动是他那死硬的学究式良心所不能接受的。[1] 他赞同他的亲戚笛卡儿的观点，认为心脏每一次运动最多只能喷出一两滴血液。有时心脏收缩，却根本没有血液喷出。若兰坚持认为，一滴血膨胀、发泡、蒸发后，就足以填满血管，因此血液需要整整两三天的时间才能完成全身循环，具体取决于摄入的食物和排泄的粪便的量。即使考虑到心脏每次收缩只推出一两滴血液，血管也会因为血量太多而无法容纳所有的血液。不管怎么说，哈维所说的那种又快又多的血液流动有什么用呢？血液循环得越快，留给它们充分提取"那甜蜜的体液，那充满活力的甘露"（多么抒情啊！）以滋养和温暖组织的时间就越短。若兰就是利用这种定量推理的方法，从根本上驳斥哈维血液循环理论的。

若兰坚持认为室间隔中有盖伦设想的小孔，心室借助这些小孔彼此相通。他毫不犹豫地认为血液不仅"潮起潮落"，甚至可以逆行。他没有开阔的思想，缺乏想象力，又不懂得变通，因此持一种荒谬的艰难立场，认为哈维设想的前向性涓流在大血管中循环运动（他设想的循环只涉及通过吻合相连的大动脉和腔静脉的大部分），与此同时，其他一些血管中的血液沿相反的方向流动：

> 为了防止手臂和大腿的静脉被排空，静脉血也可以下行，就像我刚才驳斥哈维时所证明的那样。

因此，体内存在着各种各样的"循环"，这种观点让哈维难以接受。此外，若兰不相信血液会从肺部流过：

> 哈维很有学问，但是他认为血液从肺部通过，这违背了自然规律。

一直信奉哈维学说的保罗·斯莱格尔曾试图与卡斯帕·霍夫曼一起干预这场纠纷，现在他转而试图说服若兰，结果同样是徒劳。若兰缺乏理解、接受完善概念所需的领悟力和鉴赏力。1651年3月，恼怒的哈维在信中告诉斯莱格尔，在他最近完成的一次实验中，他当着多位同行的面，无可辩驳地证明了室间隔没有孔隙。

哈维将一具被勒死的尸体（一起案件中被吊死的被害人）的肺动脉、肺静脉和主动脉结扎，然后在左心室开了个口子，露出了腔体。接着，他通过腔静脉将一根导管插入右心室。导管被紧紧结扎，确保不会漏水。随后，他通过导管，强行注入了"超过半磅"热水。结果怎么样呢？右心房和右心室显著膨胀，但是从左心室的一个小孔观察发现，没有一滴水流入了左心室。这证明室间隔没有孔。

然后，他将同一根导管插入肺动脉。导管同样紧紧结扎，确保不会漏水。当水被强行注入时，左心室立即出现了一股混合着血液的水流。冲进左心室的水量与注入的水量几乎相等。这个实验再次表明，哈维善于利用不同松紧程度的结扎来研究血液循环运动。"通过这个实验，"哈维得意地对斯莱格尔说，"我轻而易举地推翻了若兰的所有证据。"

哈维不喜欢争论。他的理论十分新颖，因此在被接受的过程中历尽了误解和学术界的反常行为，这并不奇怪。但他充分相信自己的模型，因为它建立在实验和活体解剖基础之上。若兰则相反，他从未亲手检验过自然事实（若兰对活体解剖有一种发自内心的恐惧）。相比之下，哈维在他的第二次演讲中强调，他是"按照解剖学家的方式，通过诉诸感官和实验"建立自己的论点的。伽利略曾说自然之书是"用数学语言……利用三角形、圆形和其他几何图形写出来的"，而对哈维来说则并非如此，那是一本"非常开放，通过感官很容易查阅"的书。

与此同时，哈维知道愚蠢而有权势的人在感到不安全时会失去理性地谩骂，对这些谩骂可能造成的职业上的伤害，他也极其敏感。在他看来，花言巧语是那些失败者的狂热行为，他们欺骗自己，以免因为意识到自己毫无价值而绝望，并对自己的微不足道视而不见。有些人在嫉妒的时候会不择手段地打击别人。他们的成功秘诀是谎言而不是真诚，而谎言是通过激情而不是理性传播的。对哈维的对手来说，这不是针对个人的仇恨，而是一种恐惧——害怕他们自己的那座已经腐朽的信念大厦会轰然倒塌。

有些事不能耽搁，这就是其中之一。哈维生性不喜欢躲避。谦逊不是一种有利于学习的心态，而他的旺盛精力和机智头脑正是为这种局面准备的。自 1630 年第一次遭到普里姆罗斯攻击以来，对不是很严重的争议他都漠然处之，不做任何回应。现在是 1649 年，他已经 71 岁了，是时候掀起舆论的浪潮，把他的新思想推向全世界了，因为"狗会吠叫，吃多了会呕吐……但我们必须特别小心，不要让它们咬人，也不要让它们的残忍和疯狂感染我们，防止它们用狗牙咬断真理的骨头和原则"。他们就是能毁掉伟大作品的害虫。

有一种品质哈维并不缺乏，那就是对自己的能力做出恰当的估计。很少有人会说哈维是个生意人，但在辩论中他是一个非常强调行动的人。他直击要害：

> 博学的若兰，很多年以前，我在出版社的帮助下，出版了我的一部分成果。但是，自从血液循环理论诞生以来，我几乎每一天，甚至每个小时，都会听到有人对我的发现发表评论，褒贬不一。有的人把它当作一个虚弱的婴儿，恶言相

向，说它不配看到光明；有的人则认为这个孩子应该得到爱护；反对者极力反对，赞同者交口称赞……也有一些人说我对活体解剖表现出一种虚荣的热爱，他们嘲笑我把青蛙、蛇、苍蝇和其他低级动物带到解剖现场，认为这是一种愚蠢的轻率行为，甚至用极无礼的语言来形容。[2]

对哈维来说，把事物放到更大的背景下展示给观众，让他们了解全局，这是有必要的，因为许多人像若兰一样思想非常狭隘，遇到过重的压力就会沉沦。

哈维给若兰的第一封公开信直接驳斥了若兰寄给他的《解剖学和病理学手册》。他头脑敏锐，很快就发现了若兰的弱点。他通过礼貌的语言和耐心的论证提出了批评，称呼若兰为"博学和熟练的解剖学家若兰"，同时系统地指出若兰在学识和常识上的不足——可以说，任何被迫与不讲道理的对手进行争论的人都应该将这封信视为典范。

哈维指出，血液的循环运动并没有破坏古医学，反而加固了它。哈维明确指出，"这位博学的绅士，在他陈述这一点的小册子中，似乎从头到尾都在强烈地声明相反的观点"。哈维的回应是逐点做出明确的反驳。[3] 例如，哈维写道："一个在第 3 卷第 8 章一再声称血液在整个身体中循环的人，怎么可能否认在与这些血管相连的分支以及第二、第三区域的几个部位中存在循环呢？"哈维认为若兰的想法令人难以理解：

在我看来，当最博学的若兰说某些部位没有循环时，他并没有说真话，而是在献殷勤，取悦大多数人，而不反对任何人。从维护真理的角度看，他的书多了一些人文因素，少了一些严肃认真。[4]

最后，哈维坚定地指出，如果若兰相信大血管中有局部循环，就可以断定他其实也相信有总循环。

随后，哈维又给若兰写了第二封信，但这一次，信的大部分内容是对《心血运动论》的补充，并通过进一步的实验来支持循环理论。他在信中基于不同证据提出了一些新主张。医学界（实际上是整个世界）迫切需要一场伽利略式的现实检验，让证据在科学中发挥一锤定音的作用。尽管这封信是直接写给若兰的，但目的是阻止众多敌对势力的攻击。加上若兰的名字，他就可以方便地把这两封信放到在剑桥和鹿特丹同时付印的新书《血液循环》中发表。

在《心血运动论》出版后的几十年里，哈维一直辛勤地继续他的实验。第二封信的开头进一步证明了，动脉脉搏是心脏推动血液进入动脉的力量产生的。从放血这种习惯做法可以清楚地看出，用手指压住切口下方，就可以阻止血液从静脉的断口流出。同时切断静脉和动脉，就可以明显地看出血液是从动脉流到静脉的。血液从被切断的动脉中有力地喷出，但被切断的静脉中没有血液涌动。此外，动脉血总是高速喷涌而出，而不是像若兰和笛卡儿想象的那样一滴一滴地喷出。

为了证明结扎处下方的静脉膨胀不是由热或血液沸腾引起的，哈维将被结扎的肢体浸入冷水中使它冷却。静脉的膨胀没有消除，由于冷水可以阻止热量积聚，因此膨胀只能是流向心脏的血液不能从静脉中流出造成的。最后，把等量的动脉和静脉血抽到不同的器皿中并使其凝结，可以看出两个凝块完全一样，这证明认为它们是两种血液的想法不正确。

1650 年，托马斯·霍布斯从荷兰寄来一封惯常的随笔风格的书信，将笛卡儿的死讯告知哈维。霍布斯不喜欢笛卡儿，曾和笛卡儿做过辩论，但他在信中表示，得知笛卡儿去世自己很难过。

对手的离世也让哈维非常难过。有的对手可以起到激励作用，而笛卡儿毕竟是最早宣布血液循环理论的正确性和重要性的人之一。笛卡儿争论的焦点是心脏收缩的机制，对此他一无所知。不过，尽管他的新哲学在哈维看来更像是一场文字游戏，只要玩的时间够长，最后就会给人一种真实的幻觉，但他是一个用智慧为循环理论辩护的善良的人。就像笛卡儿在他的哲学中所说的，除了文字游戏之外，还有什么可能让人怀疑自己的存在呢？这样的人在寻求真理的过程中，常常因为自己认定的真理而误入歧途。但是笛卡儿拒绝受别人的影响，努力排除一切干扰支持哈维。至于若兰，对他来说，判断力和情感充其量也不过是配合得不好的两匹马，在境况不好的时候，一匹躺着不动，另一匹绝尘而去。

第 27 章

循环论支持者联盟

如果人们提出的理论不能通过事实、时间和应用得出一些新的东西，证明人们自以为是的知识其实是无知，或者证明人们最初的判断被经验否定了，它就绝不可能是特别优秀的理论。

——泰伦斯

1652 年，一本薄薄的书在蒙彼利埃出版。这是一本法语书，作者是一位名叫让·马尔泰的外科医生。[1] 这本书支持哈维的循环理论，但没有提到哈维的名字。它使用的资料都来自为哈维树立了显赫名声的瓦拉乌斯。[2] 至少在 1650 年之前，蒙彼利埃大学的医生一直信奉盖伦学说。1650 年，拉扎尔·里维埃（也被称为里弗韦）因为教授循环理论而被要求辞职，于是他转投了巴黎大学。

当托马斯·巴托林 1641 年进入蒙彼利埃大学时，他发现这里的教师仍然受盖伦学说影响。1648 年，让·佩凯通过实验演示，支持循环理论——如今他主要因在淋巴系统方面的研究而为人所知。

马尔泰首先总结了佩凯的研究，然后清晰地阐述了新的循环理论，包括结扎实验、血液通过肺部的过程以及反对者提出的反对意见。

第二年，里弗韦（当时是路易十三的顾问和医生）成为第一个在巴黎大学正式教授循环理论的人。1660 年，另一个法国人——奥尔良公爵加斯顿的医生、出生在诺曼底的皮埃尔·瓦捷，在他出版的《让心脏走下神坛》中提到了哈维的观点。在这本 56 页的小册子中，他把哈维的发现归功于自己，声称："这是 30 年来我在医院和其他地方的演讲中一直强调的血液流动的起始点。"路易十四被他的御用外科医生、解剖学家皮埃尔·迪奥尼说服，下令巴黎大学的教师都支持这个新学说。迪奥尼在 1698 年出版的《根据血液循环进行的人体解剖》一书中攻击了笛卡儿，驳斥了他关于心脏收缩机制的错误观点。1749 年，让-巴蒂斯特·德塞纳克出版了一部插图精美的解剖学著作，支持哈维的学说。这本《论心脏的结构》颇具影响力，彻底击溃了盖伦错误观念的支持者。德塞纳克是路易十五的常任医师和科学院成员。

到 18 世纪末，法国仍然有一批内科医生和自然哲学家反对哈维。他们用与"江湖医生"同义的"循环论者"（circulateur）一词称呼那些支持循环理论的人，并用与之对立的"反循环论者"一词称呼自己。1652 年，贝雷特朗在巴黎出版了一本反对哈维的书。在接下来的至少 20 年里，巴黎大学继续接受反对循环理论的毕业辩论。若兰的继任者居伊·帕廷甚至向国王申请在全法国正式禁止循环理论，这让人想起了西尔维于斯反对维萨里的企图。居伊·帕廷具有毒蛇的特质：狡猾、冷酷、毒辣。他在请愿书中声称，循环理论是"自相矛盾的、无用的、错误的、不可能的、荒谬的和有害的"。作为巴黎大学医学院院长和法兰西公学院教授，他名声显赫，更多的是因为他积极主动地反对所有新奇事物，而不是因为他严肃认真，深思熟虑，有独创性的观察。他和他的儿子是黑市书商，习惯于蝇营狗苟，奔走钻营。莫里哀曾把他们的形象搬上戏剧舞台。

关于血液循环的争论并不仅限于生理学家。法国的文人在宫廷和公共场合热切关注这场争论，积极宣传"支持循环理论"的思想。其中最重要的当属奥特伊文学学派，之所以叫这个名字，是因为莫里哀、布瓦洛、拉封丹和拉辛经常在当时巴黎郊区的一个叫奥特伊的村庄聚会。值得注意的是，法国"伟大世纪"的三位最伟大的作家，竟然不约而同地关注一个人们认为他们不会关心的科学问题。

一直关注热门话题的莫里哀表现了大众对盖伦理论大厦行将崩溃的反应，现在连一个外行都能看出这座大厦即将分崩离析。他的戏剧《无病呻吟》的讽刺意味显而易见：

> 我喜欢他的一点是，他固守古人的观点，从不愿意理解，甚至不愿意倾听，与血液循环以及传闻中诸如此类的发现有关的推理和实验。

莫里哀的朋友布瓦洛经常对反循环论者提出尖锐的批评。最后，拉封丹从迪奥尼那里确切了解了哈维的学说后，在十二行诗中言简意赅地总结了这一发现："血，生命的源泉……/通过静脉不停地循环到动脉……/它再次回来，得到净化。"在他献给拉·塞布里耶夫人的寓言故事《狐狸、鸡蛋和两只老鼠》的开头，拉封丹又一次对笛卡儿的心脏运动进行了否定性引用。[3]

第 28 章

再次决裂

俗世中的一切强大之物无不具有破坏性。

——索福克勒斯

　　科学发现的荣誉归谁所有？只要有人取得一个发现，就总可以从某个作者之前的著作中找到似是而非的预示这一发现的文字。在哈维之前就有过优先权之争。如果说对回报的期望是导致这场纷争的一个重要原因，那么成功的前景也同样如此。在现代之初，被弥尔顿称为"携带光学镜片的托斯卡纳艺术家"的伽利略面对着许多竞争对手。他是《失乐园》中唯一提到的当代人。事实上，有人说，如果没有伽利略的发现，弥尔顿构建的世界就不会这么宏伟。此后，科学上更多的争议接踵而至，包括牛顿与莱布尼茨之争、胡克与惠更斯之争。

　　涉足过哈维所在领域的前辈也有很多，但他们只是在零散的评论中暗示了事实的真相，只有哈维坚持了下来，一步一步地深入研究，清楚地看到了别人忽略的细节。与哈维同时代的英国数学家沃尔特·华纳曾声称自己是循环理论的"唯一创立人"，甚至坚称在《心血运动论》出版之前就与哈维交流过自己的想法。哈维的密友和支持者乔治·恩特爵士在 1665 年伦敦皇家内科医学院院长致辞中也警告说，有一定的风险在之前的文本中解读出作者本无此意的含义。事实上，他发出的警告有可能表明，就连盖伦也可能知道血液在全身循环。

1655 年，乔瓦尼·纳尔迪宣称，安德烈亚斯·塞萨尔皮诺早在 1566 年夏天就提出了血液循环理论，比哈维早半个世纪。[1] 事实上，塞萨尔皮诺是第一个使用"血液循环"这个词，以及第一个把假设的动脉和静脉的外周吻合称为"毛细血管"的人。然而，哈维学者格温尼斯·惠特里奇已经澄清，塞萨尔皮诺用"circulatio"一词表示的是来自心脏的高温血液被冷却的这个神奇过程，而不是哈维学说意义上的血液运动。此外，塞萨尔皮诺的描述并不是基于对解剖或活体解剖的直接观察，而是主要基于逍遥学派自然论这个狭隘范围内的极有洞察力的观点。的确，在那个时代，仅仅通过猜测就能如此接近真理，是很了不起的。尽管如此，哈维学者沃尔特·帕格尔承认，从塞萨尔皮诺的许多陈述来看，他确实很早就脱离了盖伦的学说，并为哈维铺平了道路。

塞萨尔皮诺很可能解剖过活的动物，并暴露过搏动的动脉和伴行静脉。他认为，心脏是体内所有血液的来源，包括动脉血和静脉血。他观察到静脉被结扎后，其外周一侧持续膨胀，这表明在正常情况下静脉血是从外周流向身体中心的。他还查明了动脉被结扎后，其靠近心脏一侧膨胀，这意味着其中的血液是向外周流动的。这些结扎观察结果应该已经暗示了血液循环的路线，但是他没有推导出这个结果。他过分沉迷于亚里士多德的学说，甚至不惜以牺牲自己对静脉血流的正确观察为代价。哈维几乎一字不漏地描述了同样的实验，但他是在科学理论的框架下进行实验的。塞萨尔皮诺也掌握了一个重要事实：心脏在收缩时，会将腔内血液释放到主动脉和肺动脉中，而在舒张时，会从腔静脉和肺静脉接收血液。他还详细阐述了盖伦描述的心脏和动脉、心脏和肺同时收缩和扩张可能导致的荒谬结果。但他没能把观察结果整合成令人信服的假设。

在另一段文字中，塞萨尔皮诺将血液流动解释为通过动脉向外流动和通过静脉回流，但这种运动只发生在一天中的特定时间，例如在"清醒状态"下：

> 如果我们考虑到，在清醒状态下，自然的热量向外运动，也就是说向感觉器官运动，而在睡眠状态下则情况相反，自然的热量向内运动，也就是向心脏运动，那么我们可以确定，在清醒状态下，大部分灵气和血液进入动脉；另一方面，睡眠时，身体热量通过静脉（而不是动脉）回到心脏，因为大自然留给它进入心脏的通道是腔静脉，而不是主动脉。[2]

在同一个框架下，他又将血液的流动比作埃维厄海的涨潮与退潮，这让人想起古希腊自然哲学家阿尔克迈翁，他以荷马所称的深酒色海洋作为其讨论血液循环的切入点：

> 当我们清醒的时候，自然热量的运动是向外的，也就是朝向大脑的感觉区域。但是，当我们睡着时，它沿相反的方向朝心脏流去。[3]

在《论植物》这本书中，塞萨尔皮诺提到了静脉血沿相反方向从心脏流向器官的运动，还提到了（尽管只提到一次）部分血液通过心室间隔孔从右心室流向左心室：

> 血液从右心室流出，一部分是通过中间壁（心室间隔）流出的，另一部分是为了冷却，通过肺部流出的。

这些陈述放在一起，在今天看来是矛盾的，但可能不会给最初的读者留下这样的印象。塞萨尔皮诺可能已经明白，静脉中的血液从外周流向中心是一种基本机制，而不是例外情况。但他并没有指出，静脉中的所有血液在任何时候都是朝着中心运动的。他没有解释血液是如何到达外周静脉的，也没有阐述肝脏中产生的血液（他支持这个观点）是如何单向流动到达动脉的。在他的所有著作中，他漫不经心地讨论了多种理论。尽管如此，意大利还是将他奉为血液循环真正的发现者。在他位于罗马的家中，游客仍然可以看到纪念牌上写着"血液循环的发现者、植物分类的第一创始人安德烈亚斯·塞萨尔皮诺的故居"。

17世纪中叶，《心血运动论》引发的风暴在英国结束了，哈维已经可以带着乐观的心态审视英国的科学界了。与25年前他刚开始介绍自己的研究时相比，情况已经大不相同了。哈维式启蒙运动的斗争几乎已经完成。他在生活中经历了无数风雨和压力，经常在焦虑中自我反省，还遭遇过严重的情感冲突，因此在这场斗争中取得的胜利都来之不易，但这越发坚定了他的斗争决心。不过，他永远不会忘记那些不诚实、拙劣的诋毁者，他们仍然不时地骚扰他。

盖伦学说的衰落，就像罗马帝国一样，是伟大的自然力量带来的不可避免的结果。随着时间和偶然因素剔除了那些人为的支撑物，裂缝开始出现，这座庞然大物不堪其重，轰然倒塌了。很多因果假设都难逃这样的结局。从其表述来看，这些假设似乎都是可能性最大的解释，但随着时间推移和新知识积累，它越来越不能解释新的实验事实，必须被抛弃。正是出于这个原因，牛顿把"假设"排除在他的科学领域之外，而庞加莱警告科学家，只能把假设看作言语类比，要尽可能小心，避免沉溺其中。

哈维留下了大量的火种守护者。在世界各地，年青一代前赴后继，以不同的方式颠覆指导生理学逾千年的陈规旧俗。皇家内科医学院现在被哈维的支持者掌控。默顿学院的院长乔纳森·戈达德、圣托马斯医院的医生托马斯·沃顿等人，都是他的第一批信徒的学生。还有一些人，比如他忠实的助手查尔斯·斯卡伯格，成了他一生的朋友。哈维在遗嘱中把他的丝绒罩衣和"所有的银质手术器械"都留给了斯卡伯格。

牛津大学的一些追随者去了外省，而其他人，比如照料过奥利弗·克伦威尔的医生乔治·巴瑟斯特，则留在大学城的三一学院。巴瑟斯特做了一场关于呼吸的本质的令人难忘的演讲，他有先见之明地提到了一种"硝石精气"，称这种在空气中可燃的颗粒可以补充血液中的生命灵气。为了增加收入，他加入了托马斯·威利斯和威廉·佩蒂的医疗机构（佩蒂是牛津大学布雷齐诺斯学院的研究员，也是英国皇家学会的创始人，研究过欧洲大陆，并吸收了笛卡儿的学说）。

弗朗西斯·格里森爵士（时任剑桥大学物理学钦定讲座教授）和剑桥大学西德尼·苏塞克斯学院的乔治·恩特爵士（时任英国皇

家学院院长），都支持血液循环理论。恩特在帕多瓦大学的时候，就在威尼斯结识了哈维，他于1641年发表的《为血液循环辩护》是第一次有人基于自己的解剖观察全面深入地支持哈维的研究。后来，哈维在遗嘱中"把恩特博士喜欢的所有书橱和书架都留给他，再用5英镑给他买一枚戒指，让他保存或佩戴，以示纪念"。但在心脏功能方面，恩特彻底地站在笛卡儿的阵营里。格里森的学生、伊曼纽尔学院的约翰·沃利斯，曾在一次公开辩论中为血液循环理论辩护。从他写的一封信可以看出，他的老师格里森支持他在这次辩论中的立场。

1644年，英姿勃发的保皇派游侠骑士、哈维的朋友、天主教活动家、医生、外交家、温文尔雅的廷臣凯内尔姆·迪格比爵士在巴黎发表了他的"两篇论文"，满怀激情地支持血液循环理论，同时有力地驳斥了笛卡儿的观点。后来，迪格比因与维尼夏·斯坦利的婚前不检点丑闻而声名狼藉。他对斯坦利一往情深，为了让她永葆美丽容颜，他出版了一本关于"保护女性美丽的秘密实验"的书，并把这本书送给了哈维。遗憾的是，这位女士英年早逝，而迪格比爵士因参与火药阴谋[①]而被斩首！

1651年，哈维在牛津的同事纳撒尼尔·海默尔出版了《人体解剖研究》，为接下来的10年打开了有利的局面。海默尔曾在三一学院接受教育，并在多塞特郡的舍尔伯尼开业行医。他在献给哈维的一部厚厚的对开本著作中称，血液循环是心脏将血液推入血管的强有力的泵血作用导致的。他说，这样一种强有力的运动，不仅能使

---

① 火药阴谋（Gunpowder Plot）发生在1605年，是一群天主教徒试图炸掉英国国会大厦、炸死英国国王詹姆士一世的一次并未成功的计划。——译者注

在外周冷却的血液重新液化，还能输送灵气和营养。然而，他在生理学领域发表的一些评论完全是中世纪的观点。他的心脏功能理论源于亚里士多德的笛卡儿学说。哈维将固有热转移到血液中，而海默尔则继续为心腔内燃烧的火焰添加燃料。

第二年，与托马斯·布朗爵士有书信往来、来自哈利法克斯的亨利·鲍尔，在他的《哈维的新发现：血液循环》一书中称，这一发现的全部荣誉都归属于哈维。鲍尔建造过"气泵"，比波义耳先一步发现描述气体运动的数量公式（波义耳定律），还是英国皇家学会首批当选成员之一。

这个世纪中叶的西班牙根本谈不上局势已定，因为到 17 世纪中叶，西班牙奉行的仍然是盖伦学说。但与他之前访问时不同，哈维发现了一些温和的盖伦信徒，他们对改变持开放态度。加斯帕·布拉沃·德索布雷蒙特就是其中的一个。这个积极进取的年轻人曾是宗教裁判所的医生，现在是西班牙国王腓力四世和查理二世的私人医生。他在 1649 年出版的教科书（*Resolutiones medicae*，后来多次再版）中只接受那些看起来无可置疑的观点，而且只视作次要的细节，丝毫不会损害盖伦体系的整体连贯性。[4] 布拉沃不仅熟悉哈维的学说，还引用了海默尔等同时代人的话。此外，他驳斥了普里姆罗斯和帕里萨诺的反对意见。

另一方面，巴伦西亚大学解剖学教授马特奥·加西亚则断然反驳了循环理论。这位有献身精神的实验科学家曾以鳗鱼、青蛙、鸽子为对象进行了大量研究，但他无法重复哈维的发现，甚至无法找到人类的静脉瓣膜。他的反驳遭到了一些人的质疑，其中包括葡萄牙医生若昂·马克斯·科雷亚。在葡萄牙贝雅医学院的辩论中，科雷亚总是为哈维辩护。他出版了葡萄牙最重要的关于血液循环的著作，书中介绍了他对希波克拉底、盖伦、法布里修斯、塞尔韦图斯和哈维的研究。他分 4 章总结了心脏和血管的解剖结构，根据古往今来的各种学说，描述了心脏的"奇妙"运动及其"奇怪原因"，接着概述了永不停歇的血液循环运动。最后，他驳斥了一些反对哈维的观点。

在 17 世纪的最后 25 年里，西班牙培养出了一批被人蔑称为"革新者"的新型医生，他们从根本上打破了盖伦的权威，并将血液循环作为新医学的基础。"革新者"给予哈维应有的赞美和评论，并在 1687 年因胡安·包蒂斯塔·胡安尼尼的研究而引起公众的注意。胡安尼尼是一名米兰的医生，他作为奥地利王子胡安·何塞的私人医生来到西班牙。在他的所有著作中，血液循环理论被多次引用，成为他的理论和模型的一个重要基石。在萨拉戈萨大学成为西班牙第一所将哈维的学说列入教学大纲常规内容的大学的过程中，胡安尼尼的影响无疑是一个决定性的因素。

在巴伦西亚的胡安·德卡布里亚达 1687 年出版的西班牙最重要的医学教科书中，血液循环理论不仅被定位为新生理学的基础，而且成了新医学的基础。德卡布里亚达还提纲挈领地介绍了解剖学、生理学、病理学和治疗学领域取得的最新发现。如此盛气凌人的立场必然会激怒盖伦的信徒。一些匿名的小册子开始在公共场合流传，随之引发了激烈的争论，一些人捍卫德卡布里亚达的研究，另一些人则开始了口诛笔伐。传统主义者声称在古代医学经典中找到了真正的血液循环的原理，他们借用这种粗暴的托词，目的是从那些已经无法否认其有效性的学说中去除引起冲突的元素。因此，佩德罗·阿奎恩扎–默萨接受了血液循环这个概念，但声称希波克拉底和古希腊人早已掌握了它的基本特征。

之前10年里，温和的西班牙盖伦信徒采取了更有建设性的态度。巴塞罗那大学教授霍安·德阿洛斯在他1694年出版的著作中阐述了心脏解剖学、生理学、输血、静脉注射以及心脏和动脉病理解剖学，还详细讨论了血液的起源、生命灵气的产生、呼吸与血液循环的关系以及心脏收缩的本质。在随后的几十年里，这本书一直是西班牙心血管功能方面最重要的著作。

哈维学说在美洲殖民地的首个记录出现在1687年的"新英格兰"，具体来说，出现在哈佛学院附近的查尔斯镇教堂的牧师查尔斯·莫顿的哲学演讲中。莫顿和哈维同时出现在牛津大学，因此可能见过哈维。莫顿在英国开始撰写一本关于当代科学思想的书，后来在美洲殖民地出版，书名为《医学纲要》。全书分31章，以亚里士多德的著作为基础，还收录了弗朗西斯·培根和笛卡儿的现代思想，以及哈维的实验。血液循环及其实验验证占了9章的篇幅。

莫顿去世几年后，本杰明·富兰克林对血液循环问题产生了兴趣，他通过机械玻璃模型解释了其中的机理。在阅读了桑托利乌斯、哈维等人的著作后，富兰克林就这个问题与颇具影响力的纽约医生卡德瓦拉德·科尔登保持着频繁的书信往来。美洲殖民地出版的另外两本书也提到了血液循环，一本是约翰·沃尔顿的关于发烧的著作（1732年出版），另一本是格罗夫纳的关于健康的著作（1716年在伦敦首版）。

在西班牙的美洲殖民地，马科斯·若泽·萨尔加多（时任墨西哥大学医学系主任）在1690年出版了一部关于心脏解剖的著作以及一本教科书，阐述了血液循环的好处，并认为这一发现完全归功于哈维。书中称，心脏是推动血液进入动脉的主要力量；从动脉流出心脏的血液通过静脉流回心脏。萨尔加多还正确地描述了血液从肺通过的过程。他驳斥了盖伦学说认为肝脏是血液起源的观点，但是对静脉瓣膜的功能和毛细血管循环含糊其词，尽管他非常熟悉法布里修斯和马尔比基的著作。另一方面，何塞·拉米雷斯神父（博物学家，是几家期刊的出版商，同时也是自然哲学著作出版商）提出，所有这些都能在圣安布罗斯的一本关于挪亚方舟的书中找到。但他补充说，哈维对动物进行了多次观察和解剖，使之成为一个不容置疑的清晰概念。

与众多科学发现不同，哈维的血液循环理论在他生前就已经被欧洲广泛接受。这一理论很难反驳，主要是因为他的观点是在直接细致的活体解剖观察和精心设计的实验基础上建立的。他改革的另一个方面是在应用定量推理的基础上推断生命过程。在某些情况下，他的学说得到认可，不是因为它的真实性，而是因为他的理论与其他占主导地位的利益或自然哲学（例如弗拉德和笛卡儿的理论）的兼容性。在哈维晚年，盖伦学说已经过时，变成了一种来自过去的幻影。显然，认可程度日益增长令哈维感到满意。新的路线开始了，对微观世界的态度也揭开了新的篇章。

第七篇

"考虑一下空气"

已知的事物是有限的，未知的事物是无穷的；我们站立在茫茫无边、神秘莫测的知识海洋中的一个小岛上，继续开拓是我们每一代人的职责。

——亨利·赫胥黎

对空气寻根究底的牛津化学家，探寻着血液循环的目的

- 波义耳（Robert Boyle，1627—1691），"怀疑派化学家"，牛顿之后"英国科学界的主要奇迹"，证实了动物生命和火焰燃烧都需要空气，猜测动物呼吸的空气除了冷却和接收肺部的"废物"外还有其他作用

- 胡克（Robert Hooke，1635—1703）英国皇家学会首任实验负责人，证明了呼吸的意义在于为身体提供新鲜空气，让空气与血液混合，空气中的"生命"成分维持了动物的生命热度与运动

- 洛厄（Richard Lower，1631—1691)被称为哈维的继承人，在《心脏学论》一书中试图完成哈维开创的宏伟计；他发现了呼吸的本质和作用，证实血液像哈维所说的那样大量涌入心脏

- 梅奥（John Mayow，1640—1679）综合了波义耳、胡克和洛厄的发现

发现并成功分离、制备氧气的化学家：

- 卡文迪许（Henry Cavendish，1731—1810）

- 普里斯特利（Joseph Priestley，1733—1804）

- 拉瓦锡（Antoine Laurent Lavoisier，1743—1794）

第 29 章

空气的有益成分

> 空气是所有呼吸的动物所必需的,正如它是蜡烛和火所
> 必需的一样。我已经明白了其中的道理。

——威廉·哈维

哈维在表达他对空气冷却功能的怀疑时建议:"请仔细考虑一下空气的性质。"血液循环研究会很自然地引出呼吸问题。盖伦认为吸入的空气与血液在左心腔内混合,形成生命灵气。人们已经知道生命灵气并非不可或缺,那么血液为什么要与空气混合呢?混合时发生了什么呢?在这个问题上,哈维没有提出确切的理论。在循环机制确定之后,轮到化学家来研究血液循环对呼吸的作用,具体来说,就是研究肺部血液颜色变化的生理意义。

一位名叫罗伯特·波义耳的年轻改革运动斗士参与了这项事业。他认为,化学是了解身体奥秘的关键。化学可以阐明器官接受和改变血液的潜在机制,为理解生理现象奠定基础。最重要的是,它可以解释血液循环的原因。波义耳著名的气泵实验为获取真正的

科学知识树立了榜样，在今天的科学教科书和教育学中仍然占据着重要地位。这些实验对本书意义重大，因为它们开创了对血液循环目的的研究。在和牛津大学的化学家并肩工作期间，为了解释燃烧和呼吸过程，他强调空气中可能存在某种微粒成分，并开始探索这种可以与血液结合产生生命的成分。

波义耳是英裔爱尔兰人，被称为"怀疑派化学家"，比艾萨克·牛顿晚一代，也是牛顿之后"英国科学界的主要奇迹"。他是科克伯爵二世的第14个孩子，科克伯爵是斯图亚特时期早期的一个政治暴发户。波义耳出生在爱尔兰的沃特福德，他出生一年之后，哈维出版了《心血运动论》。他先后在伊顿、法国、瑞士和意大利接受教育，熟悉新近去世的伽利略的研究。[1]他个子高，脸色苍白，身材瘦弱，健康状况欠佳，视力不好，记忆力差。肾病给他带来了巨大的痛苦，因此他希望"能帮助衰弱的病人从疾病中解脱出来，可以肯定，常用方法的治疗效果很差"，而这也是他在职业道路上的前进动力。幸运的是，他自己的死亡"没有让他承受什么痛苦，很明显，他是油尽灯灭，终其天年"。他被安葬在伦敦的圣马丁教堂。这座古老的教堂于1721年被拆除，他的遗体也不见了。他的化学手稿和笔记被托付给了启蒙思想家约翰·洛克。洛克本人是一位杰出的医生和化学家，也是波义耳的《空气通史》的编辑。

波义耳早年就决定献身于科学，他花了6年时间做当时最杰出的学者的学徒。他的生活与牛顿的生活形成了鲜明对比。牛顿出身卑微，家境贫寒，但凭借自己的能力一举成名，还利用自己的科学天赋获得了财富和地位。在34岁的时候，波义耳已经因为开创实验化学而名噪一时，作为"怀疑论者"，他否定了恩培多克勒的四元素说和帕拉塞尔苏斯的三原质理论。他曾在多塞特旅居10年，从事解剖分析工作。1654年，他定居牛津，就住在位于高街的大学学院附近。此时，哈维刚刚离开这里，前往伦敦安度晚年。

波义耳是一位科学家、化学家，他因此而著名；而在同时代的牛津人眼中，他作为一位基督徒的声名半点也不逊色，他一生都专注于基督教实践。像牛顿一样，他的存在之本是宗教而不是科学。他每年将约1 000英镑用于私人慈善事业、基督教传教和福音传播，直至离开人世。他把《圣经》翻译成爱尔兰语、威尔士语、印地语、土耳其语和马来语。乔纳森·斯威夫特创作《格列佛游记》，很可能是从波义耳的第一部道德论文集和他早期的实验中获取了灵感。波义耳也许付出了超过所有同龄人的努力，在他描述的那些事物中寻找并发现了上帝的力量、智慧和神迹。他被英国皇家学会收藏的论文中，有许多内容与奇迹有关。《圣经》讲到了奇迹，所以他既不能也不愿放弃对奇迹的信仰。但是，自然界的规律，以及自然界管理物质的永恒法则，支配着波义耳的想象，这是任何奇迹都无法比拟的。牛顿关于宇宙由永恒不变的法则支配的概念，是自然界中最能激起他宗教敬畏的方面之一，尽管这可能是一个无意识的预设。

17世纪的牛津大学是英国最激动人心的科学机构。这所大学不断扩大，不仅各类建筑在增多，学生人数和奖学金也在增加，因为商人和士绅都发现个人发展和社会进步需要大学教育。有人赠予土地以增加基金会的收入，学校图书馆设施也得到了改善，还有一个图书贸易市场落户校园内。书商理查德·戴维斯的书店藏书超过3万册。学者们经常聚集在像这样的书店里，参加社交活动，研究来自十几个欧洲出版中心的对开本图书，并亲眼见证自己的作品在当地付印。除了医学钦定讲座，学校还有萨维尔天文学和几何学教授职位，以及色德莱资助自然哲学主讲人的教席。德国植物学家雅各布·博巴特监督建造了一座"药草园"。汤姆林斯解剖学读书会为每年的解剖和解剖学讲座提供资助。四方院旁边的一个房间被翻新成了解剖博物馆，配备了解剖设备。

与现在不同的是，当时的书籍既稀缺又昂贵。图书馆很少，牛津大学的图书馆也处于起步阶段。咖啡馆和啤酒馆是志同道合者常用的聚会场所。雷恩、哈雷和胡克关于万有引力问题的著名讨论就发生在一个小酒馆里，为牛顿的《原理》播下了一粒种子。英国皇家学会的早期会议总是在斯特兰德的一家酒吧里举行，与会者援引欧洲新兴的原子论和机械论哲学，讨论和发展关于血液、体温和呼吸等生理现象的新解释。因为没有固定的聚会地点，会员们自称"隐形学院"。

在查理二世发现涉足科学并无不妥后，好运出人意料地降临了。实验在宫廷中流行起来。因为受到国王的青睐，"隐形学院"于 1660 年 11 月 28 日成为皇家学会。学会的宗旨是"促进自然知识"，盾形纹章上印着学会的座右铭 *Nullius in verba*（勿轻信人言）。这是会员的一种表达方式，表示他们要抵制任何权威的支配，只根据实验确定的事实来验证所有陈述。学会还承诺按照托马斯·莫尔的乌托邦模式培养高水平的医生（小说《乌托邦》对城市社区的公共卫生需求表现出极大的敏感性）。学会没有女性会员，这种状况一直持续到 1945 年。

波义耳的重要科研工作大多是在 1660—1673 年进行和发表成果的。1654 年，德国物理学家奥托·冯·格里克在马格德堡公开进行了著名的气泵演示实验。受此启发，再加上年轻有为的助手罗伯特·胡克的鼓动，波义耳让胡克制造了一个"气动发动机"（气泵）。它可以创造真空室，用于研究空气的物理特性，以及无空气环境对云雀、麻雀、老鼠、鸭子、猫和粉螨的影响。他注意到空气的体积与所施加的压力成反比，这一观察结果后来被称为波义耳定律。他认为空气是像勒内·笛卡儿所定义的那样由微粒组成的，并根据这个概念预测了分子运动论（又称气体动理论）。作为化学家，他取得了许多成就，包括制备磷，利用水面上方的容器收集氢气（他称之为"重新生成的空气"），以及对化学结构研究具有指导意义的晶体研究。最重要的是，他坚持化学应该建立在大量实验观察基础上，并特别提出化学变化需要被定量研究。

波义耳通过一系列之前从未有人尝试过的惊人实验，证实了动物生命和火焰燃烧都需要大气空气。1 000多年前，亚历山大的埃拉西斯特拉图斯曾研究过新陈代谢过程。他把一只家禽关在罐子里，然后测量它的体重以及消化前后的食物和排泄物重量。但埃拉西斯特拉图斯没有记录"呼吸"和热交换的数据。和动物一样，被波义耳放在密闭容器中的烛焰会吸收容器中的部分空气。波义耳怀疑这种维持生命的成分可能是与来自大气的空气混合的一种非常重要的基本物质。亚里士多德和盖伦曾清楚地认识到生命和燃烧之间的相似之处，波义耳同样注意到了。很明显，蜡烛燃烧也依赖于空气中一些奇怪的物质，这些物质"能保持火焰的生命力，但是在消耗殆尽或变质之后，空气就无法维持火焰燃烧了"。与抽去环境中的部分空气相比，抽去环境中全部空气后，动物的生命会显著缩短。即使是像硫这样高度易燃的物质，在真空中也不再易燃。

通过这些实验，波义耳确信，"热的动物需要新鲜空气维持生命，说明可能有一种重要的物质（如果我可以这样称呼它）通过空气扩散，它可能是一种挥发性的硝基物质，或者说，是地下的一种不知名物质，但也有可能与我最近提到的维持其他火焰所必需的那种物质性质相似"。他接着写道："因此，我有时倾向于很多人支持的那些想法，认为通风和维护生命火焰都需要空气。很多人认为生命火焰一直在心脏中燃烧，因为我们发现，就像抽掉密闭环境中的空气后动物很快死亡一样，一旦抽掉我们那台机器（胡克所称的真空泵）中的空气，灯也很快熄灭了。"他通过观察发现，把摘下来的鳗鱼心脏放在一个容器里，再用泵抽出空气后，"冒泡、膨胀"的心脏仍然有规律地跳动。他确信没有血液时心脏也会跳动，而且在短时间内可以没有空气。

水中也有空气。将水烧开并使之剧烈沸腾，就可以清除其中的空气。鱼在这样的水中无法存活。波义耳说："潜水领域的作者已经注意到，在装满水的池塘和玻璃杯里，如果前者被冰冻结，后者被封住杯口，导致水中的鱼无法享受到空气的好处，它们很快就会死亡。"

从古希腊人开始，空气就被认为是单一物质，不同的反应被归因于纯度的不同。现在，波义耳迈出了至关重要的第一步，他认为尽管人们一直将空气视作一种元素，但实际上它是一种混合物："因为它并不像很多人猜测的那样是一种简单的基本物质，而是由多种简单的基本物质构成的非常复杂的混合物……也许世界上没有比这更复杂的物质了。"

在呼吸和燃烧过程中，空气中的某种特殊物质和身体里的某种特殊物质之间似乎发生了某种相互作用，但波义耳并没有断言蜡烛火焰和动物体内赋予生命的火焰所需的是同一种物质。他不认为这种物质一定是空气本身的组成部分，而是认为它可能是某种"地下的不知名物质"。遗憾的是，虽然他把呼吸和燃烧这两种现象联系起来，但他认为空气在这两者中的作用是完全不同的。在呼吸过程中，它的作用只是带走体内产生的有害"蒸汽"，而燃烧是空气中存在的特殊"微粒"造成的。

化学还需要经历一段漫长、痛苦的曲折历程，才能让所有反应摆脱对特殊气体或"灵气"的依赖。

波义耳猜测，呼吸的空气除了冷却心脏和接收肺部的"废物"外，可能还有其他作用，但是他没有跟进，而是把对呼吸的研究搁置一边。此时此刻，呼吸对他来说，比他刚开始实验时更加神秘了。但他驳斥了认为呼吸和燃烧问题的关键在于空气的物理性质（如温度或弹性）这种观点。相反，他认为空气中增加或减少了某种必不可少的东西。这就是在没有新鲜空气的情况下动物会死亡，或者火焰会熄灭的原因。他眼看就要揭示空气在哈维的血液循环中呼吸和燃烧这两个过程所起的真正作用，但最终还是功亏一篑了。

波义耳的结论看起来相当晦涩，但他的年少有为的助手罗伯特·胡克很快就着手阐明这些结论。1662 年冬天，胡克继续进行这些实验。

在怀特岛长大的小胡克体弱多病，从一出生就有骨骼缺陷的问题，这导致他身体扭曲。本来被认为在婴儿期就会早夭的他不仅活了下来，而且勤奋好学，善于创新。13 岁时，他成为画家彼得·莱利的学生，但之后他告别了莱利，前往威斯敏斯特公学求学。在那里，不到一周的时间，他就掌握了欧几里得几何学的前 6

本书，后来"学会了20节管风琴课教授的内容"，发明了"30多种飞行方法"。18岁那年，他与波义耳差不多同一时间进入牛津大学的基督教堂学院。

胡克和波义耳相得益彰。胡克头脑敏捷，但缺乏耐心。他的判断力和天赋，再加上非凡的机械技术方面的技能，能引导他解决数学问题。他发明了弹簧秤，使钟表业发生了革命性的变化。他确定了弹簧或任何弹性体的拉伸与所施加的力成正比，这就是著名的胡克定律。他制造出了品质惊人的显微镜和真空泵，但托马斯·霍布斯公开宣称胡克的真空泵并不能创造完美的真空，因此波义耳用它进行的所有研究都不可信。[2] 与胡克不同，波义耳做事细致谨慎，虽然精通化学操作，但对机械装置不太感兴趣。

27岁时，胡克担任了新成立的皇家学会的实验负责人。这项工作很有难度。会员（都是绅士、贵族，偶尔还会有一位主教）坐在豪华的椅子上，讨论一个接一个的话题。他们经常还会有选择地邀请一些有明显倾向性、受过教育的公众，在一旁协助他们。提出的问题只能通过实验解决，而年轻的实验负责人的职责之一就是设计所需的实验，并在学会的下一次会议上完成。就算没有被分配任务，他也要设计"三四个重要的实验"，让"会员们连续几周思考涉及新的实验和数学哲学的各个方面的问题"，这就是他们建立皇家学会的全部目的。正如其中一名会员威廉·佩蒂所说，胡克的头脑确实"充满激情与创意"。

在担任实验负责人的前4年里，胡克在活的动物身上进行了至少90次实验。毫不夸张地说，在他40年的任期内，胡克比任何人都更努力，独自解决了新的学会所面临的许多困难，并为它的成功做出了最大贡献。他活力四射，精力旺盛，工作能力堪称传奇。在克里斯托弗·雷恩的敦促下，他出版了早期著作《显微图谱》，书中描绘了只有通过显微镜才能看到的微小动物，展示了显微镜下的世界。他是那个世纪唯一践行新的"听诊"技术的人：他把耳朵贴在病人的胸部，听心脏和肺部的声音。

慕名而来的人看到胡克肯定会大吃一惊。他身材矮小，身体扭曲，四肢萎缩，蓬乱的头发像鬃毛一样披在苍白的脸上。随着年龄增长，他的身体似乎变得更矮小、更畸形了。[3]命运的沧桑似乎没有影响到他，他在伤心之余，把这些都放到了一边。他的性格和他的身体一样，不讨人喜欢。由于长期的头痛、头晕、炎症、失眠、噩梦、呕吐和消化不良（可能是寄生虫导致的），他脾气很差，是一名疑病症患者。他的虚荣心和嫉妒心都很强，因此他受到许多同时代人的鄙视。

但在那双不友好的深陷的眼睛和蓬乱的头发后面，燃烧着天才的火焰。做"年轻有为的学者"（借用约翰·伊夫林的话）克里斯托弗·雷恩、罗伯特·波义耳和艾萨克·牛顿的助手，这个事实既证明了胡克的伟大，也证明了他的缺点。胡克不满足于只取得他那个时代的一半发现，对于科学发现优先权的日益增加的重要性，他比大多数同事更敏感，因此他声称还拥有另一半发现的优先权！牛顿的《原理》出版后，胡克坚持认为书中有部分内容是从他那里窃取的。牛顿对剽窃指控非常愤怒，几乎删去了全书 1/3 的内容。因为太过激动，牛顿还要从皇家学会辞职（这是一个前所未闻的行为，幸运的是，没有被接受），并发誓只要胡克仍然是负责人，他就不再发表任何科学著作。牛顿信守誓言，放弃了科学研究，转而研究《圣经》和赫尔墨斯神智学。后来，牛顿完成了《牛顿光学》

这部著作，但直到完成后近一年，胡克尖刻的言辞被永远压制，这本书才得以出版。1703年，胡克终于去世了，牛顿接受了皇家学会主席的职位。他下达的第一个命令是烧掉胡克的肖像。在成功消除了胡克的影响之后，牛顿开始与一位名叫戈特弗里德·威廉·莱布尼茨的德国哲学新贵展开了全面的争斗，因为莱布尼茨声称自己发现了微积分——牛顿最看重的一项发明。

胡克在日记中详细记录了实验测量数据，以及天气情况、难得一见的能安然入睡的夜晚、疾病及身体状况，尤其是服用泻药和催吐药后的肠道反应。日记中甚至还有性高潮的记录。他终身未婚，每天都会光顾酒馆和咖啡馆。他的日记里提到的酒馆和咖啡馆多达154个。他发生性关系的对象比较固定。

因为无法控制的愤怒、偏执的报复心理和偶尔发生的精神不稳定，再加上疾病、失明和失望，胡克的晚年生活历尽坎坷。无论是生前还是死后，他都是一个不讨人喜欢的人。他瘦弱的尸体"生有无数虱子"，因此"没有人愿意靠近"。但是当68岁的他去世时，皇家学会的所有成员几乎都参加了他的葬礼。人们撬开他房间里的一个铁箱子，发现里面装着近800英镑的现金和300英镑的黄金、白银（相当于今天的100万英镑）。他的3000多册藏书拍卖了200多英镑。他以他保持了一辈子的身体扭曲的老守财奴形象，离开了人世。

1662年，乔治·恩特在皇冠酒馆和塞缪尔·佩皮斯一起喝啤酒时，提醒对方，"直到今天，医生们还不知道，也无法断定"呼吸"如何被自然所控制，以及它的用途是什么"。显然，他们需要另辟蹊径。10月初，在英国皇家学会再次召开的会议上，胡克重新介绍他的呼吸研究，并做了一系列更令人满意的实验。托马斯·伯奇在《英国皇家学会史》中概述了胡克的第一批试验，以及他的燃烧理论给人们的印象。

新的演示在格雷欣学院进行，在场的有身材矮胖、脾气急躁的英国皇家学会秘书、德国人亨利·奥尔登堡，他有时会把自己的名字写成"Grubendol"。佩皮斯也第一次以会员身份出席了学会的这次活动，他在日记中写道，这次活动"令人非常满意"。

胡克确凿地证明了呼吸的意义在于为身体提供新鲜空气。[4]他打开一只狗的胸腔，移除膈肌，然后"通过风箱和一根插入气管的管道"，为这只狗的肺提供新鲜空气，这一过程有点儿类似于现代的气管插管术。狗的胸腔壁一动不动，但是这种人工呼吸帮助它维持了生命。这个实验令人信服地证明，呼吸的基本功能只在肺部进行（100多年前，维萨里曾描述过一个类似的实验），胸腔运动的作用仅限于引起肺部的扩张和收缩。

胡克的朋友、学生、康沃尔郡人理查德·洛厄也做了一次演示。他利用风箱制造有力的小股气流，使插管动物静止的肺部膨胀，尽管肺部没有做任何运动，但那只动物同样能维持生命。空气在风箱的驱动下，不断地从先前用袖珍折刀尖在肺上刺出的小孔中逸出。研究结果证明，胸部和肺部的运动只是呼吸的一个附带特征。呼吸的重要特性是通过肺部血液接触新鲜空气而获得的，并非通过任何器官的运动。胡克在人工呼吸的动物身上进行的相同实验证明，只要为静止不动的肺提供新鲜空气，心脏就会继续跳动。

整个实验效果惊人，尽管伊夫林在日记中称"过于残忍，难以接受"。很明显，是新鲜的空气，而不是心脏内的热量，给血液注入了生命灵气。从另外几个试验看，只要以人工的方式保持通气，心脏似乎就会继续不停地跳动。胡克得出了一个正确的结论：呼吸的主要功能是让空气与血液混合，"空气和血液在肺部混合可能是导致血液呈现出那种鲜红色的原因"。这是揭示肺循环"目的"的一次开创性演示。更多的证据还有：在静脉血里混入空气并摇晃，血液就会从深色变成鲜红色。

1665年，也就是胡克发表《显微图谱》的那一年，他提出了一个新的观点，朝着新的燃烧理论迈出了第一步。他推测空气是由化学特性各不相同的多种成分组成的。其中一种成分在燃烧时非常活跃，在呼吸过程中肯定也会发挥作用。他认为，这种活性成分与硝石中的某种物质相似，但不完全相同。

长期以来，人们一直认为硝石（通常指钾硝石，即硝酸钾）是一种肥料，同时是一种易爆的化学物质。由于雷电同样具有不稳定性，因此人们认为环境空气中存在某种形式的硝石。荷兰化学家科尼利厄斯·德雷贝尔通过分解所谓的硝石，制备出了一种能够维持生命的气体。帕拉塞尔苏斯也认为，空气是一种营养物，可以被肺吸收，就像食物被胃吸收一样。胡克推测，空气中一定有一种生命所必需的提神剂，它具有"硝石的特性"，一旦耗尽或被纠缠住，空气就不能适应生命的需要。波义耳同意这个观点。如果没有持续的新鲜空气供应，很快动物就会死亡；如果被置于真空中，它们几乎会立即死亡。显然，胡克是在艰难地探索空气中能在呼吸过程和燃烧过程中都发挥作用的一种成分。

1669年秋，波义耳在皇家学会进行了另一组实验。这一次，他把一只老鼠和一个水银压力表放到密闭容器里。两个小时后，老

254　　血液传奇

鼠仍在呼吸，气压没有明显变化。因此波义耳认为，不再适合呼吸的空气仍会继续保持它的"弹性"或"惯常的压力"。这些标志着呼吸生理学发端的观察使波义耳承认，由于空气的体积并没有减少，因此无论空气中对燃烧和呼吸至关重要的成分是什么，都可以肯定它在空气中所占的比例小得令人难以察觉。在另一项实验中，波义耳把一只云雀、一只母麻雀和一根燃烧的蜡烛放到密闭的玻璃接收罐下面。实验重复进行了多次，每次都是蜡烛先熄灭，然后鸟儿才会死亡。看来，鸟类的死亡"与其说是因为空气中充满了它们身体的蒸汽，不如说是因为缺少空气"。

观察到这样的结果，他不由得想，普通的烛焰和鸟雀体内的"生命火焰"到底是否由空气中不同的物质维持？或者说，它们是由同一种成分滋养的，但普通火焰耗尽这种成分的速度更快，而鸟儿体内还留有足够多的这种成分，能维持较温和的生命火焰，因此鸟儿没有同时死亡？在他之前，约翰·伊夫林在日记中称他目睹了"波义耳先生的气泵潜水实验"，在实验中，"一只小鸡在被抽取空气后立即死亡，而一条蛇只是萎靡不振"。

随后10年里，胡克断断续续地研究燃烧、呼吸和生命–空气问题。在其中一个实验中，他把自己和一支蜡烛关在一个密闭的桶里。实验持续了超过15分钟，在这期间，蜡烛熄灭了，然后他的耳朵开始感到不适，伴有"砰砰"的耳鸣声。1672年，他报告学会，称在呼吸的过程中，空气中对生命至关重要的东西溶解在血液中，而对生命来说不合适的东西则被排回到空气中。死亡是因为空气中含有大量毁灭性的成分，削弱和破坏了其余成分维持生命的功能。

他重申，空气中有一种硝石的成分，或许可以被称之为空气的"生命"成分，正是这些成分提供了"生命灵气"，使身体里的火焰持续燃烧，维持动物的生命热度和运动。虽然胡克的燃烧理论没有被广泛认可，但他提出的空气具有"硝石"的某种特性，因此能支持呼吸和燃烧的观点似乎是可信的，注定会在人们探索哈维血液循环"目的"的活动历史上谱写一个很长的篇章。

第 30 章

牛津化学家

经验永远不会犯错误，只有我们的判断才会犯错误，做出不在能力范围内的许诺。

——列奥纳多·达·芬奇

波义耳在牛津大学工作期间，担任理查德·洛厄的老师和指导教授。年少多金的洛厄从小是在位于康沃尔郡特雷米尔的祖屋（至今仍保留在那里）长大的，他在那里出生，死后又葬在那里。[1] 他还在那里娶了隔壁的一个富有的寡妇。[2] 在伦敦的英国宫廷转而反对他后，他回到了那里，过起了安静的隐居生活。像很多人一样，他永远不会忘记出生地高低起伏的荒原和波涛汹涌的大海，牛津大学和伦敦永远不会削弱他对西南部故乡的热爱。

在查理一世被处决的那一年，17 岁的洛厄从威斯敏斯特公学毕业，成为牛津大学基督教会学院的一名学生，并在那里结交了胡克。不久之后，他和著名医生托马斯·威利斯合作，担任威利斯的研究助理。洛厄在这个职位干了 10 年。毫无疑问，他们的合作是互利的。为了验证自己的奇思妙想，威利斯经常向洛厄提出一些研究问题。洛厄的实验设计技术和精确的解剖学知识对威利斯来说同样很重要。伦敦大瘟疫后不久，洛厄跟随威利斯来到伦敦。威利斯先于他16年离世。洛厄继承了威利斯的诊所，成为威斯敏斯特和伦敦最杰出的医生，同时他还是查理二世的王室医生。在查理二世去世前，为他看病的就是洛厄。

　　可以证明，洛厄对空气和血液感兴趣的第一个证据出现在他于1664年6月24日写给波义耳的信中。他说，他打算研究"血液呈现鲜艳的紫红色和发暗的黑色的原因"。第二年，他以医学学士的身份毕业，之后又获医学博士学位。他的职业生涯一开始就不顺利，因为他在公开发表的小册子《发热病》中错误地宣称肺部的静脉血和动脉血呈现相同的深色；动脉血从左心房通过时，和空气混合并燃烧后变成了鲜红色。哈维也坚持认为动脉血和静脉血本质上是一样的，尽管它们的颜色差别很大。哈维预见到了他的血液循环理论有一个明显障碍：如果是单一的系统，里面怎么会有两种不同的血液呢？后来，在来到伦敦三年后的1669年年初，洛厄在他的《心脏学论》一书中更正了这个严重错误。

　　《心脏学论》是一本发现之书。[3]洛厄是一位专注而狂热的解剖学家，书中呈现的都是意义重大的调查研究及其结论，而不是一些无趣的术语。创作过程始于1667年夏天，也就是哈维去世10年后，同一年波义耳引荐洛厄加入英国皇家学会。《心脏学论》声称要完成哈维开创的宏伟计划，解决哈维承诺要探索的问题：心肌的结构、血管系统中的血液数量和血流速度，以及通气对肺部血液的影响。事实上，洛厄被称为哈维的继承人，是支持血液循环解剖学和生理学的主要代表人物。牛津古文物学家安东尼·伍德称，洛厄经常缺席弥撒，躲在基督教堂学院附近的房间里从事解剖活动。

洛厄接受过解剖学专业训练，但他的兴趣爱好侧重于实验生理学，这两个特征在《心脏学论》的清晰直观的结构与内容中都有所体现。1667—1668 年，那个秋冬他在皇家学会的工作十分繁忙，但他的实验设计精确严谨，演示简单明了，令人信服。此外，他承认之前在血液颜色上犯了错误，并对参与研究的同事表达了感激之情，态度之诚恳，言辞之坦率，跃然纸上。通过一系列巧妙的实验和合乎逻辑的论证，他完成了哈维启动的推翻盖伦体系的工作，但他并没有提出可以涵盖他个人的所有发现的一般生理学理论。

和波义耳一样，洛厄相信神的意旨，并找到了证据。心脏的每个部分不仅能履行职能，而且尽善尽美，是最高智慧的杰作。他惊讶地发现，与仅将血液输送到肺部的右心室相比，将血液输送到全身的左心室肌肉更发达。心脏和静脉中的瓣膜被设计成只允许单向流动，禁止反向流动。在左心室的出口处，血液被直接喷射出来，但这位"神圣的创造者"预见到了一个潜在的问题，设计了一个主动脉"弓"的结构，引导大部分血液向下流向身体。洛厄认为，即使是像动脉和静脉网络这样看似随意的东西，如果仔细观察，就会发现它们也是神的智慧和精心设计的产物。

在活体解剖时，洛厄将肺暴露并固定住，人工通气，并从肺静脉采集尚未到达心脏的血液。和科隆博一样，他发现这些血液已经变成了鲜红色。如果阻止通向肺部的空气流动，静脉中的血液就会变黑，但是当空气重新流入时，血液就会再次变红。他把深色的静脉血注入一条刚死的狗的人工通气的肺中，让血液从一条切断的肺静脉流出。他发现流出的血液呈鲜红色，就好像是从活的动物的动脉中抽出来的。他断定："由此可见，血液极有可能在通过肺部的过程中吸收了空气，它的颜色鲜艳完全是因为它与空气混合而导致的。"呼吸的本质和作用就是经由空气向血液输入一种生命特征，即"生命灵气"。塞尔韦图斯的神学演变成了洛厄的生理学。至此，哈维血液循环的真正目的终于被发现了！

洛厄煞费苦心地把这一巧妙设想加进了亚里士多德和笛卡儿的沸腾理论。笛卡儿坚称左心室的血液中有一种发酵物。洛厄认为，无论是什么发酵物，要连续不断地供应都是一件难以想象的事。即使把狗的血液换成一种不支持发酵的不起泡液体，只要用人工通气的方式维持狗的生命，狗的心脏就同样会收缩（这反驳了发酵的必要性）。更能说明问题的是洛厄的富有逻辑性的实验和探索。心脏收缩是心脏活动的活跃阶段，就像泵一样，哈维已经证明了这一点，现在洛厄也证实了这一点。然而，沸腾理论要求喷射发生在心脏扩张期间，就像亚里士多德用来类比的沸腾牛奶溢出现象。什么样的沸腾会像心跳一样有规律？心房是心脏中最先获得活力、最后失去活力的部位，为什么里面没有沸腾呢？无论如何，左心腔都不够大，无法在这里进行激烈的沸腾。最后，洛厄证实血液并不是像笛卡儿想象的那样一滴一滴地进入心脏，而是像哈维证明的那样大批量地流入心脏。

洛厄赞同他的同时代人的观点，认为血液的功能是维持心脏的温度，但他否认心脏具有退化的体热中心的职能。在活体解剖过程中，他把一根手指插入心腔，感觉到那里的温度并不比身体其他部位高。他推断，直接附着于心脏表面的脂肪，如果暴露在发酵理论家所认为的那种高温下，就不会保持凝固状态。他根本不相信体热只在心脏产生，也不相信血液只由心脏加热，因为其他的肌肉也能通过运动产生热量。因此，他断定血液的流动与热无关。在他死后，他的同事约翰·布朗在 1697 年出版的书中将他的一篇文章列入了附录。布朗在这篇文章中称，如果将血液放置在容器中，它就会分离成一种水状物质和一种暗红色物质，他称前者为营养液，而后者是真正的血液。他认为，正是后者的红色成分（红细胞）中包含有生命物质。

洛厄的研究超越了哈维，他通过观察用水煮过的心脏标本，确定无疑地证明了心脏就是一块肌肉，主要是两层螺旋肌纤维构成的。导致血液运动的唯一原因是这些纤维引起的心脏肌肉收缩。他别无选择，只能把心脏看成一个泵，就像哈维一直坚持的那样。牛顿提出了新的、更精确的物理理论之后，洛厄通过计算动物的心室输出量和动脉血流速，扩展了哈维的定量理论。此前，人类还从未尝试过准确测量血压。

信奉天主教的詹姆斯二世登基后不久，洛厄被剥夺了他在宫廷的工作。詹姆斯二世毫不留情地惩罚所有宗教反对派，甚至试图将他的权威强加于牛津大学，但牛津大学校务委员会的成员宁愿被驱逐，也不愿接受詹姆斯提名的天主教徒担任校长。自从辉格党垮台后，洛厄的诊所业务就逐渐减少，因此他待在康沃尔的家中的时间增加了。洛厄继续修改他那本权威的《心脏学论》，以便再版。他没能活到更宽容的威廉和玛丽的统治时期。他死在位于考文特花园国王街的家中，死因是在几天前的晚上帮忙扑灭烟囱火灾时受了凉。他的遗体被运回康沃尔，安葬在 59 年前他受洗的地方——圣图迪堂区教堂。

第 31 章

硝石，硝石，无处不在

> 现在应该可以确定，空气中有某种生命所必需的东西，可以通过呼吸进入动物的血液。
>
> ——约翰·梅奥

约翰·梅奥是康沃尔郡人，也是波义耳的学生之一，正是他出色地综合了波义耳、胡克和洛厄的发现。1674 年，他把毕生的研究结集成册，出版了五卷本的《医学生理学研究》。他出生于伦敦的西圣邓斯坦教区，比牛顿晚一年。年轻时，他有些早熟，做事不讲原则。在有幸目睹其他人的实验后，他善于领会和吸收他们的观点和观察结果。他非常渴望把这些成果据为己有，而且不愿意承认它们的真实来源。但是，梅奥在生理学理论方面有同时代人所没有的敏锐目光。他发现可以把呼吸、热、血液循环和心肌运动一起纳入呼吸和燃烧的总体框架。尽管他在科学上十分投入，但他获得的是法律学位，并以法律实践而闻名，尤其是在"夏日的巴斯"。他最终移居伦敦，并于 1678 年被英国皇家学会接纳为会员。第二年，年仅 37 岁的梅奥英年早逝，被发现死在考文特花园。在这之前，他刚刚缔结了他不是很满意的婚姻关系。

1670 年，波义耳发现在呼吸过程中空气没有减少。1673 年，胡克向皇家学会报告，多次失败后，他发现在燃烧过程中，空气体积减小了 1/20。这一发现一直没有得到证实，直到梅奥的《医学生理学研究》出版之后，这个问题才引起了皇家学会的进一步关注。

梅奥没有像波义耳那样使用真空泵，也没有使用装有水银气压表的密封容器，而是使用了一个倒扣在水面上的密封玻璃容器。利用这种方法，他测量了动物呼吸或蜡烛燃烧时水位上升的高度，并对呼吸或火焰引起的密闭环境中空气的体积变化进行了观察。波义耳的仪器掩盖了可能发生的空气体积减小这个变化，而梅奥的水上实验能体现这个变化。他写道："用多种动物做过实验后，我确信动物的呼吸会使空气的体积减小大约 1/14。"[1] 在空气被消耗掉 1/14 后，蜡烛也熄灭了。他证实，"将动物与油灯一起放到密闭玻璃容器中，动物呼吸的时间仅仅比"容器中不放油灯时的呼吸时间的"一半略长一点儿"。根据定量评估，他推断，呼吸消耗空气的方式和数量与蜡烛火焰的非常相似，并且"我们只能认为动物和火焰会从空气中吸收相同种类的颗粒"。更引人注目的是，他推断"很明显，动物耗尽了空气中的某些重要颗粒……空气中生命所必需的某些成分会在呼吸过程中进入血液"。

这些实验证明，正如波义耳猜测的那样，呼吸和燃烧并不需要全部空气，只需要一小部分空气。因此，就像波义耳所指出的那样，空气不是一种单一的同质实体，而是一种混合物，因为消耗的不是空气，而是空气的几种特定成分中的一种——梅奥称之为"硝气"的成分。梅奥坚信他找到了证明燃烧和呼吸相似性的概念验证和实验验证，现在可以断然得出令波义耳犹豫不定的结论了。

　　梅奥给出的解释与胡克的解释相似，他也遇到了胡克遇到过的困难。古希腊自然哲学的四元素说（气、水、火和土）在中世纪曾被修改过，但修改仅限于"土"。人们认为，各种形式的"土"是由其他三种基本物质组成的：盐、水银和硫。所有可燃物质都被认为是盐和硫颗粒的"盐-硫"组合，受热后被排出，变成可见的火焰。化学家帕拉塞尔苏斯曾推测，它们包含的特殊活性成分是硝石，即硝酸钠和硝酸钾。现在我们知道这种成分含有大量的氧，是一种强大的氧化剂。

　　梅奥提出了一种神话般的五元素说，它的前身是炼金术理论。五元素中有两种活性元素，一种是硫，另一种是微妙活跃、缥缈虚幻的"硝气精"，这是他提出的与水银相对应的概念。三种惰性元素（盐、水和土）被称为"terra damnata"。"硝气精"是一种有效成分，是一种新的"生命灵气"。接着，他推测硝气精颗粒无处不在，所在之处包括太阳光、云层中的闪电、敲击时有火星的铁渣。他也提醒道，"虽然火焰和生命是由相同的颗粒维持的，但不能因此就认为大部分血液真的在燃烧"。

　　早在1654年，"硝气精"的概念就在牛津大学的圈子中流传，但只有梅奥毫不含糊地断言，硝气精是空气适合呼吸和燃烧的根本原因。由于无法分离、识别硝气精颗粒，因此他的理论没有得到证实。分离"空气"的技术尚未出现。

　　波义耳有一个伟大的发现，他证明煅烧和氧化会使金属增加重量。物体燃烧后变重，梅奥推断这肯定是因为硝气精与燃烧的物质结合了。他认为血液中的这种颗粒是由空气中的硫与血液中的盐结合形成的，会引发"剧烈的发酵"，同时会沸腾，而沸腾是导致体热的原因。这是对无法解释固有热的古代学说的重大改变。梅奥认为发酵是体热的来源，是所有生理过程的关键，这与范·海尔蒙特和笛卡儿的观点相同，与哈维和洛厄的观点相反。他写道："我们不需要求助于想象中的生命之火，并认为它的持续燃烧会温暖大部分血液。"

呼吸会搅动空气颗粒。梅奥结合自己的理论与洛厄的观察结果（静脉血在肺部接触空气后改变颜色），假设血液从肺部通过时血液中的盐-硫颗粒会结合空气中的硝气精颗粒。这是梅奥的历史贡献，为氧气的发现奠定了基础。梅奥对笛卡儿的理论提出了明确的批评——笛卡儿认为，心跳是心腔内血液受热稀释过程导致的结果。

梅奥认为，心脏之所以收缩是因为它是一块肌肉，在这方面他赞同哈维和洛厄的观点。心脏持续工作，使硝气精和硫的颗粒在心腔内有效地混合并产生热量。在肌肉进行任何活动或剧烈运动的同时，都伴有空气和血液中特定微粒沸腾产生的热量——就连伟大的牛顿在《牛顿光学》中也提到过这种摩擦理论。它把化学和物理学结合在一起，标志着生理学研究方向发生了变化。

波义耳、胡克、洛厄和梅奥等所谓的牛津化学家的重要贡献在于，他们在展示哈维的血液循环的"目的"这个方面取得了重大进展。他们都认为空气在燃烧和呼吸过程中起着至关重要的作用，在这些过程中会有部分空气被吸收。他们以波义耳在其著名的气体定律中建立的框架为基础，强调可以从颗粒（微粒）的角度解释燃烧和呼吸过程。波义耳甚至接受了生命由特定排列形式的微粒构成的观点。梅奥把所有的现象都归因于硝气精颗粒的作用,硝气精颗粒这个概念是他最得意的一个发明创造。他(以及另外一些人)在事实证据不明显的情况下,把它作为推测的基础。第一次分离出牛津化学家假设的空气成分这个任务,被留给了下个世纪的先驱们。

牛津大学的这个群体注定不会长期存在。老朋友们或者离开了人世,或者各奔前程。蒂莫西·克拉克于 1668 年去世,牛津俱乐部的化学家彼得·斯塔尔则在 1670 年年初告别了人世。哈维的支持者、好友拉尔夫·巴瑟斯特在 1660 年斯图亚特王朝复辟后不久重返教堂。1675 年,人们在威斯敏斯特教堂为威利斯举行了铺张豪华的葬礼。梅奥本人在 1679 年突然离世。雷恩和洛克都忙于各自的事情:前者全身心地投入伦敦 1666 年火灾重建工作,而后者则从科学和医学(洛克是一位功成名就的医生)转向了政治理论。纳撒尼尔·海默尔在外省度过了余生。因此,除了胡克,就只剩下罗伯特·波义耳一个人了(他曾在这个群体中发挥重要的促进作用)。1674 年,波义耳彻底退出了英国皇家学会。1691 年 12 月 30 日,他在蓓尔美尔街的家中去世。

随着牛津化学家退出历史舞台,英国医学化学家学派的研究画上了句号。学识渊博的牧师斯蒂芬·黑尔斯(后文将进一步介绍)在某种程度上继承了该学派的传统,但在随后的一段时间里,它的光芒因为一股从德国兴起并席卷欧洲的化学浪潮而黯然失色。表面上看,这股新的浪潮提出了燃素和燃素理论等奇怪概念,但实际上这是向炼金术的回退。

第 32 章

燃　素

> 解释就是复杂程度各异的猜测，一旦做出一个符合事实
> 的错误猜测，它就很有可能也与其他"事实"相符。
>
> ——卡尔·威尔海姆·舍勒

　　呼吸生理学的下一次发展开始于一个仍然保持着文明的新鲜活力的国家——苏格兰。被亲切地称为"老雾都"的爱丁堡成为人们欢聚一堂、交流思想的乐园。沃尔特·斯科特爵士的浪漫想象的影响力延续了100多年，詹姆斯·鲍斯韦尔发表的传记是趣味性最经久不衰的英文传记之一，罗伯特·伯恩斯创作了第一首优秀的方言爱情诗。伦敦的评论家们对大卫·休谟的哲学著作赞不绝口，而雷伯恩则以无与伦比的直率描绘了他的那个不同寻常的社会。精英们努力学习英格兰口音，但大多不是很成功。他们对亚当·斯密钦羡不已，因为牛津大学贝利奥尔学院帮助他改掉了粗俗的法夫郡口音。苏格兰的知识分子还提出了一种叫作"修辞学"的东西，认为这是语言的规范用法，不受粗俗方言的影响。在仍然破旧不堪的老

学院里，休·布莱尔先生教授的文雅交谈艺术深受欢迎。

1750 年，一个名叫约瑟夫·布莱克的学生进入大学攻读医学学位。他出生在法国，住在老雾都郊区，是一个名副其实的苏格兰人——诚实、坚定、固执。27 岁时，他已经成长为一名化学艺术大师，还得到了伟大的老师威廉·卡伦的提携。威廉·卡伦把化学作为自然哲学的一个分支，用像力学定律那样固定不变的定律，通过定量的方法研究化学。布莱克学到的最重要的一课是化学平衡。布莱克于 1754 年毕业，他提交的论文（也是他发表的唯一的重要文本）是一篇关于白苦土（碳酸镁）产生的酸性体液的研究。这么简短的一篇论文，却因观点新颖而引起了人们的极大重视，这在化学史上是前所未有的。文中的所有观点都具有重大的历史意义。

在之前的几年中，人们已经开始审视利用腐蚀性药物溶解膀胱结石的做法，因为结石会对身体组织产生不利影响。于是，人们开始使用一种叫作白苦土的新的化学物质，它与白垩等温和的碱比较相似。布莱克希望查明，它是否可以作为一种更温和的治疗膀胱结石的药物使用。答案是否定的。但他的研究让他对空气的本质有了深刻的认识。他通过称重发现，白苦土被火加热后变轻了。此外，像所有弱碱一样，用酸处理时，它会产生气泡，这表明它含有空气。布莱克认为，加热时失去的一定是一种"空气"，他称之为"固定空气"（fixed air，这个术语并不是他的首创），因为他认为这是普通的大气空气被以某种方式"固定"在碱中。事实上，人们经常使用"固定空气"这个表达，指代物体中包含的任何一种气体。

布莱克不知道，范·海尔蒙特早已描述过他的"固定空气"，并将它命名为西尔维斯特气。进一步的实验发现，固定空气是葡萄酒发酵和木炭燃烧过程中释放出的主要产物，人类和动物呼出的空气中也有这种气体。燃烧、发酵和呼吸都能产生这种空气。如果只能呼吸这种气体，任何生物都会死亡。澄清石灰水中通入这种气体，就会变成乳白色。事实上，人们很快就认为这是固定空气的一种特性，并把它作为固定空气的特殊检测方法［现在，我们已经知道这种气体是二氧化碳，它会把石灰水（碳酸氢钙溶液）变成均匀的碳酸钙悬浮液］。这是人们对化学反应最早进行的深入细致的研究之一。

布莱克熟悉呼吸对大气空气的影响。他知道用真空泵抽取空气时，它的体积会减少，还会失去维持生命的特性。他确信，在呼吸过程中，吸入的大气空气会发生变化，一部分空气转化为体内的固定空气。他认为，既然呼吸功能更发达的动物体温也更高，那么体热可能在某种程度上与固定空气的形成有某种关系，也许都是由同一个过程导致的。固定空气不可能是大气，而是存在于普通空气中的另一种空气。人们再次注意到一个事实：可能有许多种与普通空气截然不同的空气。

接着，布莱克阐述了一种呼吸理论。他的学生证实，"虽然（这一理论）从未发表，但我们这些听过他的课的人都知道"[1]。呼吸把一部分普通空气变成固定空气（这是与肺部的燃烧同时进行的），然后通过哈维所说的血液循环扩散到全身。与波义耳所说的地下的物质、胡克所说的"挥发性盐"，以及梅奥所说的"硝气精"颗粒等假想的物质不同，固定气体有具体独特的化学性质，这证明它是确实存在的物质。布莱克的论文具有重大的历史意义：分离出了一种特定的空气，并明确了它的特征。空气中各种气体的分离和发现，以及气体组合特性及规律的发现，是下一个世纪关注的焦点。

所有这些成分都被称为"空气",而不是"气泡"或"蒸汽"。范·海尔蒙特创造了"gas"(气体)这个词,后来拉瓦锡将它推广。

18世纪晚期,英格兰边境以南是业余大师的天堂,他们热爱自己的活动,同时置身于权力集团之外。这是一个充斥着各种发现的时代,大师们接二连三地做出了各自的贡献。1782年,造访伦敦的苏格兰化学家、数学家约翰·普莱费尔在日记中写道:"当前,化学在伦敦风靡一时。"科学实验充满了激情和远见卓识,在这方面只有当代浪漫主义诗人才能与之媲美。大师们研究空气和水的成分、热的性质,以及电的新奥秘,所有这些也许能将诗人所希望见到的更美好、更自由的社会变为现实。

在人才辈出的英国,人们的业余爱好涉及化学、哲学、植物学和医学等所有领域。类似活动在欧洲大陆也很普遍,但很多都流于表面。英国的乔治三世涉足过植物学,葡萄牙的约翰五世对天文学很感兴趣。伏尔泰也是一个业余科学爱好者,曾花大量的时间称量熔化的金属、切割蠕虫。华兹华斯、柯勒律治和珀西·比希·雪莱在他们的职业生涯中都曾拥有过显微镜(珀西·比希·雪莱和玛丽私奔时不得不典当了他的显微镜)。玛丽·雪莱本人曾研究过化学电源理论,并将其应用于小说中,创作出了《科学怪人》(又称《弗兰肯斯坦》)。这些人经济富足,地位尊崇,可以随心所欲地从事一些需要大量专业知识的活动。在他们的引领下,一些头脑清醒、思想自由的人掀起了探索真理的热潮。

18世纪,智力超群的女性在从事科学研究的普通人中脱颖而出的现象时有发生。伏尔泰的亲密伴侣沙特莱侯爵夫人发表过万有引力方面的著述，还翻译了牛顿的《原理》；狄德罗发表的著作都能追溯到他的至爱沃兰小姐；蓬帕杜夫人思考过恒星的运动。在某种程度上，这些业余科学爱好者是文艺复兴时期"多才多艺"理想的继承者。其中一些人后来奠定了现代科学的基础，还有一些人产生了深远的影响。

此前，除了布莱克的"固定空气"，人们对其他气体一直缺乏了解。又过了 8 年，说话口吃、脾气古怪的贵族和物理学家亨利·卡文迪许才用电火花从大气中制造出硝酸。卡文迪许是最具独创性、脾气最乖戾的英国科学家，他的血统可以追溯到 600 年前爱德华三世统治时期的约翰·卡文迪许爵士。亨利·卡文迪许在中年时继承了一笔财产，一举成为英国最富有的人之一，但这对他一贯节俭的习惯几乎没有影响。总之，他在社会上留下了一个既可悲又可笑的形象。

除了科学，卡文迪许对任何学科都不了解，而且与人类社会严重脱节。他对人类的状况与其说是漠不关心，不如说是视而不见。他的社交生活主要以科学俱乐部以及皇家学会的会议为中心，其他的社交活动仅限于参加在皇家学会主席约瑟夫·班克斯爵士的住所进行的每周例会。

卡文迪许的"性格古怪"和"极度腼腆"是众所周知的。一看到陌生的面孔，他就急忙躲开，那些想跟他交谈的人都被告诫要避免目光接触，要看着"他头顶上方的空气"。与女性交谈绝对是不可容忍的。在他位于克拉彭的家中，他让人在屋后安装了楼梯，以避免偶然遇到帮厨女佣。他会把点餐纸条放在门厅的桌子上，这样就不用跟女管家说话了。临终时，只有一个贴身男仆照料他。卡文迪许让这名男仆走开，并要求男仆在某个特定时间之前不要来打扰他。等到男仆回来时，卡文迪许已经死了。

但他的智力水平非常高。他是当时最重要的化学家、数学家和物理学家之一，熟练掌握了微积分知识。他最著名的成就是确定了牛顿引力常数 G 的值。他第一个通过水银收集可溶于水的气体，完整描述氢气、精确计算地球密度，以及发现水的化学成分（值得注意的是，詹姆斯·瓦特就这一主题发表的论文更出名，但卡文迪许完成这一发现的时间更早）。卡文迪许第一个发现普通空气和"易燃空气"（氢气）点燃后会产生水，他把这一发现告诉了他的一生挚友——口吃的约瑟夫·普里斯特利，后者随后告诉了瓦特。在他死后发表的一些热学、电学以及力学和动力学著述，预示了 50 年后取得的发现。

卡文迪许在实验上取得卓越成就，要归功于他使用了约翰·哈里森专门为他设计的新"天平"。约翰·哈里森是一名不好与人交往的木匠，也是一个以精密计时装置而闻名的天才，曾帮助解决海上经度测量问题。利用这个新天平，卡文迪许成为第一个测量各种等体积气体重量的人。接着，他确定了空气和大气中的一种成分（法国化学家查普塔尔提出将之命名为"氮气"）之间存在某种关系。随后，他又发现了一种气体，并将这种不溶于水、在空气中点燃时会爆炸的气体称为"易燃空气"。当锌、铁或锡等金属溶于"盐精"（盐酸）或"硫酸油"（硫酸）时，就会释放这种气体。他发现，从肉卤、肉汤和生肉中提取的另一种空气是布莱克的"固定空气"和他的"易燃空气"的混合物，两者都不纯。1766 年，他向英国皇家学会提交了一篇题为《论人工空气》的论文。他在文中指出，在实验室中人工产生的气体与"自然"空气是不同的。

大约两千年前，古希腊自然哲学家就观察到，无论是实际的还是心灵的火，都会引起物体的变化。当火焰熄灭时，就会失去一些东西，留下相对较轻的灰烬。很明显，可燃烧的成分在燃烧过程中逸出了。后来，瑞士炼金术士帕拉塞尔苏斯在他提出的基本理论中把火列为三个主要元素之一。接着，佛兰德斯化学家、帕拉塞尔苏斯的信徒、哈维的朋友范·海尔蒙特提出用希腊语 *phlogistos*（*phlox* 的意思是"火焰"）来表示"火这种事物"，即固定在物质内部的一种特殊的"硫磺土"，并用它来解释物质的可燃性。1703年，德国化学家、医生格奥尔格·恩斯特·斯塔尔认为这种古老的易燃成分是"固定"在物质内部的，并将它命名为"燃素"。他宣称："第一个称之为燃素的是我。"[2] 燃素理论是斯塔尔的老师在17世纪末提出的，他是德国实验家、企业家，也是帕拉塞尔苏斯的信徒，名叫约翰·约阿希姆·贝歇尔。

　　斯塔尔毕业于耶拿大学，是萨克森-魏玛公爵的医生。后来，他被选为哈雷大学的医学和化学教授，并担任普鲁士国王的宫廷医生。他以爱争吵、尖酸刻薄、性情抑郁著称，很少回信，对所有观点不同的人都不屑一顾，对批评反应激烈。他在著作中结合使用拉丁语和德语，还穿插使用炼金术符号，故意让人难以理解。这个特点与他的本性是一致的。

　　1716年，斯塔尔确定燃素是在燃烧过程中从物质中逃逸出来的最重要的含硫成分："火是燃素从一个结合物转向另一个结合物时发出的重要光芒。"他认为，燃素大量存在于油、脂肪、木材、木炭和其他燃料中。斯塔尔称，可燃物质是由燃素这种神奇成分加上一种叫作金属灰的残留物组成的。硫燃烧后几乎没有残留物，是纯粹的燃素。

这个理论本身非常简洁。就像所有流行的信条和错觉一样，燃素在其根源上有一个看似合理的概念。金属在空气中加热时，由于失去燃素而变成金属灰。当将木炭和金属灰一起加热时，金属灰会重新转化为金属，因为木炭是一种富含燃素的燃料，金属灰可以从中获得燃素。观察结果和这样的解释在直觉上都很吸引人。伊曼努尔·康德在《纯粹理性批判》中称赞燃素理论是科学进步的里程碑。数学家尼古拉斯·德·孔多塞断言："如果说化学中有什么东西站得住脚，那一定是燃素理论。"它似乎为燃烧以及金属通过加热（煅烧）或化合作用完成的转变提供了统一的解释。17 至 18 世纪，燃素理论的影响持续了 90 年。最后，它变成了最糟糕的理论，并像所有糟糕的理论一样退出了历史舞台。

通常而言，斯塔尔说的燃素，其含义接近于现代的"势能"概念。在斯塔尔的理论中，火不是一种元素，而是一种工具，它可以把事物分解成各个组成部分。在燃烧过程中，它可以通过作用于混合物中的燃素使其释放出来，以分解混合物。燃素耗尽后，物体的重量就会因为"脱燃素"而变轻。而普通空气随之变成了"含燃素"空气，也就是说，空气里充满了燃素，以致不再支持燃烧。物质所含的燃素越多，其在燃烧过程中失去的重量就越多，留下的残留物就越少。像硫这样几乎完全燃烧、没有残留物的物质，主要是由燃素构成的。

显然，斯塔尔认为有必要澄清一些事实，以解释为什么大气没有逐渐被燃素淹没。他推断说，释放到空气中的燃素会被植物和树木重新吸收，木材和其他可燃的天然物质就是通过这种方式获得燃素的。因此，燃素在自然界中自然循环。尽管从来没有人看到、分离出或分析过燃素，也无须担心，因为一燃烧它就离开了。

这是一个大错特错、近乎荒谬的理论，是科学史上的一个经典错误。但是，它似乎整合了化学家所熟悉的大多数事实，甚至可以解决新的问题。就像一些诗人把生命比作火焰一样，燃素理论的一些支持者认为燃烧和呼吸有相似之处。他们称呼吸和燃烧一样，都涉及燃素向空气的转移。在密闭空间里的空气中充满了燃素后，这两个过程都会停止。

至此，出现了两种不同的空气：布莱克的"固定空气"和卡文迪许的"易燃空气"。它们是否与普通空气存在某种联系？它们是空气的变体吗？卡文迪许最终认为"易燃空气"（现在被称为氢气）是一种单一的、均质的物质，是普通空气的组成部分，其性质与斯塔尔提出的燃素相一致。"易燃空气"是燃素吗？卡文迪许以他特有的方式表达了他的发现："我做的实验还不足以肯定这一点。"一年后，受自己的实验的影响，约瑟夫·普里斯特利得出结论："易燃空气"的确是燃素。

第 33 章

空气协奏曲

我很快就意识到，如果不了解空气，就不可能对火这种现象产生任何看法。

——卡尔·威尔海姆·舍勒

氧气的发现者约瑟夫·普里斯特利是一个羊毛布料制造商的儿子。他出生在约克郡西莱丁的一个名叫菲尔德黑德的小村庄里，出身于虔诚的清教徒家庭。[1] 他希望全世界对他的了解仅限于此，但是作为继哈维之后英国科学领域的最杰出人物，他不可能不引人注目。两块大陆的荣誉如雨点般洒到他的身上，包括入选英国皇家学会，被授予科普利奖章（相当于那个时代的诺贝尔奖），死后获得神话英雄般的地位。从他早年被北安普敦郡达文特里的非国教学院任命为牧师这件事来看，他注定会取得非凡的成就。他先后在萨福克郡的尼达姆马基特和柴郡的南特维奇担任牧师，最终成为在兰开夏郡享有盛名、信奉一神论的沃灵顿学院的导师。

他的肖像呈现的是一张和蔼可亲的脸，给人一种整洁、谦逊、中产阶级的感觉。可以看出，他性情恬静，宽厚沉稳，愉悦之情与崇敬之意和谐地融为一体，这表明他既不是惺惺作态，也不是恹恹病态，而是真的处于一种身心健康的状态。他的父亲留下了一笔微薄的遗产，但由于遗嘱执行人挪用了遗产，他这个合法继承人一分钱也没有得到。多年后，他写道："对不守信的监护人的信任，使我从童年开始就历尽磨难。"但是，年轻的约瑟夫从来不会怨天尤人，他很早就知道人性可以多么不公正、多么愚蠢。他意识到，一个人无法改变整个世界，而人类掠夺、欺骗其他物种以及人类自己的能力是无限的。

和德摩斯梯尼一样，普里斯特利有严重的口吃，他的教众中更有绅士风度的成员都反感他的结巴。从他的信件中可以看出，钱的问题一直困扰着他。贫穷始终是压在他心头的沉重负担，因此，即使他偶尔觉得自己勤奋工作取得的成果应该得到更多的物质回报，也无可厚非。此外，他的一神论观点不受欢迎。他似乎是一名不熟练的代言人，代表所有疲惫不堪但仍在辛勤劳作的人，所有不堪重负的人，所有精疲力竭但凭借微薄资源昂首挺立的人，以及所有一贫如洗但仍凭借熟练的勤俭节约和希望保持文雅形象（至少一段时间）的坚强意志勉力支撑的人。在日常生活中，有许多这样的无名英雄。

1782年，为了维护他反宗教教条的立场，普里斯特利出版了《基督教的腐化史》。书中观点并不是很受欢迎，因为它暗示耶稣的神性是后来（不诚实的）圣保罗强加给他的，就像所有神迹都是福音书杜撰的一样。另一方面，托马斯·杰斐逊"把普里斯特利的书读了一遍又一遍，并把它们……作为我的信仰的基础"。再加上普里斯特利发表的另一本《关于耶稣基督的早期意见的历史》，他引起了路德派、加尔文派和圣公会信徒的敌意，他们都认为他的作品是邪恶的、恶毒的，具有破坏性。随着他在细节上对三位一体、圣餐、宿命论、灵魂的非物质性、最后的晚餐等概念发起攻击，再加上他在信奉新教的君主乔治三世统治的圣公会国家坚持一神论，他不可避免地成了国家的敌人，也成为狄更斯在小说《巴纳比·鲁吉》中进行过精彩描述的暴力和叛乱活动的攻击目标。

暴徒烧毁了普里斯特利的礼拜堂、房子、图书、手稿和仪器，还烧掉了他的模拟像。暴行发生后，普里斯特利在写给"已故市民和邻居"的公开信中称："你们烧掉了我的藏书……即使有钱，在短时间内也买不到这些书。更让我难过的是，你们烧掉了我的手稿，那是我多年辛勤研究的结果，这个损失永远无法弥补。而这种事竟然发生在一个从未伤害过你们，也从未想过要伤害你们的人的身上。"在信的结尾，他几乎毫无怨恨地写道："无论如何，我们会祝福你们的诅咒，并希望你们能很快恢复勤勉、严肃的态度，而这正是伯明翰居民以前拥有的突出特点。"普里斯特利希望谦恭有礼可以赢得野蛮粗暴的利己主义者的认可，他始终无法摆脱这个愚蠢的想法。这种对他人过错视而不见的特质发展到极致，就会导致过分信任他人这个缺点。

他冒着生命危险逃到伦敦，然后逃到美国，来到了萨斯奎哈纳河边一个宁静偏僻的地方。那里人迹罕至，陪伴他的只有牛羊的叫声和不绝于耳的潺潺流水声。他知道他要去的是一个远比现在好得多的地方，数以百计的饱受迫害、饥寒交迫的人已经逃到了那里。他觉得在那里，科学可以更好地发挥作用。他不是第一个到新大陆寻求避风港的科学家兼哲学家。尽管历尽艰辛，他还是在宾夕法尼亚州中部的诺森伯兰镇给自己建了一个家。从那里朝海岸线方向走 130 英里，就是其他政治难民定居的费城。他简单搭建了一个实验室，还建起一个小图书馆，里面收藏的都是他读过一遍又一遍的皮面精装的心灵伙伴。偶尔，在深思熟虑之后，他还会在里面添加一本新的藏书。

这是因为他崇拜书籍。独处时，他就以书籍为伴，不仅因为书中有财富无法收买、阴谋诡计也无法骗取的宝藏，也因为这些书本身。他是一个伟大的、彻底的书籍爱好者。说来奇怪，只要接触到书本，他就有一种学习取得进步的愉悦感。他更热衷于猎书，这两大爱好相得益彰。他的最愉快的时光都是在宁静的古老书店里度过的。每次远行时，他不会放过任何一家偶遇的书店，希望能在那里看到他梦寐以求的文字，哪怕是只言片语。在个人习惯上，他非常节俭，但是扩充手稿收藏时他从不吝啬。就像战士总是以戴着头盔、穿着盔甲的形象，主教总是以戴着戒指、拿着权杖的形象呈现在我们面前，呈现在我们眼前的普里斯特利也总是拿着他自己制造的武器——他的手里始终拿着书。

普里斯特利还能勉强应对困境，但随着年龄增长，生活变得越发艰辛。就在不久前，他还是一个穷学者，靠终日劳作勉强维持生计，经常靠私教挣一点儿钱，以换来餐桌上的面包，但现在上流社会和学术界都向他抛来了橄榄枝。不过，他仍然保持着早年生活养成的和蔼态度。在偏僻的边远地区，他从未忘记过上流社会的谦恭有礼，他家的大门永远向所有人敞开。他仍然是那个富有、坚定、温顺、宽容的人。他一直热爱多年来一成不变的习惯，对古老的生活方式感到满足。

普里斯特利受到了美国人民的欢迎。纽约坦慕尼协会派了一个委员会来接待他,一神论教会邀请他担任牧师,宾夕法尼亚大学准备任命他为教授。他都没有接受。新的感情和新的思想只有在有限的学者圈子里才能被理解。早年访问伦敦时,他遇到了"老狐狸"本杰明·富兰克林,并与之结下了终身的友谊。在1774—1775年的那个冬天,两个人经常一起吃晚饭,现在他们经常通信。托马斯·杰斐逊也找到普里斯特利,就创建弗吉尼亚大学的工作向他请教。他与医生本杰明·拉什以及杰斐逊的老师、天文学家戴维·里滕豪斯建立了友谊。他偶尔会离开荒野,到美国哲学协会去看书。他还是乔治·华盛顿餐桌上的常客。

1804年2月6日,老当益壮的普里斯特利与世长辞。他的化学家同行和崇拜者将他的家,包括书籍、火炉、蜡烛和坩埚,捐献给了现在的普里斯特利故居博物馆,作为永久的纪念。在普里斯特利去世后9年,约翰·亚当斯仍然在与杰斐逊最后几次通信时坦承,普里斯特利是"伟大、卓越、杰出的人,我真诚地爱戴他、尊敬他,他真的是一个奇才,是星系中的彗星"(普里斯特利在他们的信件中被提到53次)。利兹、诺森伯兰郡和伯明翰都为他建立了纪念碑。1922年,美国化学学会设立了著名的普里斯特利奖章。他的全部著作由约瑟夫·鲁特编辑,于1817—1832年出版,共25卷。

普里斯特利被作为气体化学的先驱载入科学史册,这个新领域的发展是哈维演示的血液循环带来的直接结果。梅奥根据他的实验推断:"显然是动物耗尽了空气中某些重要的颗粒……空气中生命所必需的某些成分在呼吸过程中进入了血液。"这些成分是什么?这就是本书要介绍普里斯特利的原因。传统上认为他是"空气"(现在被称为氧气)的发现者。这是盖伦的"生命灵气"的转世化身。马尔比基发现的毛细血管补全了血液循环的解剖结构，现在普里斯特利的研究启动了血液循环生理机能的补全工作。

当普里斯特利开始在卡恩担任舍伯恩勋爵的图书管理员时，他的职责不多，几乎是象征性的，这为实验提供了充足的机会。他和那个时代的很多人一样，是一位业余科学家。作为一个自学成才的化学家，他非常善于操控气体，用于化学研究。这些研究最终导致了六卷本《各种空气的实验和观察》问世。

普里斯特利注意到，当他在酿造啤酒的大桶上方的"固定空气"层中，将水从一个玻璃杯倒入另一个玻璃杯时，水就会充满气泡。这种冒泡的混合物还有一种美妙的味道。由于海军部对他新研制的用于治疗坏血病（维生素C缺乏症）的水不感兴趣，他将视线投注到更近的地方。这种被称为"苏打水"的饮料很快在欧洲流行起来，普里斯特利名声大噪，但他并没有挣到多少钱（英国散文家G. K. 切斯特顿将其命名为"风之水"）。

1772 年，普里斯特利迈出了至关重要的一步（此时的他仍然是一名口吃、信奉新教的牧师，是舍伯恩勋爵的朋友）：通过汞而不是水收集所有"空气"（这是他从卡文迪许那里学到的技术）。通过这个简单的替换，他分离出了几种新的可溶于水的气体，包括一氧化二氮（"笑气"）、氯化氢、氨、二氧化硫和过氧化氮。卡文迪许和普里斯特利这两个舌头打结的天才，都因为言语障碍而茕茕孑立，形影相吊，但他们志趣相投，建立了长达 25 年的亲密友谊。卡文迪许出版了一本新书《空气实验》，描述了他利用自己经常从朋友威廉·赫伯登的花园里收集的普通空气完成的实验。赫伯登发现了一种可能致命的临床心脏综合征，并将其命名为"心绞痛"，因此在医学界留下了经久不衰的名声。

1774 年 8 月初，普里斯特利得到了一只直径 12 英寸、焦距 20 英寸的大凸透镜，据说它曾经属于托斯卡纳大公科西莫三世·德·美第奇。他利用这个小型望远镜（这是凸透镜当时的名称）加热水银在空气中受热后形成的砖红色灰烬——氧化汞，分离出了一种"空气"。在这种空气中，燃烧的蜡烛会发出"耀眼的光芒"，炽热的木头会闪闪发亮，很快就会化为灰烬。木炭也不像在大气中那样安静地燃烧，而是发出噼里啪啦的响声，同时"放出令人难以忍受的耀眼光芒"。老鼠在这种新的气体中生存的时间比在同等体积的空气中长。他认为这种新"空气"是大气中最纯净的部分，也是"特别适合呼吸"的部分。事实上，他自己吸了几口之后，似乎产生了一种兴奋的感觉。他认为，它可能对某些肺病患者"特别有益"。

第二年，在一封所署日期为 3 月 15 日的信中，他向英国皇家学会报告了自己的发现。这是第一次公开宣布分离了一种可以安全呼吸的新空气。受流行的燃素理论误导，普里斯特利为他新分离出的气体起了一个拗口的名字"脱燃素空气"，因为他推断这种气体具有那些优点是因为它失去了燃素。他写道：

> 通过老鼠在脱燃素空气中可以生存，再加上前面提到的其他实验，我了解了这种空气的优点。出于好奇，我亲自尝试了。对此，我的读者不会感到惊奇。为了满足我的好奇心，我通过玻璃虹吸管吸入了满满一坛这种空气。吸入肺中的感觉和普通空气并没有明显不同，但我似乎觉得胸部

特别轻松，而且这种感觉持续了很长一段时间。谁能说，假以时日，这纯净的空气不会成为一种时尚的奢侈品呢？到目前为止，只有两只老鼠和我有幸呼吸过这种空气。[2]

在最后一句话中，普里斯特利（和他的老鼠）令人信服地宣布了他在发现这种新气体方面拥有优先权，这是首次公开宣布发现了氧气：有一种空气比普通的空气更纯净。不久之后，他从大气中发现了第二种气体，他直接称之为"含燃素空气"，它具有布莱克的"固定空气"（二氧化碳）的所有特性。

与此同时，普里斯特利研究了植物对大气的影响。比他年长的牧师、化学家斯蒂芬·黑尔斯在自己位于特丁顿的牧师住所也做过类似的研究。特丁顿是一个小山村，位于汉普顿和特威克纳姆（他曾在这里照料诗人亚历山大·蒲柏）之间，距离伦敦 15 英里。普里斯特利在容器里放了一小枝绿薄荷，后来又换用香蜂花、千里光和菠菜。10 天后，他发现不仅绿薄荷的生长势头好得"令人吃惊"，容器中放置的一根蜡烛也燃烧得很好。他推断："植物对空气的影响不像动物的呼吸，而是可以逆转呼吸的影响，使空气保持清新并有益健康。"这是他最重要的发现之一，后人进一步地理解为这是阳光对植物的影响——使其通过光合作用产生氧气。

他把这一发现——绿薄荷可以恢复"陈腐"空气，告诉了本杰明·富兰克林。地球上的食物网、生态系统（这个词是牛津大学植物学家阿瑟·坦斯利在 20 世纪 30 年代创造的）和生命周期构成了一个意义深远的过程：植物将光能转化为化学能，在这个过程中吸收二氧化碳，以废物的形式释放氧气，而氧气又为动物提供了能量，动物以废物的形式释放二氧化碳。这是一个自然循环，起源于大约 20 亿年前的元古代。富兰克林是第一个掌握其中奥秘的人，尽管他的理解有些模糊。

在 1776 年发表的《呼吸与血液作用的观察》一文中，普里斯特利第一次提出，空气和肺部血液的接触（第一个描述这个过程的是伊本·纳菲斯和同为一神论者的塞尔韦图斯）会导致一些化学变化，然后他进一步指出了哈维提出的血液循环的"目的"。普里斯特利提出，血液的功能不是从空气中接受燃素，也不是在循环过程中与含燃素的空气混合，而是将身体新陈代谢中产生的燃素输送到大气中。静脉血从肺部通过时会失去燃素，进入动脉的血液又恢复了色泽鲜红的状态，是因为其中混入了肺部产生的脱燃素空气（氧气）：血液接触脱燃素空气就会失去燃素，变成鲜红的脱燃素血液。另一方面，动脉血液接触含燃素空气后，就会变成颜色发暗的静脉血。

普里斯特利的宗教和政治信仰很激进，但他的科学思想很保守，他从来没有借助当时流行的荒谬不经的燃素理论来理解自己的发现。他既不抨击也不怀疑燃素理论的结论。这套科学理论的推理看起来令人信服，结论看上去也是真实的，不足之处在于它的适用性。燃素理论行不通，人们急需另起炉灶，给出简洁明了的解释。就在这时，年轻的安托万·拉瓦锡出现了。

第 34 章

最后一幕

朗维尔：但你为什么要称这些空气的重量，先生？

尼古拉斯·金克里爵士：为什么？因为我要知道它的重量！啊，知识是一样美好的东西。

——托马斯·沙德韦尔

如果说从现实的角度来看，"空气"的故事是从苏格兰开始的，那么最后一幕是在法国（具体而言，是在巴黎）上演的。出身富裕为安托万-洛朗·拉瓦锡创造了有利条件，也造成了一些麻烦。[1] 5 岁时，他的母亲去世了，而他的家族已经积累了大量资产。拉瓦锡能够出人头地，这笔财富无疑起了一定的作用。童年的他接受的主要是家庭教育，大多数时间都与世隔绝。直到将近 20 岁，他才真正地"长大成人"。拉瓦锡一头金发，深得母亲的宠爱。在母亲去世后，他被托付给集美貌与才智于一身的姑姑。热情洋溢的姑姑既慈爱又严厉，再加上在巴黎最高法院担任辩护律师的父亲对他宠溺有加，因此拉瓦锡的身边并没有什么亲密好友。他们的监护对他来说并不是最好的。他们不允许他去野外冒险，也不让他参加粗野的运动。他们把他留在身边，精心呵护，使他远离生活中的烦心事。

可以说，他们就像有袋类动物，把孩子放在安全的口袋里，让他避开吵闹的伙伴，不与危险的人建立联系。口袋并不是那么不舒服，因为里面不仅装着小安托万，还装着家里的大部分财产。如果男孩把脖子伸出一点儿，他们就会轻柔而坚定地把他塞回去。因此，他的活力被禁锢在严酷的基督教义的高墙之中。这两位监护人对他的童年产生了深远影响：他们既关心、溺爱他，又对他严格要求，不仅不知疲倦，而且无处不在。

从青少年时期起，拉瓦锡就在全方位推动下不断进取，而且取得的都是不寻常的成就，因为他只能朝着允许的方向发展。因此，他在青年时代从来没有享受过专属青年的那种无忧无虑的生活。取得独立后，当他带着对剥夺了他童年生活的游戏和玩具的清教徒信条的蔑视面对他的父亲时，他真的因为喜悦与忧虑参半的情绪而兴奋不已。

他成年后的所有努力都得到了祝福。28岁时，他与13岁的玛丽-安妮·保尔兹结婚，后来这被证明是他的事业的最大助力。这是一次利益与感情双丰收的联姻。玛丽-安妮帮助丈夫记录实验数据，修改并发表研究成果，翻译牛津化学家撰写的科学文章，为他的实验精心设计并绘制、雕刻插图；她还作为女主人，在他们位于时尚的玛德琳大道243号的豪宅中招待法国国内外的哲学家、作家和科学家，其中包括两个约瑟夫（普里斯特利和布莱克），以及拉瓦锡夫妇尤其想获得其好感的本杰明·富兰克林。从他们的肖像（创作者是她的导师雅克·路易斯·戴维）来看，玛丽-安妮美丽而安详，有一种丰富多彩的充实生活赋予的魅力。玛丽-安妮也为她喜欢的本杰明·富兰克林画了一幅肖像，并在 1788 年作为礼物送给了他，当时他是美国驻巴黎大使。要精确地定义富兰克林传递给拉瓦锡夫妇的气质和精神品质是不可能的。"魅力"一词是唯一可以接受的选择，但魅力是无法分析的。

拉瓦锡早期发表的科学著作清晰有力、令人信服，而且就像他的几乎所有作品一样，包含大量的描述。[2] 它们激起的是愉悦和钦佩，而不是敬畏。和牛顿一样，拉瓦锡往往不是新实验的创始人，而是第一个认识到其全部意义的人。普里斯特利因为实验本身而愉悦，但这对拉瓦锡没有吸引力。拉瓦锡在实验室里就是一个熟练的分析员。他为家里的实验室配备了欧洲最昂贵、最复杂的技术（但制造地点被有意地限制在法国）。他像布莱克和卡文迪许一样，熟练掌握了定量分析的方法，但不像卡文迪许那样想象力丰富。因为很早就迈入了科学殿堂，他在 25 岁时就当选为法兰西科学院院士。他身边的其他院士都是比他年长得多的人，包括富兰克林。当时的法兰西科学院是法国科学进步的终极仲裁人。

法国大革命爆发时，拉瓦锡与法国国民议会合作。但是当暴力和暴政降临时，他被剥夺了熟悉的贵族生活，成为恐怖统治下的受害者。他因受一名嫉妒他的前下属指控而被逮捕，并在"法国共和历元年果月 24 日"因诬告而被定罪。此外，他遭到了让-保尔·马拉的恶毒攻击。作为法兰西科学院的专业人员，拉瓦锡曾轻蔑地称马拉的一本名为《火的研究》的小册子毫无科学价值，这是马拉憎恨拉瓦锡的一个原因。马拉是一名医生，但他举止粗俗无礼，而且与一些不三不四的人来往。他长相丑陋，患有皮肤病，需要经常躺在浴缸里。马拉痛斥拉瓦锡是"一个大骗子，土地掠夺者的儿子，化学上的学徒，日内瓦股票经纪人的学生……他被吹捧成了所有广为流传的发现的奠基人。他自己没有想法，就偷别人的想法"。

1794年5月，50岁的拉瓦锡和岳父一起被他的祖国送上了断头台。据说上诉法官曾说："共和国不需要科学家。"拉瓦锡死后，恐怖统治只维持了11个星期。马拉在浴缸里被夏洛蒂·科黛暗杀。

有一段时间，拉瓦锡发现，当磷或硫在空气中燃烧、锡和铅在密闭容器中煅烧时，残留金属灰的重量会有所增加。虽然增幅很小，但重量确实增加了。他苦思不得其解。于是，他仔细阅读了玛丽-安妮翻译、概述的有关燃素的大量文献，包括普里斯特利的著作和普里斯特利的同事理查德·柯万的《燃素论》一书。

在拉瓦锡看来，物质失去燃素（或其他物质）后重量增加，这毫无道理，但在燃素理论中这是一种必然现象。他认为，在燃烧过程中可燃物质重量增加，应该是吸收了某种物质（空气或空气的某些成分），而不是释放了任何物质。换成现代术语，就是氧通过火焰导致的氧化反应与受热材料结合。此外，燃素应该是有重量的，但到目前为止，还没有人能够测量这种难以捉摸（根本不存在）的物质的重量。

拉瓦锡的思路正确，方法运用得当。他先分离出元素，然后通过测量重量比，再次在化合物中找到这些元素。他利用他的化学天平，仔细、彻底地测量相互作用的物质的重量。他写道："每一步操作前后，物质的量都相等，这可以被视为一个公理。"通过物质不灭定律（大约在公元前450年由古希腊自然哲学家阿那克萨哥拉提出），他开创了定量化学的定律，并确定了现代化学的发展方向。

1772 年，29 岁的拉瓦锡在一张纸上记录了以下内容，然后盖上了印章：

> 大约 8 天以前，我发现硫在燃烧时重量非但没有减轻，反而增加了；磷同样如此……我认为我通过实验证实的这个发现非常重要，它引导我思考一个问题：在硫和磷燃烧时观察到的现象，在煅烧时可能也会发生；我认为金属灰重量增加是出于相同的原因。[3]

这一发现宛若平地一声雷，响彻整个科学界。拉瓦锡推翻了燃素理论，在没有多少证据支持的情况下，提出了一个新的关于燃烧和呼吸的大胆又广泛的假说。燃烧会占用空气的某些成分，那到底是什么呢？

狂热的燃素爱好者为他们支持的假设辩解。他们提出，与所有物质不同，燃素离开物体后会上升，抵消牛顿引力。因此，燃素的重量是负值。他们解释说，物体中所含的燃素越多，重量就越轻，所以在失去燃素后，重量就会增加。还有一些人则把质量问题归结为密度问题。普里斯特利比大多数人都聪明，他直接指出，在物理科学中，质量并不是一定要考虑的因素。他以三种新发现的物质为例来支持他的论点：牛顿的以太、本杰明·富兰克林的电流体，以及约瑟夫·布莱克称之为"热质"的热流体。对于这三种物质，人们都没有讨论它们的质量和重量。但是现在，拉瓦锡在解释这些事实时，彻底地抛弃了碍手碍脚的燃素。

1774 年秋天，确切地说是 10 月，有两个人在巴黎会面并共进晚餐。人们不会想到，他们分别代表着过去和未来。他们自己也不知道未来的岁月将把他们带向何方。他们一个谈论过去，另一个在为未来做准备。一个往前看，另一个向后看。一个衣着随意，性情急躁，结结巴巴地向另一个人解释自己的想法；另一个人则满足于充当热心听众的角色，脸上显露出热切渴望的神情，一边充分发挥想象力，一边认真倾听对方断断续续的长篇大论。就在几天前，他们中的一个——口齿清楚、温文尔雅的拉瓦锡，收到了一封来自一个名叫卡尔·威尔海姆·舍勒的不知名的瑞典药剂师的来信。信中说，几年来，他发现大气空气是"几种空气"的混合物。其中一种成分被他称为"火空气"，蕴含着燃烧的秘密。

舍勒是德国后裔，在家里 11 个孩子中排行老七。14 岁时，他在给一位药剂师当学徒期间，利用那位药剂师的书自学化学。后来，他先后前往马尔默、斯德哥尔摩和乌普萨拉，生活一直非常拮据。再后来，他从湖边小镇科平的一位寡妇那里租了一家小药店，在债务和抑郁的双重负担下，过着孤独的生活。他于 1786 年去世，享年 43 岁。

在 1771—1772 年的某个时候，他发现氧化锰加热到极致时就会释放出一种气体，他将这种气体收集在一个空气囊中，并称之为"火空气"。木炭粉在这种气体中会迅速燃烧，并噼啪作响。舍勒断定大气是由两种空气组成的，他分别称之为"污浊空气"和"火空气"（后来分别被称作氮气和氧气）。从他 1777 年出版的没有什么影响力的《空气与火》一书以及他死后发表的论文可以看出，他还发现了氯和硫化氢，识别了至少 5 种无机酸和 9 种有机酸，分离出了甘油、砷、氰化物和乳糖，确定了普鲁士蓝的特性，开发了分析化学熔融物并分离的技术。他是公认的最伟大的化学实验家和发现者之一。

在巴黎晚餐时结结巴巴说个不停的那个人，就是普里斯特利。他向拉瓦锡介绍了他用红色氧化汞做的实验。实验是两个月前进行的，既是出于偶然，也是精心设计的结果。他利用凸透镜灼烧水银的红色金属灰后，产生了一种助燃效果非常明显的气体。这是一个逆向过程！普里斯特利没有煅烧金属使其氧化，而是像所有冶炼过程一样，通过燃烧氧化物来提取金属。普里斯特利没有意识到，他在1774年发现并在同一年发表相关结果的这种成分，就是名不见经传的瑞典化学家舍勒在1772年称之为"火空气"但直到1777年才发表的那种气体。1774年，法国陆军一位名叫皮埃尔·拜仁的药剂师也描述过这种气体。总言之，这种"空气"就是拉瓦锡在1779年称之为"le principe oxygine"、我们今天称之为氧气的东西。

普里斯特利使用红色氧化汞取得的发现使拉瓦锡想到了一个绝妙的主意。为什么不用这种新的红色化合物在正反两个方向上做化学实验，然后精确测量交换的量呢？首先是正向实验：在密闭容器中燃烧汞，测量灰烬和所吸入的空气的确切数量。然后逆向进行：像普里斯特利那样，高温加热红色氧化汞的灰烬，排出空气，再测量留下来的金属汞的重量，利用容器收集释放出来的空气并称重，就可以回答重量这个重要问题了。拉瓦锡用他的高精度设备进行了实验，他甚至从普里斯特利告诉他的同一来源购买了红色氧化汞，并对结果进行了分析。结果和普里斯特利所说的一模一样，只是拉瓦锡在研究这些事实时没有燃素理论的先入之见。

复活节那天，拉瓦锡在法兰西科学院的会议上指出，当金属在没有木炭的空气中受热时，它们的重量会增加，并会从人们呼吸的空气中吸取纯净的成分（这份值得纪念的文件后来被称为《复活节回忆录》，于 1778 年修订出版）。拉瓦锡没有说明利用红色氧化汞作为氧气来源的想法是从普里斯特利那里借用的，这无疑暗示自己是氧气的第一个也是唯一的发现者。他不打算让功劳归于别人，首先是为了自己的名望，其次是出于为法国争取优先权的民族沙文主义精神。据说，当法国人埃德蒙·热内就普里斯特利的研究优先权问题向拉瓦锡提出质疑时，拉瓦锡回答说："我的朋友，你知道先打兔子的人不一定能抓住兔子。"[4] 但是在 1782 年出版的回忆录中，他明确指出氧气是"普里斯特利先生与我差不多同时发现的气体，我相信，他甚至比我更早发现这种气体"。后来，他又在他的经典著作《化学基本论述》中指出，氧气是普里斯特利、舍勒和他本人"几乎同时"发现的。他对普里斯特利的称呼是"这位著名物理学家"。

在找到大量证据之后，拉瓦锡将这种气体命名为"oxygine"成分（意思是"能产生酸"，在希腊语中，*oxy* =酸，*gen* =产生）。为了避免使用新词，他最终选择了"生命空气"这个名称。布鲁厄姆勋爵说过："在普里斯特利发现氧气并告知拉瓦锡之后，拉瓦锡才发现了氧气。"这句话是可以接受的。但是，如果把发现确定为明确掌握其含义，那么氧气是拉瓦锡发现的，因为他第一个用事实中体现的理论来定义"oxygine"。

1772—1778 年，拉瓦锡的大部分时间都被用在推翻燃素理论方面。在完成最后的煅烧实验之后，他立即通过类似的实验证明呼吸与煅烧过程密切相关。他已经注意到"大多数矿物甚至金属"之中都有空气，而且"含量非常丰富"。他通过呼气吹走罐子下面的空气，然后把还原氧化汞得到的"空气"按1：5的比例加入剩余空气中。他觉得用这种方式混合而成的气体就是普通空气。他立刻断定，人呼出的空气与金属煅烧导致失去一定量氧气的空气极其相似。

呼出的空气中含有布莱克口中的"固定空气"（二氧化碳），因为这种气体会使石灰水发生沉淀，熄灭火焰，杀死麻雀，而且不适合用于呼吸。毋庸置疑，布莱克的"固定空气"是呼吸时由肺排出的。由此可见，普通的大气空气肯定是由至少两种不同物质组成的：一种是氧气，可呼吸，助燃，可以与煅烧的金属结合形成氧化物；另一种是"固定空气"，不可呼吸，既不助燃，也不支持煅烧。在此基础上，拉瓦锡又加上了一种"有害空气，它占大气空气的3/4，其性质我们还不知道"（现在被称作氮气）。突然间，空气不再是一种元素。正如波义耳和牛津化学家们在17世纪提出的那样，人们对它的认识已经变成了一种混合物。拉瓦锡推断，呼吸过程涉及两个因素：大气中的空气在肺中发生了明显变化，肺从中吸收了"生命空气"（氧气），然后补充了"等量"（后来被更正为"较少量"）的"固定空气"。

按照这一思路，拉瓦锡把鸟类放在钟形罩下，观察它们的呼吸对空气的影响。[5] 在这个过程中，他注意到呼吸和煅烧之间有一个重要区别。呼吸过程留下的空气就像布莱克的"固定空气"一样，会使石灰水沉淀，而煅烧（不使用木炭的情况下）得到的空气不会造成这种变化。动物被关在密闭的空气里，一旦它们把大部分生命必需的氧气转化成"固定空气"，就会死亡。残留的空气（氮气）与煅烧和呼吸过程留下的空气是一样的，它们纯粹是被动地进入和离开肺部，其间没有发生变化；只要添加氧气，就可以重新转化为普通的大气空气。增加或减少任何大气空气中的氧气量，都会增加或减少动物在其中生存的时间。

根据他与被称为"法国的牛顿"的伟大数学家皮埃尔–西蒙·拉普拉斯合作完成并公开发表的观察结果，拉瓦锡断定呼吸是一种与点燃油灯或蜡烛后发生的碳（木炭）的燃烧非常相似的缓慢燃烧。从这个方面来看，所有呼吸的生物都是可燃物质，都在燃烧、消耗自己。拉瓦锡知道氧的一个特性是传递红色——水银和氧会形成红色金属灰，他还观察到肺部血液也会发生同样的颜色变化，因此他推测是氧气在肺部与血液结合并使其呈现鲜红色。

1772 年，年轻的拉瓦锡在一张折叠的散页纸上写下了一些潦草的文字："但是，空气不是由两种物质组成的吗？肺……从这两种物质中分离出了一种。"从那以后直到 1790 年，经过了 18 年的时间，这个理论才最终发展成熟。与哈维血液"量化"思想实验同样重要的是对空气的量化——它证明了一种与生命和火焰关系密切的无形、无味、几乎感觉不到的"东西"，与血液、水或金属一样可以严格量化。

在科学生涯的巅峰期，拉瓦锡在他出版的最后一部著作《论动物的呼吸》中对自己的生理学研究进行了总结。他与年轻的助手、化学家阿尔芒·塞甘断言，呼吸并不仅限于燃烧碳，还会燃烧血液中的一部分氢，形成"碳酸"这种气体[1]和水。在最后这部论

---

① 原文如此，现在碳酸指二氧化碳气体溶于水后形成的无机酸 H_2CO_3。——编者注

述呼吸的著作中，他赞成肺是单纯的呼吸器官的观点，理由仅仅是简洁。塞甘作为"人类豚鼠"参与了实验，头上戴着密封的面罩和兜帽，通过一根长管子连接到拉瓦锡的仪器上。拉瓦锡家族收藏的黄铜面具很可能真的就是当时使用的面具。

1789年，拉瓦锡出版了世界上第一本化学教科书《化学基本论述》。它的主要贡献是一劳永逸地确定了现代意义上的化学"元素"的概念，即不能进一步分解的物质——当时被称作"简基"。5年后，拉瓦锡被送上了断头台。此时，舍勒已经死了，很可能是被自己的炉子的烟毒死的。化学革命与政治革命几乎完全重合。两者都为这个世界带来了自由，然后立刻掉转方向，把枪口对准了自己的光荣后代。

早在公元前500年，《荷马史诗》中的"深酒色海洋"就启发爱琴海沿岸的阿尔克迈翁提出了血液潮起潮落的假设，它的影响在1628年英国的哈维血液循环理论中达到了顶峰，18世纪末在法国的拉瓦锡对呼吸作用的研究中落下了帷幕。哈维对血液循环进行了独特描述，但即便如此，他也无法摆脱亚里士多德的推理：血液的循环运动使身体（微观世界）通过血液的持续不断再生（循环）得以维持。循环运动有利于再生和保持，血液的循环运动保证了血液可以在心脏中不断恢复在身体各器官处消耗的功效。150年后，拉瓦锡第一个解释了哈维的这个发现、动物的呼吸及生热作用的"目的"。

驱动他们并给了他们如此巨大的勇气、主动性以及精力和耐心的，不是物质上的回报，而是一个大胆而坚定的目标。学术、研究和科学精神，也许是人类精神中不可或缺的元素之一，以这样的规模、这样的方式孕育而出，自身就具有某种英雄气概！在这些发展过程中，最令人惊叹的就是血液循环的发现。这是范式的转变，历史学家利用它以及它在早期呼吸生理学上的推论作为分界线，界定现在我们习以为常的思维方式——从力学、生物化学和分子的角度思考微观世界，揭示人类身体中到此时为止尚没有人料想到的复杂性、准确性和美感。

　　现在被证明的东西曾经只是想象。

——威廉·布莱克

结语

> 只有在死亡为生命搭好了框架时，一个人的肖像才真正挂到了墙上。
>
> ——亨利·詹姆斯

第 35 章

我们这个时代

　　现代医学的进步是威廉·哈维成功倡导并实践的方法的直接结果。

　　　　　　　　　　　　　　　　　　　　——H. B. 巴永

　　我们这个故事讲到拉瓦锡这里就结束了。它为现代生理学和医学观念及看法的发展奠定了基础，并概述了其中一些观念和看法。[1]哈维的新想法具有重大的理论意义，但在此后一个多世纪的时间里一直没有用武之地，在临床上没有得到直接应用。这一难题等到物理、化学和技术取得新的进步后才得以解决，此时这个新想法才被应用于复杂的生命体。

　　伽利略的物理学和数学理论推动了人们对水力学的理解，而马尔比基的导师乔瓦尼·博雷利是最早运用这些新知识，从理论上估算心脏动力（哈维认为心脏起到了泵的作用）的人之一。[2]英国传教士斯蒂芬·黑尔斯发起了对血压变化和血流动力的进一步研究，并在 1733 年出版的著作《血流静力学》第二卷中做了一些描述。[3]黑尔斯把一根铜管插入一匹"大约14岁……既不瘦弱也不强壮"的母马的"左腿动脉"（股动脉）中，通过观测铜管中血液升高的高度，测量出了血压："在垂直方向上比左心室高8英尺3英寸；但它没有一下子就达到这个高度。"这是所有物种动脉血压的首次直接记录。

把高血压视作一种病态的临床研究在1827年取得了进展——伦敦盖伊医院的医生理查德·布赖特（布赖特氏病因他而得名）在对尿液浑浊、有"水肿"（腿部和腹部肿胀）症状的高血压患者的尸检中发现了肾脏和心脏的病理变化。他观察到"心脏结构的明显变化主要是肥大"。[4]对不同类型的布赖特氏病患者的更多临床和解剖观察（是大白肾还是小白肾，诸如此类）表明，肾脏小动脉的肌肉层也变得肥大，"小动脉壁有透明纤维瘤形成，相应的毛细血管中出现透明颗粒状变化"。这些研究是盖伊医院的其他医生完成的，包括与布赖特同时代的托马斯·艾迪生和托马斯·霍奇金（因艾迪生病和霍奇金淋巴瘤而闻名），他们的合作探查为临床上判断血压是"高"还是"低"奠定了基础。有观点认为，肾脏的变化可能是导致高血压的主要原因。

盖伊医院的杰出医生弗雷德里克·霍雷肖·阿克巴尔·穆罕默德扩展了这一领域，他第一个发现"原发性高血压"（"primary hypertension"，现称"essential hypertension"，是当今最常见的一种高血压病），并将之与布赖特氏病患者因肾脏损伤引起的继发性高血压区分开。他观察到，"在肾脏开始发生变化或尿中出现白蛋白之前，第一个可观察到的症状是动脉血压过高"。20世纪初，巴黎的于夏尔和剑桥的克里福德·奥尔伯特证实了穆罕默德的重要观察结果——高血压是导致肾脏（和心脏）疾病的原因。穆罕默德还介绍了一种实用的血压计：在手腕桡动脉处放置一块圆片，用于记录血压。

1846年，大约在同一时间，法国物理学家、生理学家让·伦纳德·马里·泊肃叶开始了进一步的血压实验。他将细玻璃管插入动脉，连接到他发明的一个简单的水银气压计。第二年，德国生理学家卡尔·路德维希发明了一个实用的浮标记录仪，它可以跟踪旋转烟纸鼓的压力变化，从而使人们能够了解调节血压的生理机制。我们今天使用的臂式充气血压仪是意大利人希皮奥尼·里瓦-罗奇在1896年发明的。他使哈维血液循环的一个基本参数（心脏作为血泵的收缩力）以血压的形式进入了临床应用。这为弗朗茨·沃尔哈德等人在1914年开始的开创性高血压临床研究创造了条件，并在20世纪中期催生了现代降压疗法。200多年前，塞缪尔·约翰逊的朋友、医生、作家约翰·弗洛耶爵士提出了一种方法，可以精确计算哈维血液循环的另一个参数——动脉脉率。[5]

理查德·洛厄在他的《心脏学论》中详细描述了心脏的螺旋状肌肉，证实了哈维关于心脏是一个血泵的描述。在20世纪，电子显微镜和扫描电子显微镜推动了心脏研究，人们开始研究越来越小的心肌结构：从肌原纤维到肌节，再到肌蛋白中的肌球蛋白和肌动蛋白分子，再到肽单元和单个原子。在生物化学方面，人们发现肌球蛋白和肌动蛋白层面的钙通量与心脏泵血功能有关。

哈维提出的测算每次心跳时血液输出量的定量思想实验，还要等到新的物理学和数学出现后才能完成。伽利略（后来是牛顿）引领的新物理学和数学，创设了条件，利于博雷利计算四肢肌肉施加的力，并根据计算结果，通过类比估算心脏作为"活塞"做的功

（后来，人们发现他的估算是错误的）。[6] 又过了一个世纪，路德维希的学生阿道夫·菲克才通过观察动脉血和静脉血的氧饱和度差异，以及每分钟耗氧量，精确计算出心输出量（这个规律被称为菲克原理）。

1844 年，著名生理学家克洛德·贝尔纳首次通过心导管检查（这种常见的诊断测试之所以可行，就是因为血液在不停地循环），直接测定左右心室的血液温度，以反驳拉瓦锡提出的体热产生于肺部气体交换的观点。如果拉瓦锡的观点是正确的，那么进入右心室和肺动脉的血液的温度应该低于经过肺部后进入肺静脉和左心室的血液。贝尔纳后来的笔记记录了狗和马在各种生理状态和刺激下的心内压力。

19 世纪 60 年代，法国的奥古斯特·肖沃和艾蒂安·马雷进行了更多的心内压力测量，以证实哈维提出的观点：心肌收缩时在胸壁处感觉到的"心尖搏动"是左室心尖部在搏动。[7] 马雷特别指出，心导管检查是安全的。1898 年，德国生理学家纳坦·宗兹验证了菲克提出的方法，用上了油（以防血液凝结）的输尿管导管插入马的心室以测量血流。[8] 后来，随着技术进步，安德烈·库尔南在 1941 年将其临床应用扩展到人类，并因其开创性工作赢得了诺贝尔生理学或医学奖。诺贝尔奖委员会称，这为"呼吸和心脏循环疾病"的临床管理开辟了一个新时代。库尔南与他的导师、贝尔维尤医院哥伦比亚分院的教授兼内科主任、著名的迪金森·W. 理查兹，以及德国泌尿科医生维尔纳·福斯曼分享了这个奖项。1929 年，福斯曼将输尿管导管通过静脉插入了自己的右心室，并先后通过 X 射线和注射显影剂的方法确定导管位置，从而证明心脏导管检查可以安全地应用于人类。

在呼吸生理学领域，用定量的方法分析氧气和二氧化碳的交换，是在哈维去世 100 年后由拉瓦锡开始的。[9]他证明了呼吸时在肺内交换的气体的化学性质，以及这些过程与燃烧过程的相似性，但是他错误地认为呼吸时气体交换（包括氧气的摄取、二氧化碳的生成和热的产生）的最终位置就在肺部。同一时间，帕维亚大学的教授拉扎罗·斯帕兰扎尼也取得了重大进展。他发现氧气的吸收和"碳酸"（实际上是二氧化碳气体）的排出并不仅限于肺部，还发生在其他的器官和组织（如大脑、肌肉、肝和皮肤），从而开启了"组织呼吸"的时代。[10]这项研究是在拉瓦锡在世的 18 世纪最后几十年里进行的，并在斯帕兰扎尼死后的 1803 年发表，题目是《论呼吸》。

随后不久出现的有利证据表明，动脉血的氧含量高于静脉血，二氧化碳含量低于静脉血。1861 年，德国生物化学家莫里茨·特劳伯发现："我们称之为呼吸作用的东西……相当于每个器官所需要的氧气量的总和……因此，当大脑、肝脏或脾脏的呼吸作用增强时，身体其他器官的呼吸作用有可能不出现类似的增强。"他认为所有动植物的呼吸作用都是细胞内发生的生物化学过程，这一观点得到了与他同时代的生理学家 E. F. M. 普夫吕格尔等人的支持。

接下来的几个值得关注的进展是：发现血红蛋白是身体利用动脉血里的氧气的确切位置，从脾脏血液中分离出了血红蛋白，研究了氧气与血红蛋白的松散结合。《细胞呼吸和细胞色素的历史》一书记录了戴维·凯林等人在心肌细胞中发现细胞色素的过程，这是在他去世后，由他的女儿琼·凯林博士于 1966 年完成并出版的。细胞色素标志着细胞呼吸的又一个重大进展。

随着 20 世纪到来，心脏的职能发生了转变，从血泵变成了将化学反应（新陈代谢）的能量转化为机械能，然后转化为"功"的发动机。[11] 在发现了心肌细胞的结构蛋白之后，下一个问题是它们如何与能量代谢相互作用。显然，生化机制是这个问题的核心，根据熵的定律，能量的产生过程和"发动机"的运动都发生在分子层面。

1824年，牙买加裔法国生理学家威廉·弗雷德里克·爱德华兹和德国人乔治·李比希发现，即使在缺氧的情况下，也会发生组织呼吸。这一发现使人们认识到，包括心肌收缩在内的很多细胞代谢过程主要是去除氢（脱氢）而不是添加氧（氧化）。氢被转移到氢受体上，而氢受体可以是氧，也可以是其他东西。此外，正如诺贝尔奖获得者阿尔伯特·森特·哲尔吉和汉斯·克雷布斯的研究所证明的，像乳酸这样的代谢物脱氢成丙酮酸，最终会完全氧化，变成二氧化碳和水。他们分别发现，琥珀酸、草酰乙酸等代谢物在肌肉收缩的主要途径中起催化作用，它们是可氧化物质参与的循环过程（三羧酸循环，中学理科生大多熟悉这个概念）的成员——这些可氧化物质在一次循环中会发生重组，底物分子转化为二氧化碳和水。[12] 至此，人们通过分子生理学，了解了哈维所描述的心肌收缩的机制。[13]

荷兰人列文虎克注意到了红细胞在毛细血管中流动时发生的变化，这一观察结果在18世纪得到了多才多艺的斯蒂芬·黑尔斯的定性证实和扩展。黑尔斯是特丁顿的教区长，也是亚历山大·波普在泰晤士河畔特威克纳姆的邻居。他是一位博学的学者，是第一个测量血压的人。在哈维去世100年后，他证明一根毛细血管的血流量可能会随着时间推移而变化，因为毛细血管"会因为温度不同（受热或受冷时）或者从中流过的液体（化学物质）的特性不同而明显收缩或放松"。[14] 黑尔斯的"毛细血管"实验样本很可能包括小动脉。正如英国生理学家马歇尔·霍尔的精度更高的显微镜所显示的那样，小动脉有肌壁。关于这个问题的争论在整个18世纪都很激烈，因为著名化学家阿尔布雷希特·冯·哈勒根据自己错误和不完全的观察否认毛细血管具有这些特性。直到20世纪早期，英国研究人员托马斯·刘易斯和欧内斯特·亨利·斯塔林，以及诺贝尔奖得主、丹麦人奥古斯特·克罗才独立解决了这个问题（后者得到了妻子玛丽·克罗的帮助）。[15]

泊肃叶对毛细血管血压和小血管的研究，使人们发现"毛细血管内的压力和流速不是固定不变的……但是有相当密切的关系"（泊肃叶方程）。卡尔·路德维希和英国人斯塔林对毛细管壁的扩散、滤过和吸收过程独立进行的定量研究，证实了伟大的哈维理论的真正的生理学意义：它明确了气体在毛细血管层面上通过半透膜交换时需要遵循的物理定律。[16] 随着后来技术取得进步，他们的研究被应用于临床透析机和体外循环系统。在我们这个时代，人们还在通过理论、实验、推测以及巧妙运用同位素示踪剂和偏光显微镜，进一步确定溶剂和溶质颗粒是如何通过毛细血管壁的。[17]

哈维发现血液循环这个故事，以及他将心脏视为血泵的独特描述，不仅在我们有生之年带来了上面这些令人瞩目的进步，还将在新千年里继续发挥影响。例如，在扫描透射电子显微术中加入电子能量损失谱仪（EELS），并使用偏差校正振动光谱术，就有可能在单个原子水平上原位检测心肌细胞的新陈代谢。[18] 现在，将银粉溶解在聚合物溶液中制成导电"墨水"并灌装在圆珠笔中，可作为半导体和电介质（一种绝缘装置），通过"画在皮肤上"的新型电子电路，连续记录并传输心脏的电活动，无须安装监视器。

致　谢

　　本书是一部综述性作品，并非原创学术性作品。虽然它针对的读者群不是专业学者，而是广大科普读者和希望对卫生行业引以为豪的遗产有所了解的从业人员，但它借鉴了几代专家、学者、历史学家、自然哲学家、医生、化学家以及评论家的研究，让他们用自己的语言把这些研究呈现给我们。文后列出了书中提及的著作，它们本身也是资源宝库和全面的参考书目。这本书既是我的，也是他们的，但我在书中对他们的著作做出了一些解释，另外，书中所有错误的责任都在我。本书使用了罗伯特·威利斯 1847 年翻译的哈维著作，在公有领域可以获取该资源。

　　首先，如果没有我的妻子艾薇在漫长的日子里（包括周末）忍受孤独，我就不可能写出这本书。如今，写作并不仅仅是单纯的写作。本书能到达读者手中，离不开我在 Dystel，Goderich&Bourret 公司的经纪人杰茜卡·帕平的悉心安排，她没有因为我是一个不知名的作者就不信任我，而是带领我以创纪录的时间完成了从询问到签署合同的所有工作，并将我交给了 Basic Books 的优秀编辑埃里克·亨尼。在从询问到新书发布的整个过程中，杰茜卡一直是我的向导、顾问和伙伴。本书英文版书名是埃里克提议的，这个名字出现在他的梦中。像埃里克这样优秀的编辑是所有作者梦寐以求的合作伙伴！毫无疑问，是他出色的指导成就了这本书。同样感谢我的编辑凯尔·吉普森，是他推动了整个出版进程；感谢丽贝卡·劳恩，她的封面设计体现了这本书的灵魂；感谢克里斯蒂娜·帕拉亚细致入微的监督审查和恰到好处的删减修改；感谢制作编辑凯特琳·卡拉瑟斯–巴瑟、宣传代理珍妮·李以及他们部门里所有不知名的好人。

除了文中列出的参考书目以外，下面这些综合性历史文献还可以作为总体背景资料，帮助读者很好地了解血液循环、体热和呼吸作用的具体历史，引导读者探索医学和心脏病学的历史。加里森和莫顿的《医学参考书目：医学史的注释文本清单》第二版（纽约：阿尔戈西书店，1954 年）和洛根·克伦德宁的《医学史原始资料》（纽约：多佛出版社，1970 年）是非常有用的资源。W. F. 拜纳姆和罗伊·波特编辑的两卷《医学史百科全书》（劳特利奇出版社，2013 年）也是极为珍贵的信息来源。

Ackerknecht, Erwin. *A Short History of Medicine*. Baltimore: Johns Hopkins University Press, 1982.

Bing, Richard J. *Cardiology: The Evolution of the Science and the Art*. New Brunswick, NJ: Rutgers University Press, 1999.

Bodemer, Charles, and Lester King. *Medical Investigation in Seventeenth Century England*. Los Angeles: William Andrews Clark Memorial Library, University of California, 1968.

Castiglioni, Arturo. *A History of Medicine*, translated by E. B. Krumbhaar. New York: Alfred A. Knopf, 1941.

Conant, James Bryant, ed. *Harvard Case Histories in Experimental Science*, Vols. 1–2. Cambridge, MA: Harvard University Press, 1964.

East, Terence. *The Story of Heart Disease*. London: William Dawson & Sons, 1958.

Garrison, F. H. *An Introduction to the History of Medicine*. Philadelphia: W. B. Saunders, 1929.

King, Lester. *The Medical World of the 18th Century*. Chicago: University of Chicago Press, 1958.

Lee, Thomas. *Eugene Braunwald and the Rise of Modern Medicine*. Cambridge, MA: Harvard University Press, 2013.

Major, Ralph. *A History of Medicine*, Vols. 1–2. Oxford: Blackwell Scientific, 1954.

Porter, Roy. *The Greatest Benefit to Mankind: A Medical History of Humanity*. New York: W. W. Norton, 2003.

Sigerist, Henry E. *A History of Medicine*, Vols. 1–2. Oxford: Oxford University Press, 1951.

Willius, Fredrick, and Thomas Dry. *A History of the Heart and the Circulation*. Philadelphia: W. B. Saunders, 1948.

引言

1. Thomas Kuhn, *The Structure of Scientific Revolutions* (Chicago: University of Chicago Press, 1962).

2. Ludwik Fleck, *Genesis and Development of a Scientific Fact* (Chicago: University of Chicago Press, 1979).

第 1 章　东方文化遗产

1. Charles Singer, *A Short History of Anatomy and Physiology from the Greeks to Harvey* (1925; repr., New York: Dover Publications, 1957), figs. 1 and 2.

2. Maoshing Ni, *The Yellow Emperor's Classic of Medicine: A New Translation of the Neijing Suwen with Commentary*, rev. ed. (Boston: Shambhala, 1995), 199; Huang Ti, *The Yellow Emperor's Classic of Internal Medicine,* trans. Ilza Veith (Berkeley: University of California Press, 1966).

3. H. R. Zimmer, *Hindu Medicine* (Baltimore: Johns Hopkins Press, 1948).

4. Zimmer, *Hindu Medicine.*

5. *Charaka Samhita*, 7 vols., trans. R. K. Sharma and Bhagwan Das (Varanasi, India: Chowkhamba Sanskrit Series Office, 2016).

6. Kaviraj Bhishgratna, *Susruta Samhita*, 3 vols. (Varanasi, India: Chaukamba Orientalia, 1907–1916; repr., 2004); G. D. Singhal and colleagues, *Susruta Samhita:*

Ancient Indian Surgery, 3 vols. (Varanasi, India: Chowkhamba Sanskrit Series, 2007).

7. *Papyrus Ebers*, translated from the German version by Cyril P. Bryant (London: Geoffrey Bles, 1930; repr., Eastford, CT: Martino Fine Books, 2021), quoted in Ralph Major, *A History of Medicine*, Vol. 1 (Springfield, IL: Charles C. Thomas Publishers, 1954), 50; James Finlayson, "Ancient Egyptian Medicine," *British Medical Journal* 1 (1893): 748–752, 1014–1016, 1061–1064; B. Ebbel, *The Papyrus Ebers* (Copenhagen: Levin and Munksgaard, 1937); P. Ghalioungui, *The Ebers Papyrus* (Cairo: Academy of Scientific Research and Technology, 1987).

8. E. V. Boisaubin, "Cardiology in Ancient Egypt," *Texas Heart Institute Journal* 15 (1988): 80–85.

9. *Papyrus Ebers*, Bryant translation, quoted in Major, *A History of Medicine*, 1:46.

10. Henry James Breasted, Vol. 1 of *The Edwin Smith Surgical Papyrus*, translated in 2 vols. (Chicago: University of Chicago Oriental Institute Publications, University of Chicago Press, 1930; repr., Classics of Medicine Library, Birmingham, AL: Gryphon Editions, 1984), quoted in Fredrick Willius and Thomas Dry, *A History of the Heart and the Circulation* (New York: W. B. Saunders, 1948), 7; Major, *A History of Medicine*, 1:50; Arturo Castiglioni, *A History of Medicine* (New York: Alfred A. Knopf, 1941), 55–57.

11. M. A. Ruffer, *Studies in the Paleopathology of Egypt* (Chicago: University of Chicago Press, 1921); A. T. Sandison, "Degenerative Vascular Disease in the Egyptian Mummy," *Medical History* 6 (1962): 77–81; S. G. Shattock, "A Report upon the Pathological Condition of the Aorta of King Menephtah, Traditionally Regarded as the Pharaoh of the Exodus," *Proceedings of the Royal Society of Medicine* 2, no. 3 (Pathological sec.; 1909): 122–127; Tina Hesman Saey, "Mummies Reveal Hardened Arteries," *Science News*, September 6, 2014, 6–7.

第 2 章　我们身体里的海洋

1. Excellent resources on Greek medicine are James Longrigg, *Greek Rational Medicine* (London: Routledge, 1993); and James Longrigg, *Greek Medicine: From*

the *Heroic to the Hellenistic Age* (London: Gerald Duckworth, 1998); unbeatable for Greek circulation physiology, to which this section of the narrative is heavily indebted, is C. R. S. Harris, *The Heart and the Vascular System in Ancient Greek Medicine: From Alcmaeon to Galen* (Oxford: Clarendon Press, 1973).

2. P. S. Codellas, "Alcmaeon of Croton, His Life, Work, and Fragments," *Proceedings of the Royal Society of Medicine* 25 (1932): 25–30.

3. Caroline Alexander, "A Winelike Sea," *Lapham's Quarterly*, Summer 2013, 201–208.

4. The term *physiologia* was first used by Jean Fernel, Vesalius's teacher in Paris. It is derived from the Greek *physis*, which loosely translated means "nature." It is used in this section in its modern sense.

5. Harris, *The Heart and the Vascular System*, 8.

第 3 章　眼见为实

1. Ludwig Edelstein, "The Development of Greek Anatomy," *Bulletin of the History of Medicine* 3, no. 4 (1935): 235–248; H. von Staden, "The Discovery of the Body: Human Dissection and Its Cultural Contexts in Ancient Greece," *Yale Journal of Biology & Medicine* 65 (1992): 223.

2. Aristotle, *History of Animals*, trans. D'Arcy Wentworth Thompson (Oxford: Oxford University Press, 1910), repr., in *Britannica Great Books of the Western World*, Vol. 9 (Chicago: Encyclopaedia Britannica, 1952).

3. Aristotle, *History of Animals*. See also the discussion in Harris, *The Heart and the Vascular System*, 20–25; Singer, *A Short History of Anatomy and Physiology*, 10–11, fig. 10.

4. Aristotle, *History of Animals*, bk. 3, sec. 2–4.

5. Fritz Steckerl, *The Fragments of Praxagoras of Cos and His School*, collected, edited, and translated by Fritz Steckerl (Leiden: Brill, 1958), 11, 36, 588.

6. P. Potter, "Herophilus of Chalcedon: An Assessment of His Place in the History of Anatomy," *Bulletin of the History of Medicine* 50 (1976): 45; J. F. Dobson, "Herophilus of Alexandria," *Proceedings of the Royal Society of Medicine* 18 (1925): 19; L. L. Wiltse and T. G. Pait, "Herophilus of Alexandria (325–255 BC). The Father

of Anatomy," *Spine* 23, no. 17 (1998): 1904–1914.

7. James Longrigg, "Anatomy in Alexandria in the Third Century BC," *British Journal for the History of Science* 21 (1988): 455–488.

8. G. A. Gibson, *Diseases of the Heart and Aorta* (New York: Macmillan, 1898), 174–175, quoted in Harris, *The Heart and the Vascular System*, 178–179.

第 4 章　生命因它而来

1. Charles Singer, *A Short History of Anatomy and Physiology*, 10.

2. Daniel Graham, "A New Look at Anaximenes," *History of Philosophy Quarterly* 20 (2003): 1–20; John Burnet, *Greek Philosophy: Thales to Plato* (London: Macmillan, 1956).

3. J. R. Shaw, "A Note on the Anatomical and Philosophical Claims of Diogenes of Apollonia," *Apeiron* 11 (1977): 53.

4. Leonard G. Wilson, "Erasistratus, Galen, and the Pneuma," *Bulletin of the History of Medicine* 33 (1959): 293.

5. W. E. Leonard, *The Fragments of Empedocles* (Chicago: University of Chicago Press, 1905); see also E. R. Dodds, *The Greeks and the Irrational* (Berkeley: University of California Press, 1951), 146.

6. Diogenes Laertius, *Lives of Eminent Philosophers*, trans. R. D. Hicks, Loeb Classical Library (Cambridge, MA: Harvard University Press, 1925), 8:62. Also quoted in James Longrigg, *Greek Medicine*, 35.

7. Matthew Arnold, "Empedocles on Etna," in *Empedocles on Etna, and Other Poems* (n.p., 1852).

8. N. B. Booth, "Empedocles' Account of Breathing," *Journal of Hellenic Studies* 80 (1960): 10.

9. Aristotle, *On Respiration*, trans. W. Ogle (London: Longmans, Green, and Company, 1897), 7, 474, 17–20; W. Ogle, *Aristotle on Youth & Old Age, Life & Death, and Respiration*, translated, with introduction and notes (London: Longmans, Green, and Co., 1897); quoted in Harris, *The Heart and the Vascular System*, 16.

10. T. D. Worthen, "Pneumatic Action in the Klepsydra and Empedocles' Account of Breathing," *Isis* 61 (1970): 520.

11. Heather Webb, *The Medieval Heart* (New Haven, CT: Yale University Press, 2010), 92.

12. F. M. Cornford, *Plato's Cosmology: The "Timaeus" of Plato Translated with a Running Commentary* (New York: Routledge, 1935), 79a–e; Harris, *The Heart and the Vascular System*, 119–120.

13. Plato, *Timaeus*, 79a.

14. Aristotle, *On Breath*, trans. W. S. Hett (London: William Heinemann, 1957), 88, 474a15, 25–28. Also printed in Loeb Classical Library (Cambridge, MA: Harvard University Press, 1957).

15. Heather Webb, *The Medieval Heart*, 96.

第5章　身体里的火焰

1. Excellent sources for the evolution of the theory of animal heat are Everett Mendelsohn's *Heat and Life* (Cambridge, MA: Harvard University Press, 1964); and G. J. Goodfield, *The Growth of Scientific Physiology, Physiological Method and the Mechanist-Vitalist Controversy, Illustrated by the Problems of Respiration and Animal Heat* (London: Hutchison, 1960).

2. Frank R. Hurlbutt Jr., "Peri Kardies: A Treatise on the Heart from the Hippocratic Corpus: Introduction and Translation," *Bulletin of the History of Medicine* 7 (1939): 1111, 1113.

3. Heather Webb, *The Medieval Heart*, 102.

4. Jerome Bylebyl, ed., *William Harvey and His Age: The Professional and Social Context of the Discovery of the Circulation* (Baltimore: Johns Hopkins University Press, 1979), 52.

5. Friedrich Solmsen, "The Vital Heat, the Inborn Pneuma and the Aether," *Journal of Hellenic Studies* 77, pt. 1 (1957): 119–123.

6. Thomas S. Hall, *History of General Physiology*, Vol. 1 (Chicago: University of Chicago Press, 1975), 33.

7. Aristotle, *De generatione animalium*, trans. Arthur Platt (1902), repr., *Britannica Great Books of the Western World*, Vol. 9 (Chicago: Encyclopaedia Britannica, 1952); also translated by A. L. Peck, in Loeb Classical Library

(Cambridge, MA: Harvard University Press, 1943).

8. Fritz Steckerl, *The Fragments of Praxagoras of Cos and His School*, 11, 36, 588.

第6章 难窥真容

1. Plato, *Timaeus*, 70a–d.

2. Hippocrates, *On the Localities in Man*, trans. Francis Adams (1886); repr., *The Genuine Works of Hippocrates*, trans. Francis Adams, Books That Changed the World series (New York: Easton Press, 2005); quoted in Alfred Fishman and Dickinson W. Richards, eds., *Circulation of the Blood: Men and Ideas* (New York: Springer-Verlag, 1982), 6.

3. Heinrich von Staden, *Herophilus: The Art of Medicine in Early Alexandria* (Cambridge: Cambridge University Press, 1989).

第7章 血管汇聚而成的结

1. Frank R. Hurlbutt Jr., "Peri Kardies: A Treatise on the Heart from the Hippocratic Corpus," *Bulletin of the History of Medicine* 7 (1939): 1104, 1939; J. Wiberg, "The Medical Science of Ancient Greece: The Doctrine of the Heart," *Janus* 41 (1937): 225.

2. James Rochester Shaw, "Models for Cardiac Structure and Function in Aristotle," *Journal of the History of Biology* 5 (1972): 355; Arthur Platt, "Aristotle on the Heart," in *Studies in the History and Method of Science*, Vol. 2, ed. Charles Singer (Oxford: Clarendon Press, 1921), 521; Harris, *The Heart and the Vascular System*, 123–134.

3. R. Van Praagh and S. Van Praagh, "Aristotle's 'Triventricular' Heart and the Relevant Early History of the Cardiovascular System," *Chest* 84 (1983): 462; T. H. Huxley, "On Certain Errors Respecting the Structure of the Heart Attributed to Aristotle," *Nature* 21 (1880): 1–5.

4. R. V. Christie, "Galen on Erasistratus," *Perspectives in Biology and Medicine* 30 (1987): 440; Kenneth D. Keele, "Three Early Masters of Experimental

Medicine—Erasistratus, Galen and Leonardo da Vinci," *Proceedings of the Royal Society of Medicine* 54 (1961): 577–588; John Scarborough, "Erasistratus: Student of Theophrastus?" *Bulletin of the History of Medicine* 59 (1985): 515.

5. James Longrigg, *Greek Medicine*, 62.

6. Harris, *The Heart and the Vascular System*, 19–21.

7. An excellent scholarly account of the heart-brain primacy controversy is detailed by Heather Webb in *The Medieval Heart.*

8. Quoted in Jerome Bylebyl, *William Harvey and His Age*, 53–54.

9. Bylebyl, *William Harvey and His Age*, 53–54.

第 9 章 医学王子

1. The best modern biography of Galen is Susan P. Mattern, *The Prince of Medicine: Galen in the Roman Empire* (Oxford: Oxford University Press, 2013); see also J. S. Prendergast, "The Background of Galen's Life and Activities, and Its Influence on His Achievements," *Proceedings of the Royal Society of Medicine* 23 (1930): 1131–1148.

2. Vivian Nutton, "Galen in the Eyes of His Contemporaries," *Bulletin of the History of Medicine* 58 (1984): 315.

3. R. J. Hankinson, ed., *The Cambridge Companion to Galen* (Cambridge: Cambridge University Press, 2008).

4. Rudolph E. Siegel, *Galen's System of Physiology and Medicine* (Basel: Springer Karger, 1968); Owsei Temkin, "On Galen's Pneumatology," *Gesnerus* 8 (1951): 180.

第 10 章 着手研究

1. Rudolph E. Siegel, *Galen's System of Physiology and Medicine* (Basel: Springer Karger, 1968). Important discussions of the heart, lungs, and respiration were accumulated by Galen in his *On Anatomical Procedures* and *On the Usefulness of the Parts* (*De usu partium*), which he called a sacred discourse composed "as a true hymn of praise to our Creator." Four treatises were devoted specifically to

aspects of the blood and respiration: *On the Value of Respiration, On the Causes of Respiration, On the Function of the Pulse,* and *Whether Blood Is Contained in the Arteries in Nature.*

2. J. C. Davies, "Galen and Arteries," *British Medical Journal* 28 (1970): 567.

3. Rudolph E. Siegel, "Galen's Experiments and Observations of Pulmonary Blood Flow and Respiration," *American Journal of Cardiology* 10 (1962): 738; Donald Fleming, "Galen on the Motions of the Blood in the Heart and Lungs," *Isis* 46 (1955): 14; Seigel, *Galen's System of Physiology and Medicine.*

4. Siegel, *Galen's System of Physiology and Medicine.*

5. Galen, *On the Natural Faculties,* bk. 3, trans. A. J. Brock (Cambridge, MA: Harvard University Press, 1915), 303–323; repr., *Britannica Great Books of the Western World,* Vol. 7 (Chicago: Encyclopaedia Britannica, 1952).

6. Owsei Temkin, "On Galen's Pneumatology," *Gesnerus* 8 (1950): 180–189.

7. Donald Fleming, "Galen on the Motions of the Blood in the Heart and Lungs," 14; the argument is presented here that Galen used the metaphor of ebb and flow to illustrate the kind of absurdity that nature would *not* fall into; see also A. R. Hall, "Studies in the History of the Cardiovascular System," *Bulletin of the History of Medicine* 34 (1960): 301–413.

第 11 章　美丽新世界

1. Virtually any book by Martin Kemp is an outstanding biographical source for Leonardo.

2. Charles D. O'Malley and John B. deCusance Morant Saunders, trans., *Leonardo da Vinci on the Human Body* (New York: Gramercy Books, 1982); Kenneth D. Keele, *Leonardo da Vinci on Movement of the Heart and Blood* (London: Harvey and Blythe, 1952); E. Belt, *Leonardo the Anatomist* (Lawrence: University of Kansas Press, 1956).

3. O'Malley and Saunders, *Leonardo da Vinci on the Human Body,* 286.

4. O'Malley and Saunders, *Leonardo da Vinci on the Human Body,* 224.

5. Edward MacCurdy, ed., *The Notebooks of Leonardo da Vinci* (New York: Reynal and Hitchcock, 1939), 128.

第 12 章　真正的人体研究

1. The best biographies in English are Stephen N. Joffe, *Andreas Vesalius: The Making, the Madman, and the Myth* (AuthorHouse, 2014); J. B. de C. M. Saunders and Charles O'Malley, *Andreas Vesalius* (New York: Butterworth-Heinemann, 1950).

2. Joffe, *Andreas Vesalius*, 56.

3. Samuel W. Lambert, Willy Wiegand, and William M. Ivins Jr., *Three Vesalian Essays to Accompany the Icones Anatomicae of 1934* (New York: Macmillan, 1952).

4. Charles Singer, *New Worlds and Old* (London: William Heinemann Medical Books, 1951), 7.

5. W. F. Bynum and Roy Porter, *Companion Encyclopedia of the History of Medicine* (London: Routledge, 1993), 86–87.

6. Michael Foster, *Lectures on the History of Physiology During the Sixteenth, Seventeenth and Eighteenth Centuries* (Cambridge: Cambridge University Press, 1901), lecture 1:14; John Farquhar Fulton, *Selected Readings in the History of Physiology* (Springfield, IL: Charles C. Thomas, 1930).

7. W. F. Bynum and Roy Porter, *Companion Encyclopedia of the History of Medicine*, 86–87.

第 13 章　被传承拒之门外的人

1. Stephen N. Joffe, *Andreas Vesalius*, 131.

2. Charles Singer, "Some Galenic and Animal Sources of Vesalius," *Journal of the History of Medicine and Allied Sciences* 1 (1946): 6–24.

3. Michael Foster, *Lectures on the History of Physiology*, lecture 1:18.

第 14 章　威尼斯的医疗商人

1. The scholarly source for pre-Vesalian anatomy, which is the subject of this chapter, is L. R. Lind, *Studies in Pre-Vesalian Anatomy: Biography, Translations, Documents* (Philadelphia: American Philosophical Society, 1975).

2. Alessandro Benedetti, *Anatomice*, bk. 3, chap. 8, in Lind, *Studies in Pre-*

Vesalian Anatomy, 106.

3. Niccolo Massa, *Introductory Book on Anatomy*, chaps. 17, 28, in Lind, *Studies in Pre-Vesalian Anatomy*, 214–218.

4. Erwin Ackerknecht, "Primitive Autopsies and the History of Anatomy," *Bulletin of the History of Medicine* 13 (1943): 334–339. A good discussion of Mondino's *Anathomia* is by Heather Webb, *The Medieval Heart*, 148–153.

5. L. R. Lind, *A Short Introduction to Anatomy (Isagogae Breves)*, translated and with an introduction and historical notes (Chicago: University of Chicago Press, 1959); Sanford V. Larkey and Linda Tum Suden, "Jackson's English Translation of Berengarius da Carpi's *Isagogae Breves*, 1660 and 1664," *Isis* 21 (1934): 57–70.

6. E. W. Le Gros Clarke, "Berengario da Carpi," *St. Thomas's Hospital Gazette* (London), 32 (1929–1930): 110–121; Lynne Thorndike, "Anatomy from Carpi to Vesalius," in *A History of Magic and Experimental Science*, Vol. 5 (New York: Columbia University Press, 1941), chap. 13; K. F. Russell, "Jacopo Berengario da Carpi," *Australian and New Zealand Journal of Surgery* 23 (1953): 70–72.

7. Lind, *A Short Introduction to Anatomy*, 96.

第 15 章　被追捕的异端

1. Modern biographies of Servetus are Roland H. Bainton, *Hunted Heretic* (Boston: Beacon Press, 1953); L. Goldstone and N. Goldstone, *Out of the Flames* (New York: Broadway Books, 2003); see also William Osler, "Michael Servetus," *Bulletin of the Johns Hopkins Hospital* 21 (1910): 1–11.

2. M. Servetus, *The Restoration of Christianity*, trans. C. A. Hoffman and M. Hillar (Lewiston, NY: Edwin Mellen Press, 2007).

3. Michael Foster, *Lectures on the History of Physiology*, lecture 1:23; and John Farquhar Fulton, *Selected Readings in the History of Physiology*, 43; the extract on the pulmonary circulation is reproduced in Charles D. O'Malley, *Michael Servetus: A Translation of His Geographical, Medical and Astrological Writings with Introductions and Notes* (Philadelphia: American Philosophical Society, 1953), 201–208; and in Mark Graubard, *Circulation and Respiration: The Evolution of an Idea* (New York: Harcourt, Brace, and World, 1964), 83; as well as in Alfred Fishman and

Dickinson W. Richards, *Circulation of the Blood*, 21–22.

4. Foster, *Lectures on the History of Physiology*, lecture 1:23; Fulton, *Selected Readings in the History of Physiology*, 43; O'Malley, *Michael Servetus*, 201–208; Graubard, *Circulation and Respiration*, 83; Fishman and Richards, *Circulation of the Blood*, 21–22.

5. Foster, *Lectures on the History of Physiology*, lecture 1:23; Fulton, *Selected Readings in the History of Physiology*, 43; O'Malley, *Michael Servetus*, 201–208; Graubard, *Circulation and Respiration*, 83; Fishman and Richards, *Circulation of the Blood*, 21–22.

6. Stephen Mason, *A History of the Sciences* (New York: Collier Books, 1962), 219.

第 16 章　灵光乍现

1. R. S. Tubbs, S. Linganna, and M. Loukas, "Matteo Realdo Colombo (c. 1516–1559): The Anatomist and Surgeon," *American Surgeon* 74 (2008): 84–86; J. W. Hurst and W. B. Fye, "Realdo Colombo," *Clinical Cardiology* 25 (2002): 135–137.

2. Michael Foster, *Lectures on the History of Physiology*, lecture 2:28–30; R. J. Moes and C. D. O'Malley, "Realdo Colombo: 'On Those Things Rarely Found in Anatomy': An Annotated Translation from the *De Re Anatomica* (1559)," *Bulletin of the History of Medicine* 34 (1960): 508–528; more extracts are reproduced in Alfred Fishman and Dickinson W. Richards, *Circulation of the Blood*, 24; Mark Graubard, *Circulation and Respiration*, 93.

3. Foster, *Lectures on the History of Physiology*, lecture 2:28–30; Moes and O'Malley, "Realdo Colombo," 508–528; Fishman and Richards, *Circulation of the Blood*, 24; Graubard, *Circulation and Respiration*, 93.

第 17 章　阿拉伯骑士

1. C. D. O'Malley, "A Latin Translation of Ibn Nafis (1547) Related to the Problem of the Circulation of the Blood," *Journal of the History of Medicine and Allied Sciences* 12 (1957): 248–253.

2. P. Ghalioungui, "Was Ibn al-Nafis Unknown to the Scholars of the European Renaissance?" *Clio Medicine* 18 (1983): 37.

3. R. E. Abdel-Halim, "Contributions of Ibn Nafis (1210–1288 AD) to the Progress of Medicine and Urology," *Saudi Medical Journal* 29 (2008): 13–22.

4. S. I. Haddad and A. A. Khairallah, "A Forgotten Chapter in the History of the Circulation of the Blood," *Annals of Surgery* 104 (1936): 1–8. Commentary and quotations by Max Meyerhof, "Ibn an-Nafis (XIIIth cent.) and His Theory of the Lesser Circulation," *Isis* 23 (1935): 100–120, reproduced in Mark Graubard, *Circulation and Respiration*, 59.

5. Haddad and Khairallah, "A Forgotten Chapter," 1–8; Meyerhof, "Ibn an-Nafis," 100–120, in Graubard, *Circulation and Respiration*, 59.

6. E. G. Browne, *Arabian Medicine* (Cambridge: Cambridge University Press, 1921).

7. J. B. West, "Ibn al-Nafis, the Pulmonary Circulation, and the Islamic Golden Age," *Journal of Applied Physiology* 105 (2008): 1877–1880.

第 18 章　谁是第一人?

1. L. G. Wilson, "The Problem of the Discovery of the Pulmonary Circulation," *Journal of the History of Medicine and Allied Sciences* 17 (1962): 229–244; Owsei Temkin, "Notes and Comments: Was Servetus Influenced by Ibn an-Nafis?" *Bulletin of the History of Medicine* 8 (1940): 731–734.

2. Leonard L. Mackall, "A Manuscript of the *Christianismi Restitutio* of Servetus, Placing the Discovery of the Pulmonary Circulation Anterior to 1546," *Proceedings of the Royal Society of Medicine* (Section of the History of Medicine) 17 (1923): 35–38.

3. Quoted in Alfred Fishman and Dickinson W. Richards, *Circulation of the Blood*, 25.

4. J. P. Arcieri, *The Circulation of the Blood and Andrea Cesalpino of Arezzo* (New York: S. F. Vanni, 1945).

5. W. B. Fye, "Andrea Cesalpino," *Clinical Cardiology* 19 (1996): 969–970.

6. Quoted in Mark Graubard, *Circulation and Respiration*, 103.

第 19 章 波涛汹涌的海洋

1. Gweneth Whitteridge, *William Harvey and the Circulation of the Blood* (New York: Neale Watson Academic Publications, 1971), 58–68.

2. Jerome Bylebyl and Walter Pagel, "The Chequered Career of Galen's Doctrine on the Pulmonary Veins," *Medical History* 15 (1971): 211.

3. J. P. Arcieri, *The Circulation of the Blood and Andrea Cesalpino*, 427–428.

第 20 章 荣耀前奏曲

1. Excellent biographies include Louis Chauvois, *William Harvey: His Life and Times; His Discoveries; His Methods* (New York: Philosophical Library, 1957); Geoffrey Keynes, *The Life of William Harvey* (Oxford: Clarendon Press, 1978); Kenneth D. Keele, *William Harvey: The Man, the Physician, and the Scientist* (New York: Thomas Nelson and Sons, 1965); D'Arcy Power, *William Harvey* (1897; repr., New York: Heirs of Hippocrates Library, 1995).

2. E. A. Underwood, "The Early Teaching of Anatomy at Padua," *Annals of Science* 19 (1963): 1–26.

3. P. Palmieri, "Science and Authority in Giacomo Zabarella," *History of Science* 45 (2007): 404–442; H. Mikkeli, *An Aristotelian Response to Renaissance Humanism: Jacopo Zabarella on the Nature of Arts and Sciences* (Helsinki: Finnish Historical Society, 1992).

4. An unequaled study of Harvey's philosophical background and his heavy dependence on Aristotle is R. K. French, *William Harvey's Natural Philosophy* (Cambridge: Cambridge University Press, 1994); see also Walter Pagel, *William Harvey's Biological Ideas: Selected Aspects and Historical Background* (Basel: S. Karger, 1967); and Chauvois, *William Harvey: His Life and Times*.

5. J. Prendergast, "Galen's View of the Vascular System in Relation to That of Harvey," *Proceedings of the Royal Society of Medicine* 21 (1921): 1839–1848; F. G. Kilgour, "Harvey's Use of Galen's Findings in His Discovery of the Circulation of Blood," *Journal of the History of Medicine and Allied Sciences* 12 (1957): 232–234.

6. F. D. Zenman, "The Old Age of William Harvey," *Archives of Internal*

Medicine 3 (1963): 829.

7. Quoted in Chauvois, *William Harvey: His Life and Times*, 168.

8. A. Pazzini, "William Harvey, Disciple of Girolamo Fabrizi d'Aquapendente and the Paduan School," *Journal of the History of Medicine* 12 (1957): 197–201.

9. A. H. Scultetus, J. Leonel Villavicencio, and Norman M. Rich, "Facts and Fiction Surrounding the Discovery of the Venous Valves," *Journal of Vascular Surgery* 33 (2001): 435–441.

10. J. P. Arcieri, *The Circulation of the Blood and Andrea Cesalpino*, 77–79, 81, 117.

11. Quoted in Michael Foster, *Lectures on the History of Physiology*, lecture 2:36–37; Hieronymus Fabricius, *Valves of Veins*, trans. K. J. Franklin (Springfield, IL: Charles C. Thomas, 1933), 47–56.

第 21 章　绝佳时机

1. Scholarly reviews of Harvey's methods in deducing the circulation include Gweneth Whitteridge, *William Harvey and the Circulation of the Blood* (New York: Neale Watson Academic Publications, 1971), which is the classic statement of the view that Harvey was a modern thinker. See also R. K. French, *William Harvey's Natural Philosophy* (Cambridge: Cambridge University Press, 1994); Walter Pagel, *William Harvey's Biological Ideas: Selected Aspects and Historical Background* (Basel: S. Karger, 1967); and Louis Chauvois, *William Harvey: His Life and Times; His Discoveries; His Methods* (New York: Philosophical Library, 1957).

2. I. Bernard Cohen, *Revolution in Science* (Cambridge, MA: Belknap Press of Harvard University Press, 1985), 187–194.

3. Thomas Fuchs, *Mechanization of the Heart: Harvey and Descartes*, trans. Marjorie Grene (Rochester, NY: University of Rochester Press, 2001), 46.

4. Don G. Bates, "Harvey's Account of His 'Discovery,' " *Medical History* 36 (1992): 361–376; Lord Cohen of Birkenhead, "The Germ of an Idea, or What Put Harvey on the Scent," *Journal of the History of Medicine* 12 (1957): 102–105; E. T. McMullen, "Anatomy of a Physiological Discovery: William Harvey and the Circulation of the Blood," *Journal of the Royal Society of Medicine* 88 (1955): 491–

498; Walter Pagel, "William Harvey Revisited," *History of Science* 9 (1970): 1.

5. William Harvey, *De motu cordis*, trans. Robert Willis (London: Printed for the Sydenham Society, 1847), repr., Great Books of the Western World, Vol. 28 (Chicago: Encyclopaedia Britannica, 1952). The 1847 translation by Robert Willis is used in this book.

6. Walter Pagel "The Philosophy of Circles—Cesalpino—Harvey: A Penultimate Assessment," *Journal of the History of Medicine* 12 (1957): 140–157.

7. Harvey, *De motu cordis*, introduction.

8. Fuchs, *Mechanization of the Heart*, 47.

9. Fuchs, *Mechanization of the Heart*, 10–15.

10. Harvey, *De motu cordis*, chap. 9; F. T. Jevons, "Harvey's Quantitative Method," *Bulletin of the History of Medicine* 36 (1962): 462 467.

11. Harvey, *De motu cordis*, chap. 9.

12. Harvey, *De motu cordis*, chap. 8.

13. Fuchs, *Mechanization of the Heart*, 38.

14. Whitteridge, *William Harvey and the Circulation*, 114.

15. Excellent translations of *De motu cordis* include the ones by Chauncey Leake, Kenneth Franklin, Gweneth Whitteridge, Robert Willis, and Geoffrey Keynes, which are listed in earlier notes.

第 22 章　环路合拢

1. William Harvey, *De motu cordis*, trans. Robert Willis (London: Printed for the Sydenham Society, 1847), repr., Great Books of the Western World, Vol. 28 (Chicago: Encyclopaedia Britannica, 1952), chap. 1.

2. J. B. West, "Marcello Malpighi and the Discovery of the Pulmonary Capillaries and Alveoli," *American Journal of Physiology, Lung and Cell Molecular Physiology* 304 (2013): L383–L390. A good biographical summary with quotations is offered in Michael Foster, *Lectures on the History of Physiology*, lecture 4:86–99.

3. Borelli's research is the subject of lecture 3 in Foster, *Lectures on the History of Physiology*.

4. Foster, *Lectures on the History of Physiology*, lecture 4:86–99; Marcello

Malpighi, *De pulmonibus, epistle I*, trans. N. J. De Witt, quoted in James Young, "Malpighi's 'De Pulmonibus,'" *Proceedings of the Royal Society of Medicine* 23 (1929): 1–11; Foster, *Lectures on the History of Physiology*, lecture 4:86–99, quoted in John Fulton, *Selected Readings in the History of Physiology*, 61; Alfred Fishman and Dickinson W. Richards, *Circulation of the Blood*, 29; Mark Graubard, *Circulation and Respiration*, 177.

5. Young, "Malpighi's 'De Pulmonibus,'" 23, 7.

6. Foster, *Lectures on the History of Physiology*, lecture 4:99–100.

7. C. V. Weller, "Antony van Leeuwenhoek," *Annals of Internal Medicine* 6 (1932): 573–584.

8. Foster, *Lectures on the History of Physiology*, lecture 4:100–101.

第 23 章　占得先机

1. A fine study of the history of blood transfusion is Holly Tucker, *Blood Work: A Tale of Medicine and Murder in the Scientific Revolution* (New York: W. W. Norton, 2011).

第 24 章　傲慢与偏见

1. A comprehensive assessment of the reception of Harvey's work, both favorable and hostile, is Roger French, *William Harvey's Natural Philosophy* (Cambridge: Cambridge University Press, 1994); see also Humphrey Rolleston, "The Reception of Harvey's Doctrine," in *Essays on the History of Medicine Presented to Karl Sudhoff*, ed. Charles Singer and Henry Sigerist (Oxford: Oxford University Press, 1924), 248–254.

2. H. Bayon, "William Harvey, Physician and Biologist: His Precursors, Opponents, and Successors," pt. 2, *Annals of Science* 3 (1938): 83.

3. H. P. Bayon, "Allusions to the 'Circulation' of the Blood in MSS. Anterior to *De motu cordis 1628*" (Section of the History of Medicine), *Proceedings of the Royal Society of Medicine* 32 (1939): 707–718.

4. A. G. Debus, *The English Paracelsians* (London: Watts History of Science

Library, 1965).

5. J. Schouten, "Johannes Walaeus (1604–1649) and His Experiments on the Circulation of the Blood," *Journal of the History of Medicine and Allied Sciences* 29 (1974): 259–279.

6. Thomas Fuchs, *Mechanization of the Heart*, 168.

7. Fuchs, *Mechanization of the Heart*, 151.

8. E. Gotfredsen, "The Reception of Harvey's Doctrine in Denmark," *Acta Medica Scandinavica Supplementum* 266 (1952): 75–85.

9. G. A. Lindeboom, "The Reception of Harvey's Theory of the Circulation of the Blood," *Janus* 46 (1957): 183–200.

10. C. Schmitt and C. Webster, "Marco Aurelio Severino and His Relationship to William Harvey: Some Preliminary Considerations," in *Science, Medicine, and Society in the Renaissance: Essays to Honor Walter Pagel*, Vol. 2, ed. Allen G. Debus (New York: Science History Publications, 1972), 63–72; C. Schmitt and C. Webster, "Harvey and M. A. Severino: A Neglected Medical Relationship," *Bulletin of the History of Medicine* 45 (1971): 49–75.

11. Gotfredsen, "The Reception of Harvey's Doctrine in Denmark," 202–208.

第 25 章　与法国的联系

1. G. K. Talmadge, "Pierre Gassendi and the *Elegans de septo cordis pervio observatio*," *Bulletin of the History of Medicine* 7 (1939): 429–457.

2. René Descartes, *Discourse on the Method*, repr., Great Books of the Western World, Vol. 31 (Chicago, Encyclopaedia Britannica, 1952).

3. Rudolph E. Siegel, "Why Galen and Harvey Did Not Compare the Heart to a Pump," *American Journal of Cardiology* 20 (1967): 117.

4. Gweneth Whitteridge, *William Harvey and the Circulation*, 171–172.

5. William Harvey, *De motu locali animalium* (Local movements of animals), ed. and trans. Gweneth Whitteridge (Cambridge: Cambridge University Press, 1959).

6. R. B. Carter, *Descartes' Medical Philosophy: The Organic Solution to the Mind-Body Problem* (Baltimore: Johns Hopkins University Press, 1983).

7. Quoted in Louis Chauvois, *William Harvey: His Life and Times*, 188.

8. Thomas Fuchs, *Mechanization of the Heart*, 130.

9. A discussion of Descartes's views is in Michael Foster, *Lectures on the History of Physiology*, lecture 2:58–62.

10. Fuchs, *Mechanization of the Heart*, 128.

11. G. Gorham, "Mind-Body Dualism and the Harvey–Descartes Controversy," *Journal of the History of Ideas* 55 (1994): 211.

第 26 章　仇怨

1. Gweneth Whitteridge, *William Harvey and the Circulation*, 180–198.

2. William Harvey, "A Second Disquisition to John Riolan," in *The Works of William Harvey*, trans. Robert Willis (London: Printed for the Sydenham Society, 1847), repr., Great Books of the Western World, Vol. 28 (Chicago: Encyclopaedia Britannica, 1952).

3. William Harvey, "The First Anatomical Disquisition on the Circulation of the Blood, Addressed to John Riolan," in *The Works of William Harvey*, trans. Robert Willis.

4. Whitteridge, *William Harvey and the Circulation*, 185.

第 27 章　循环论支持者联盟

1. G. A. Lindeboom, "The Reception of Harvey's Theory of the Circulation of the Blood," 183–200.

2. W. R. Lefanu, "Jean Martet, a French Follower of Harvey," in *Science, Medicine, and History, Essays on the Evolution of Scientific Thought and Medical Practice Written in Honour of Charles Singer*, Vol. 2, ed. E. Ashworth Underwood (Oxford: Oxford University Press, 1953), 33–40.

3. Quoted in Louis Chauvois, *William Harvey: His Life and Times*, 236.

第 28 章　再次决裂

1. J. P. Arcieri, *The Circulation of the Blood and Andrea Cesalpino*; S. Peller,

"Harvey's and Cesalpino's Role in the History of Medicine," *Bulletin of the History of Medicine* 23 (1949): 213–235.

2. Michael Foster, *Lectures on the History of Physiology*, lecture 2:34.

3. Foster, *Lectures on the History of Physiology*, lecture 2:34.

4. J. M. L. Piñero, "Harvey's Doctrine of the Circulation of the Blood in Seventeenth-Century Spain," *Journal of the History of Medicine* 28 (1973): 230–242; J. J. Izquierdo, "On Spanish Neglect of Harvey's 'De Motu Cordis' for Three Centuries, and How It Was Finally Made Known to Spain and Spanish-Speaking Countries," *Journal of the History of Medicine* 3 (1948): 105–124.

第 29 章　空气的有益成分

1. Louis Trenchard More, *The Life and Works of the Honourable Robert Boyle* (Oxford: Oxford University Press, 1944).

2. Steven Shapin and Simon Schaffer, *Leviathan and the Air-Pump* (Princeton, NJ: Princeton University Press, 2017).

3. The best modern biography is Lisa Jardine, *The Curious Life of Robert Hooke: The Man Who Measured London* (New York: Harper Perennial, 2005).

4. Robert Hooke, "An Account of an Experiment Made by M. Hook, of Preserving Animals Alive by Blowing Air Through Their Lungs with Bellows," *Philosophical Transactions of the Royal Society of London* 2 (1667): 539, reproduced in John Farquhar Fulton, *Selected Readings in the History of Physiology*, 109, and in Mark Graubard, *Circulation and Respiration*, 207.

第 30 章　牛津化学家

1. Robert G. Frank, *Harvey and the Oxford Physiologists: A Study of Scientific Ideas and Social Interaction* (Berkeley: University of California Press, 1980).

2. Ebbe C. Hoff and Phebe M. Hoff, "The Life and Times of Richard Lower, Physiologist and Physician," *Bulletin of the Institute of the History of Medicine* 4 (1936): 517–535.

3. Richard Lower, *A Treatise on the Heart: Tractatus de corde*, with an

introduction and translation by K. J. Franklin, Classics of Medicine Library (Birmingham, AL: Gryphon Editions, 1989). Extract quoted from K. J. Franklin's translation reproduced in Alfred Fishman and Dickinson W. Richards, *Circulation of the Blood*, 34–37.

第31章　硝石，硝石，无处不在

1. John Mayow, *Medico-Physical Works, Being a Translation of "Tractatus Quinque Medico-Physici, 1674,"* Alembic Club Reprints, No. 17, 2nd ed. (Edinburgh: Alembic Club, 1957), 73. Also quoted in Michael Foster, *Lectures on the History of Physiology*, 185–199; Mark Graubard, *Circulation and Respiration*, 229; and John Farquhar Fulton, *Selected Readings in the History of Physiology*, 111.

第32章　燃素

1. A discussion of Black's research is in Michael Foster, *Lectures on the History of Physiology*, 232–236.

2. Extracts quoted in Foster, *Lectures on the History of Physiology*, lecture 9.

第33章　空气协奏曲

1. Two popular biographies are W. R. Aykroyd, *Three Philosophers (Lavoisier, Priestley, and Cavendish)* (London: William Heinemann Medical Books, 1935); and Steven Johnson, *The Invention of Air: A Story of Science, Faith, Revolution, and the Birth of America* (New York: Riverhead Books, 2009).

2. Extracts quoted in Michael Foster, *Lectures on the History of Physiology*, lecture 9; John Farquhar Fulton, *Selected Readings in the History of Physiology*, 119.

第34章　最后一幕

1. The definitive biography is Jean-Pierre Poirier, *Lavoisier: Chemist, Biologist, Economist*, trans. Rebecca Balinski (Philadelphia: University of Pennsylvania Press,

1996). See also Sidney J. French, *Torch and Crucible: The Life and Death of Antoine Lavoisier* (Princeton, NJ: Princeton University Press, 1941).

2. Another fine biography is Madison Smartt Bell, *Lavoisier in the Year One: The Birth of a New Science in an Age of Revolution* (New York: Atlas / W. W. Norton, 2005). Lavoisier's research in pneumatic chemistry is discussed in detail.

3. Extracts quoted in Michael Foster, *Lectures on the History of Physiology*, lecture 9; John Farquhar Fulton, *Selected Readings in the History of Physiology*, 122; see also Alfred Fishman and Dickinson W. Richards, *Circulation of the Blood*, 44–48.

4. Bell, *Lavoisier in the Year One*, 102–103.

5. Another splendid book on Lavoisier is F. L. Holmes, *Lavoisier and the Chemistry of Life: An Exploration of Scientific Creativity* (Madison: University of Wisconsin Press, 1987).

第 35 章　我们这个时代

1. Excellent personal explorations by the pioneers who developed modern techniques as applied to the understanding of contemporary cardiology are edited by Richard J. Bing, *Cardiology: The Evolution of the Science and the Art*, 2nd ed. (New Brunswick, NJ: Rutgers University Press, 1999); a partly autobiographical overview of the history of cardiology with a greater focus on contemporary heart disease is Sandeep Jauhar, *The Heart: A History* (New York: Picador, 2019). Modern cardiology began in the 1940s, and the biography of America's greatest living cardiologist is essentially a biography of modern cardiology: Thomas Lee, *Eugene Braunwald and the Rise of Modern Medicine* (Cambridge, MA: Harvard University Press, 2013).

2. Michael Foster, *Lectures on the History of Physiology*, lecture 3.

3. Stephen Hales, *Statical Essays; Containing Haemastaticks, or An Account of Some Hydraulick and Hydrostatical Experiments Made on the Blood and Blood Vessels of Animals, etc.* (1733), repr., Classics of Medicine Library (Birmingham, AL: Gryphon Editions, 1987); extracts quoted also in Foster, *Lectures on the History of Physiology*, 231; John Farquhar Fulton, *Selected Readings in the History of Physiology*, 57; and Alfred Fishman and Dickinson W. Richards, *Circulation of the*

Blood, 489.

4. Excellent sources on the history of hypertension are Fishman and Richards, *Circulation of the Blood*, chap. 8; and Arthur Ruskin, *Classics in Arterial Hypertension* (Springfield, IL: Charles C. Thomas, 1956).

5. John Floyer, *The Physician's Pulse-Watch; or, An Essay to Explain the Old Art of Feeling the Pulse, and to Improve It by the Help of a Pulse-Watch. In Three Parts* (1707), repr., Classics of Cardiology Library (Delanco, NJ: Gryphon Editions, 2018).

6. Foster, *Lectures on the History of Physiology*, lecture 3.

7. Bing, *Cardiology*.

8. André Cournand, with Michael Meyer, *From Roots ... to Late Budding: The Intellectual Adventures of a Medical Student* (New York: Gardner Press, 1986).

9. Fishman and Dickinson, *Circulation of the Blood*, 50–54.

10. Lazzaro Spallanzani, *Experiments upon the Circulation of the Blood.* Reprinted in Classics of Cardiology Library (Delanco, NJ: Gryphon Editions, 2002).

11. Arnold Katz and Marvin Konstam, *Heart Failure: Pathophysiology, Molecular Biology, and Clinical Management*, 2nd ed. (Philadelphia: Wolters Kluwer/Lippincott Williams & Wilkins, 2009).

12. Ernest Baldwin, *Dynamic Aspects of Biochemistry*, 3rd ed. (Cambridge: Cambridge University Press, 1959).

13. Katz and Konstam, *Heart Failure.*

14. Hales, *Statical Essays.*

15. Auguste Krogh, "Reminiscences of Work on Capillary Circulation," *Isis* 41 (1950): 14. See also his Yale Silliman Lectures, summarized in A. Krogh, *The Anatomy and Physiology of Capillaries* (New Haven, CT: Yale University Press, 1922).

16. Fulton, *Selected Readings in the History of Physiology*, lecture 3; Fishman and Richards, *Circulation of the Blood*, chap. 6.

17. E. A. Shafer, *Textbook of Physiology* (Edinburgh, 1898), 1:285. See also his footnote 186.

18. Scott Hershberger, "Sketchable Sensor," *Scientific American*, November 2020, 19; "Big Questions from Ondrej Krivanek," *Scientific American*, November 2020, 3.